新入职护士培训系列丛书

妇儿科常见疾病护理常规

U0288960

总 主 编　陈荣秀　赵 岳

主 　 编　尹雪梅　邹 萍　张清梅

副 主 编　叶 朝　耿志洁　韩金宏　王 伟

编 　 者（以姓氏拼音为序）

董胜雯　房爱敏　耿志洁　韩金宏　何广荣

李 霞　李 星　林 怡　刘丽莎　刘 玉

吕 艳　唐铁军　王 蓓　王 伟　王欲清

叶 朝　尹雪梅　张 菁　张清梅　邹 萍

学术秘书　董胜雯　李 霞

人民卫生出版社

图书在版编目（CIP）数据

妇儿科常见疾病护理常规 / 尹雪梅，邹萍，张清梅主编.
—北京：人民卫生出版社，2017

ISBN 978-7-117-25196-9

Ⅰ.①妇… Ⅱ.①尹… ②邹… ③张… Ⅲ.①妇科病 -
护理 ②小儿疾病 - 护理 Ⅳ.①R473.71 ②R473.72

中国版本图书馆 CIP 数据核字（2017）第 263892 号

人卫智网	www.ipmph.com	医学教育、学术、考试、健康， 购书智慧智能综合服务平台
人卫官网	www.pmph.com	人卫官方资讯发布平台

新入职护士培训系列丛书
妇儿科常见疾病护理常规

主　　编：尹雪梅　邹　萍　张清梅
出版发行：人民卫生出版社（中继线 010-59780011）
地　　址：北京市朝阳区潘家园南里 19 号
邮　　编：100021
E - mail：pmph @ pmph.com
购书热线：010-59787592　010-59787584　010-65264830
印　　刷：三河市博文印刷有限公司
经　　销：新华书店
开　　本：710×1000　1/16　印张：16
字　　数：296 千字
版　　次：2018 年 1 月第 1 版　2018 年 10 月第 1 版第 2 次印刷
标准书号：ISBN 978-7-117-25196-9/R · 25197
定　　价：45.00 元

打击盗版举报电话：010-59787491　E-mail：WQ @ pmph.com
（凡属印装质量问题请与本社市场营销中心联系退换）

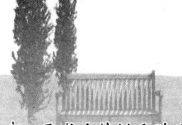
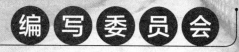

新入职护士培训系列丛书 **编写委员会**

主任委员 陈荣秀（天津市护理质控中心·天津医科大学肿瘤医院）
　　　　　赵　岳（天津医科大学）

委　　员（按姓氏拼音排序）
　　　　　曹淑卿（天津市眼科医院）
　　　　　狄红月（天津中医药大学第二附属医院）
　　　　　董凤齐（天津医科大学肿瘤医院）
　　　　　付　丽（天津医科大学第二医院）
　　　　　林　梅（天津医科大学总医院）
　　　　　刘亚平（泰达国际心血管病医院）
　　　　　马红梅（天津市人民医院）
　　　　　马新娟（中国医学科学院血液病医院·天津血液研究所）
　　　　　宋晨婕（天津医科大学总医院）
　　　　　孙　玫（天津医科大学总医院）
　　　　　田　丽（天津市第三中心医院）
　　　　　王　申（天津市第一中心医院）
　　　　　王维宁（天津中医药大学第一附属医院）
　　　　　王　莹（天津市第一中心医院）
　　　　　王玉玲（天津市南开医院）
　　　　　魏　力（天津医科大学总医院）
　　　　　夏欣华（天津市泰达医院）
　　　　　尹雪梅（天津市中心妇产科医院）
　　　　　张清梅（天津医科大学总医院）
　　　　　邹　萍（天津市儿童医院）

秘　　书 张华甫（天津市护理质控中心·天津医科大学肿瘤医院）
　　　　　董胜雯（天津医科大学）

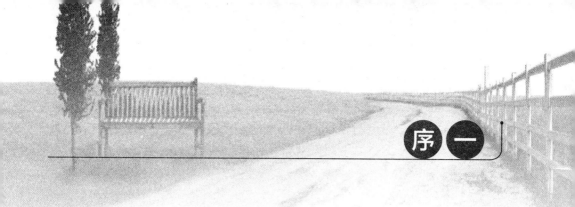

在医学事业蓬勃发展的今天，护理事业发展受到政府和全社会的重视和支持。优质护理服务的深入开展使临床护理工作内涵不断丰富，服务领域不断拓展，对护理专业人员提出了更高的要求。据国家卫生计生委统计，2016年我国注册护士总数达350.7万，护士的专业素质和专业技术水平逐步提升，服务能力不断提高，在重大突发公共事件的医疗救治中发挥了重大作用。《全国护理事业发展规划（2016—2020年）》明确，到2020年全国注册护士总量将达到445万人，同时护理队伍面临着两大问题：人力资源短缺以及护理队伍的稳定性较低。在这样的情况下，壮大和稳定护士队伍，不仅在人员数量上增长，更要重视队伍质量建设，从身份管理变为岗位管理，建立完善科学的队伍管理机制，让"白衣天使"劳有所值。

此套书根据国家卫生计生委最新发布的各项标准和规定，结合改革的进展与成果，将护理专业各专科标准与国家卫生计生委标准相接轨，深入开展优质护理服务，推动临床护理服务模式改革及护士管理方式改革，是国内为数不多的全面细致讲述护理管理、科室管理的专业书籍，并且涵盖医院常见疾病护理常规、标准操作规程，为护理管理与操作提供可供参考的标准。同时，这套书可作为护理专业课教学参考书籍，有助于建立院校教育、毕业后教育和继续教育相互衔接的护理人才培养体系，强化临床实践教学环节，全面提高护理人才质量。

2017年9月

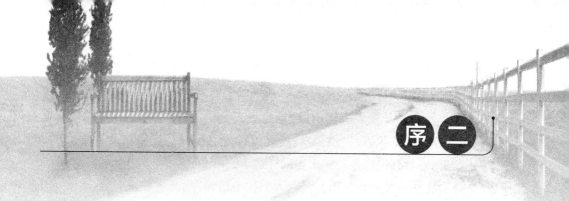

序二

　　2016年,全国卫生与健康大会顺利召开。习近平总书记在大会上强调,没有全民健康,就没有全面小康,要把人民健康放在优先发展的战略地位,加快推进健康中国建设,努力全方位、全周期保障人民健康。护理工作是推进健康中国建设、深化医药卫生体制改革的重要组成部分。近年来,特别是党的十八大以来,护理工作坚持以人民为中心,不断提高护理能力和服务水平,在协助诊疗、救治生命、促进健康、促进医患和谐等方面作出了不可替代的贡献。

　　新入职护士培训作为护士上岗前的第一道关口,其培训质量将直接影响到护士未来职业生涯的全过程,因此新入职护士培训是护理管理工作的重中之重。带着这样的使命,天津医科大学护理学院与天津市护理质控中心组织天津市高校教师、部分三级甲等医院护理专家,共同编写了新入职护士培训系列丛书。

　　随着人民群众就医需求逐渐提升,护理工作相关法律、法规逐步健全,护理工作将不断适应新时期的新要求,逐步向规范化、专业化、信息化发展。天津市各医疗机构认真落实国家卫生计生委优质护理服务相关要求,实施责任制整体护理工作模式和护士岗位管理方式,历经长期临床实践积累了一定护理工作方法与实践经验,并与护理学院携手致力于天津高等护理教育事业、临床护理专业发展。该系列丛书的编写融合了国内外权威参考书籍、高级别循证护理证据、医疗机构临床实践经验与专家共识,既是天津市护理教育、护理管理文化长期积淀的结晶,也是院校与临床紧密结合、协同发展的重要成果。

　　丛书包括《护理管理》《护理技术标准操作规程及流程》以及《内科常见疾病护理常规》《外科常见疾病护理常规》《妇儿科常见疾病护理常规》《中医科常见疾病护理常规》《五官科、皮肤科和精神科常见疾病护理常规》七个分册。在丛书编写过程中,正值《全国护理事业发展规划(2016—2020年)》《新入职护士培训大纲(试行)》等文件下发。丛书的编写紧密围绕"十三五"时期全国护士服务能力提升重大工程项目,从患者安全出发,对新入职护理需要掌握的标准规范、岗位职责、制度要求、操作流程、疾病常规、应急预案等进行全面阐述,其内容对其他高年资护士也同样适于阅读。

希望丛书的出版有利于加强新入职护士培养,为患者提供安全、专业、优质的护理服务;有利于医院建立长效的护士培训机制,培养一支人才梯队合理、综合能力达标的护理队伍;有利于提升医院科学护理管理水平、提高护理服务质量;有利于护理队伍在十三五新时期准确把握新形势,以深化医药卫生体制改革为契机实现新发展,让人民群众拥有更多"获得感"。

陈荣秀

2017 年 9 月

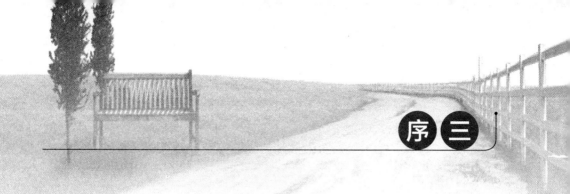

以南丁格尔的名义诠释人生

点燃一盏盏希望的烛火

她们手举爱的玫瑰与死亡握手

将芳香传递给苦难和疼痛的出口

……

这是世人对护士的完美诠释，也是对白衣天使的最高评价。

随着《中国护理事业发展规划纲要（2011—2015年）》的颁布实施，为促进护理学的健康发展，满足临床一线护士的专业需求，提高临床初级护士的专业水平，更好的为患者提供专业的照护，天津市护理质控中心和天津医科大学护理学院组织护理专业管理人员和技术人员，编写了此系列丛书，涵盖了医院护理管理和内、外、妇儿、中医、五官、精神科室常见疾病护理常规，以及单设一本护理标准化操作流程等内容。编写期间正值《全国护理事业发展规划（2016—2020年）》下发，在结合最新的国家政策和行业指南的基础上，更新完善了丛书内容，力争体现其科学性、前沿性、严谨性和实用性。

如今，护理专业是医学的重要分支，在医学专业中，护理学与临床医学同属于一级学科，其重要性和地位与日俱增。近些年来，护理学理论不断完善，形成与临床医学既有联系又有不同的学科体系。护理理论可以充实护理学的知识体系，并且指导科研和临床实践。护理学科的知识需要理论的发展以促进临床专业实践中科学和艺术的发展。希望此系列丛书不仅可以作为临床一线护理人员培训用书，也可作为护理学专业课教学的重要参考资料，使护理教育更贴近临床、更好地应用于临床。

感谢各位编者和读者同道们！

2017年9月

9

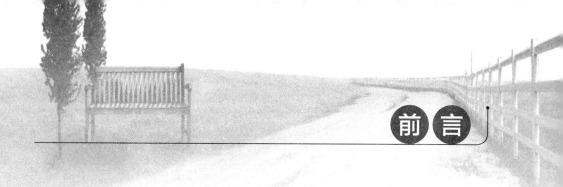

目前，在全球范围内，妇女和儿童的健康指标已成为衡量一个国家社会经济发展、卫生水平的重要标志，关乎着两代人的生命与健康。随着我国新一轮医药卫生体制改革，妇幼卫生面临着新的机遇和挑战。2016年底，中共中央下发《"健康中国2030"规划纲要》明确指出要"实施母婴安全计划，倡导优生优育"。在社会发展、科技进步、我国"二孩政策"开放的大背景下，结合我国医疗卫生体制改革发展趋势及逐步规范完善的专业指南，本书旨在规范妇产科、儿科常见疾病护理常规，优化临床护理工作，力求体现学科发展的前瞻性和临床应用的实用性。

虽然国内已出版多本专业相关的护理常规相关书籍，但由于学科发展迅速、临床灵活多样，因此，编写一本以常见疾病护理常规为主体、体现妇儿科临床专业特色的书籍势在必行。本书紧密围绕妇儿科临床常见疾病护理工作，在以往护理常规的基础上，将专科护理常规进行总结、提炼，同时突出各类疾病的护理重点。本书分妇产科和儿科两部分，每部分包括总论和各论：总论介绍妇产科、儿科一般护理常规及常见症状护理常规；妇产科各论介绍产科和妇科常见疾病护理常规，包括正常分娩、妊娠期并发症和合并症、妇科内分泌疾病、妇科肿瘤等；儿科各论按照不同的系统介绍常见儿内、儿外科疾病护理常规，包括消化系统、呼吸系统、循环系统、泌尿系统、血液系统、神经系统、内分泌系统、免疫系统、运动系统以及新生儿科疾病等。本书对疾病的临床表现和处理原则进行了简单描述，将护理常规具体内容和要求做了详细阐述。

本书主要面向新入职和低年资护士，也可作为临床护理人员、护理管理人员及护理教育者的专业工具书。天津市中心妇产科医院、天津医科大学总医院、天津医科大学护理学院、天津市第一中心医院教学团队为本书的审校工作作出了巨大的贡献，南丁格尔奖章获得者陈荣秀主任和天津医科大学护理学院赵岳教授也给予了很大的帮助，还有很多相关专家学者对书稿的编写投入了巨大的关注,在此一并表示衷心的感谢!

在编写过程中,编写团队讨论修改数十次,力求精准。由于编者水平有限,难免存在漏错,敬请批评指正。

尹雪梅　邹　萍　张清梅

2017 年 8 月

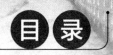

目 录

第一部分　妇产科护理常规

第二部分　儿科护理常规

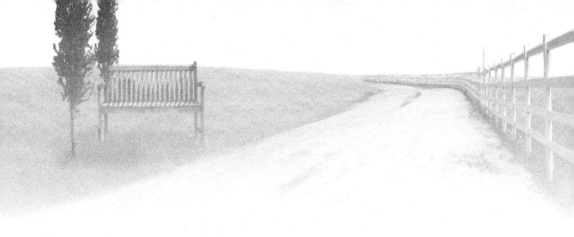

第一部分

妇产科护理常规

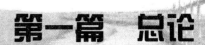

第一篇　总论

第一章

产科一般护理常规

第一节　产科入院护理常规

1. 入院孕产妇需持医师签署的住院证，按规定办理入院手续。入院时根据孕产妇不同情况选择轮椅、平车或步行将其送入病房。病房护士主动迎接并将孕产妇送至病室。

2. 病区接到入院通知后，应备好床单位及物品，对急诊、危重孕产妇根据情况做好相应的抢救和接产准备，保证母婴安全。

3. 根据孕产妇病情确定责任护士，责任护士热情接待入院孕产妇，主动向孕产妇做自我介绍，认真核查新入院者的住院信息，做好入院介绍，包括病房环境、设施、主管医师、住院规则和探视陪伴、安全管理、膳食管理等规章制度。

4. 责任护士及时收集有关资料，做好健康评估。

（1）一般资料：包括入院时间、方式、诊断；末次月经时间、妊娠周数、是否多胎妊娠、孕产史；本次入院主诉、现病史、既往史、过敏史等。

（2）身体评估：包括生命体征、身高、体重；饮食、睡眠情况、有无恶心呕吐、排便状况；检查孕产妇皮肤、营养状况；评估自理能力等。

（3）产科专科情况评估

1）妊娠早期患者评估内容包括：①妊娠确诊时间和方法；②有无腹痛、阴道流血、早孕反应等。

2）妊娠中期患者评估内容包括：①腹部形态：是否与妊娠周数、多胎妊娠相符；②胎心：听诊胎心音；③胎动：了解胎动是否正常、孕产妇计数方法是否准确；④胎膜状况：了解是否已破裂，对不明确的阴道排液，进行 pH 或羊水结晶检查；⑤子宫收缩：评估有无宫缩，是否规律，对有宫缩者，腹部触诊以了解宫缩强度、持续时间、间歇时间等；⑥阴道流血：检查出血量、颜色、性状等。

3）妊娠晚期孕妇评估内容包括：①腹部形态：是否与妊娠周数或多胎妊娠相符；②胎心：听诊胎心音，根据妊娠周数和医嘱进行胎心率监测；③胎位：胎产式、胎先露、胎方位；④胎动：了解胎动是否正常、孕产妇自我监测方法是否准确；⑤胎膜状况：了解是否已破裂，对不明确的阴道排液，进行 pH 或羊水结晶检查；⑥子宫收缩：评估有无宫缩，是否规律。对有宫缩者，腹部触诊连续观察 3 次宫缩，了解强度、持续时间、间歇时间等；对宫缩规律者，检查子宫颈口扩张及胎先露下降情况；⑦阴道流血：评估出血量、颜色、性状等。

4）产褥期患者评估内容：①分娩情况：分娩时间、分娩方式、有无分娩期并发症、新生儿出生情况；②子宫复旧：检查宫底高度、硬度，了解恶露量、颜色、性状；③会阴：对阴道分娩产妇，了解会阴切口愈合情况；④母乳喂养：了解母乳喂养情况，检查有无乳胀、乳头皲裂；⑤情绪：有无产后抑郁倾向等。

5）心理评估：包括民族、职业、文化程度、心理状态等。

6）现存和潜在的护理问题评估。

5. 责任护士根据评估情况为孕产妇提供医学照顾，给予心理支持等，护理措施落实到位。针对孕产妇的特殊情况与医师及时沟通，并予以相应处理。

6. 遵照医嘱及时完成标本采集、各项检查，并协助医师为入院孕产妇实施及时、有效的治疗性措施。

7. 针对合并精神疾患、智力低下、活动能力受限等孕产妇入院，应做好防止跌倒等预防措施。入院后，向家属讲解注意事项，如告知病房床栏及呼叫铃装置的使用，防止意外的发生。

8. 临产产妇入院时，由接诊人员做好产程观察和母婴评估。紧急情况下，如胎头已拨露要做好就地接产准备，呼叫有助产资质的人员迅速到场；如评估尚可转送产房，必须由产科医护人员陪同，做好途中意外分娩的应急准备。

（吕　艳）

第二节　产前护理常规

1. 保持病室清洁、整齐、舒适、安静、安全的休养环境，做好消毒隔离工作，预防医院感染发生。

2. 入院后根据护理级别定时监测 T、P、R、BP。一般孕妇 1~2 次／日；如发生病情变化应随时监测；发热孕妇体温监测 6 次／日（q4h），连测 3 天，体温正常并平稳后，按照护理级别监测。

3. 及时了解孕妇检验、检查结果，评估母婴健康状况。

4. 监测胎儿宫内情况，定时听诊胎心音或进行胎心率监测。

5. 指导孕妇饮食、体位、活动及自我监测胎动的方法。

（1）饮食原则：饮食符合均衡、自然的原则；选择易消化、无刺激的食物，尽量摄取高蛋白、高维生素、高矿物质、适量脂肪及碳水化合物、低盐饮食；避免烟酒、浓茶等。

（2）体位原则：指导孕妇取舒适体位，妊娠晚期一般选择为左侧卧位；坐时可抬高下肢，以减轻水肿。

（3）活动原则：如无妊娠期合并症及并发症，且体力耐受，鼓励孕妇适当、适量活动，以促进血液循环，增进食欲和睡眠，强化肌肉力量，为分娩做准备。

（4）胎动自我监测的方法

1）监测频次：28周后每周进行胎动计数1次；妊娠28~36周，每周2次；妊娠36周后，每天进行胎动计数。

a. 12小时计数法：每日计数3次，一般早、中、晚各1次，每次1小时，将3次测得的胎动数乘以4，则等于12小时胎动数。

b. 2小时计数法：可在一天内任何时间进行，连续计数2小时，即为2小时胎动数。

2）计数方法：数胎动时一般在正餐后，可以坐在椅子上，也可以侧卧在床上，把双手轻放在腹壁上，静下心来专心体会胎儿的活动。用纽扣或其他物品来计数，胎动一次放一粒纽扣在盒中，从胎儿开始活动到停止算一次，如其中连续动几下也只算一次，间隔5~6分钟再出现胎动则计作另一次胎动。

3）结果评估：正常胎动一般为3~5次/小时。

a. 12小时计数法：12小时胎动数应在30次以上。

b. 2小时计数法：平均胎动计数≥6次/2小时为正常，<6次/2小时或减少50%者提示胎儿缺氧可能。

6. 根据孕妇子宫收缩及临床表现，正确识别先兆临产和临产。

（1）先兆临产的主要表现：不规律子宫收缩、胎儿下降感、见红。

（2）临产的标志：规律且逐渐增强的子宫收缩，持续约30秒及以上，间歇5~6分钟，同时伴随进行性的宫颈管消失、宫口扩张和胎先露的下降。用强镇静药不能抑制宫缩。

7. 按分级护理要求加强巡视，严密观察病情变化，发现异常及时通知医师处理并及时、客观地记录。

8. 介绍分娩及母乳喂养相关知识，如自然分娩和母乳喂养的益处、减轻分娩疼痛的措施以及产程中的配合方法等。

9. 告知孕妇出现阴道排液、大量出血以及阴道不明脱出物时及时通知医务人员。

10. 对已临产准备转产房的孕妇，与助产士做好产前情况的交接。

（吕 艳）

第三节　分娩期护理常规

分娩是妊娠满 28 周(196 日)及以上,胎儿及其附属物自临产开始到母体娩出的全过程。世界卫生组织(WHO)将正常分娩定义为妊娠满 37~42 周自然临产,从临产至分娩结束始终为低危,头先露自然娩出(无助产),产后母婴健康。

分娩期全过程是从出现规律宫缩至胎儿、胎盘娩出为止,简称为总产程。正常分娩总产程时间最长不能超过 24 小时,最短不少于 3 小时。临床上根据不同阶段的特点分为三个产程。其中,第一产程是指从规律宫缩开始,到宫颈口完全扩张的过程;第二产程是指从宫口开全到胎儿娩出为止;第三产程是指从胎儿娩出后到胎盘、胎膜娩出的过程。

一、第一产程护理

(一)入室护理

1. 助产士与产前责任护士做好产妇身份核查、产前情况等的交接。

2. 助产士介绍产房(含待产室)环境及自我介绍。

3. 采集病史信息,并完成相关护理记录书写。

4. 对有高危因素或有妊娠合并症的孕妇应及时与医师沟通,给予相应处理。

(二)心理护理

与产妇建立良好的护患关系,安慰产妇,耐心回答产妇问题,增强产妇对自然分娩的信心。对其不良情绪和表现,护士要提供心理支持,同时适当运用沟通技巧,如抚摸、拥抱等进行安抚。

(三)健康指导

为产妇提供信息支持,包括分娩过程、产程进展、可能的变化及出现的问题;指导产妇采取良好的应对措施;对产程中的有关检查、操作,事先给予解释、说明,争取产妇合作。

(四)陪伴分娩

如条件许可,提供家庭分娩室,开展导乐陪伴分娩,允许丈夫及家人在分娩过程中陪伴,给予产妇持续的生理、心理支持及精神上的安慰,增强产妇安全感。

(五)监测生命体征

产程中至少每 4 小时监测生命体征 1 次。临产后,产妇的脉搏、呼吸可稍增快;血压也常在子宫收缩时升高 5~10mmHg,间歇期复原。如发现异常,要增加测量次数并给予相应的处理。

（六）观察产程

1. 子宫收缩　用腹部触诊或胎儿监护仪观察宫缩。

（1）腹部触诊方法：助产人员一手手掌放于产妇的腹壁上，宫缩时子宫体部隆起变硬，间歇时宫体松弛变软。每隔 1~2 小时观察一次，每次连续观察 3 次宫缩的强度、持续时间、间歇时间，并记录。临产早期宫缩持续时间一般为 30~40 秒，间歇时间 5~6 分钟，随着产程的进展，宫缩不断加强，至第一产程末，宫口近开全时宫缩持续时间可达 50~60 秒，间歇时间 1~2 分钟。

（2）胎儿监护仪监测方法：通过描记的子宫压力变化曲线，观察宫缩强度、频率、持续和间歇时间等。

2. 胎心监测　多普勒仪或胎心听诊器听诊胎心音，于宫缩间歇期进行，潜伏期每 1~2 小时听诊 1 次，活跃期每 15~30 分钟听诊 1 次，每次听诊 1 分钟，并作好记录。正常胎心率为 110~160 次/分。

胎儿监护仪监测胎心率：连续观察胎心率的变异及其与宫缩、胎动的关系。监测时应每隔 15 分钟对胎心监护曲线进行评估，宫缩频繁时每隔 5 分钟评估 1 次。若发现异常及时通知医师，积极查找原因，给予相应处理。

3. 宫口扩张及胎头下降　根据宫缩情况适时进行阴道检查（或肛门检查），了解宫口扩张、胎头下降及胎方位等情况。

2014 年中华医学会妇产科学分会产科学组颁布的新产程标准及专家共识，根据宫口扩张曲线将第一产程分为潜伏期和活跃期。

（1）潜伏期：指从临产后，规律宫缩开始，至宫口扩张达 6cm。此期初产妇不超过 20 小时，经产妇不超过 14 小时。胎头在潜伏期下降不明显。

（2）活跃期：指从宫口扩张 6cm 至宫口开全。此期宫口扩张速度显著加快，约需 1.5~2 小时。

一般而言，潜伏期 4 小时左右阴道检查（或肛门检查）一次，活跃期 2~4 小时阴道检查（或肛门检查）一次。由于产程进展极具个体化，产妇在宫口扩张 3~6cm 期间即有可能进入产程的快速进展期，因此在潜伏期，宫口开大 3cm 后应加强产程的观察与管理。同时也要根据宫缩情况和产妇的临床表现，适当的增加检查次数。

4. 胎膜情况　胎膜多在宫口近开全时自然破裂。一旦胎膜破裂，应立即听诊胎心，并观察羊水性状和流出量，有无宫缩，同时记录破膜时间。正常羊水的颜色随妊娠周数增加而改变。足月以前，羊水是无色、澄清的液体；足月时因有胎脂、胎儿皮肤脱落细胞、毳毛、毛发等物质混悬其中，羊水则呈轻度乳白色并混有白色的絮状物。

（七）加强分娩疼痛管理

1. 疼痛评估　询问产妇对疼痛的感受,观察产妇面部表情,了解疼痛的部位及程度。根据产妇的病情和认知水平选择不同的疼痛评估工具,如数字评分法、文字描述评定法、面部表情疼痛评定法等进行疼痛评估及镇痛效果评价。

2. 非药物镇痛　对于评估可以经阴道分娩,且无严重限制活动者或者有其他医学情况需要特殊处理的产妇首先选择非药物方法镇痛。此法可通过转移注意力和放松,促进内源性内啡肽产生,竞争痛觉传导通路,减少儿茶酚胺的释放,减轻分娩疼痛不适。同时能促进内源性缩宫素的释放,增强宫缩,促进自然分娩。

助产人员可以提供产妇接受的非药物性镇痛措施,如:呼吸调节、精神松弛、按摩轻抚、自由体位活动、水针穴位注射、经皮神经电刺激等。

3. 配合医师实施药物镇痛　对产妇进行安全性及有效性的观察。详见本节后附的药物性分娩镇痛护理常规。

（八）促进产妇舒适

1. 为产妇提供一个光线柔和,安静、温馨、人性化的环境。

2. 鼓励产妇及时补充液体与热量,提供必要的营养支持。助产人员应鼓励产妇少量多次进食,进高热量、易消化食物,并注意摄入足够的水分,以保证精力及体力。避免产妇因体力消耗大,进食减少,而引发脱水、衰竭等。

3. 鼓励适当活动,适时休息。对宫缩不强且未破膜的产妇,可鼓励其适当活动,如扶助下或使用器材辅助下走动,以加速产程进展。对不适宜活动者应指导采用舒适体位卧床,助产人员可协助产妇经常改变体位,以促进身体舒适和放松。

4. 协助及时排尿。每2~4小时鼓励产妇排尿1次,以免膀胱充盈影响子宫收缩及胎头下降。若排尿困难者,必要时给予导尿。

5. 提供清洁、舒适的床位以增进产妇舒适感。及时更换被汗液、血液或羊水浸湿的衣服和床单、会阴垫等,保持会阴部清洁与干燥,避免感染的发生。

二、第二产程护理

1. 心理护理　助产士全程陪伴产妇,给予安慰、支持、鼓励,消除产妇的紧张和恐惧心理,坚定自然分娩的信心。

2. 生活护理　满足产妇进食、饮水、活动等生理需求,促进产妇舒适。

3. 密切观察产程及胎心情况　密切观察产力及胎头下降情况,每隔5~10分钟听胎心一次,必要时使用胎儿监护仪持续观察胎心率变异。若发现第二产程延长或胎心率变化异常,应立即检查处理,尽快结束分娩。

4. 指导产妇正确使用腹压 在宫口开全后,指导产妇正确屏气用力。宫缩时,先深吸气然后向下屏气增加腹压,以加速产程进展;宫缩间歇期,平稳呼吸,放松全身肌肉。

5. 接产准备 初产妇宫口开全,经产妇宫口扩张 4cm 且宫缩规律有力时,做好接产的环境、物品、人员准备工作。

6. 接产 助产士按照接产操作流程协助胎儿娩出,并保证母婴安全,减少分娩并发症的发生。

三、第三产程护理

(一)新生儿出生后处理

1. 环境及用物准备 产房温度调节至 25~28℃,提前预热辐射保暖台,将保暖台的温度设置为 32~34℃,并预热用来擦干和包裹的大毛巾,减少人员走动和空气对流。备好相关的复苏设备及物品,包括给氧和开放呼吸道装置、生命体征监测设备、复苏药物等。

2. 出生后处理程序 新生儿娩出后,立即进行快速评估:①是否足月;②羊水是否清亮;③是否有哭声或呼吸;④肌张力是否良好。

(1)若快速评估内容全部正常,则按正常新生儿的出生后处理程序进行。

1)将新生儿擦干、保暖。

2)清除呼吸道的黏液和羊水(必要时)。当确认呼吸道黏液和羊水已吸净而仍未啼哭时,可用手轻弹新生儿足底给予刺激,新生儿大声啼哭,表示呼吸道已通畅。

3)进行阿普加(Apgar)评分。以出生后 1 分钟时的心率、呼吸、肌张力、喉反射及皮肤颜色 5 项体征为依据,每项 0~2 分,满分为 10 分。8~10 分属于正常新生儿;4~7 分为轻度窒息;0~3 分属于重度窒息。

4)健康状况允许时,将新生儿放在母亲怀中进行母婴皮肤早接触。

5)正常新生儿娩出后应在脐带动脉停止搏动时或娩出 1~3 分钟时进行断脐,并结扎,处理过程中注意新生儿保暖。

6)对新生儿进行全身检查。

7)新生儿安全核查,完善相关记录。与母亲一起核查婴儿性别,在婴儿出生记录单上留婴儿脚印、母亲的指纹,准确填写腕带信息(母亲姓名、病案号、出生时间、性别等)并于核查后佩戴。

8)称量出生体重。

9)协助早吸吮、早开奶。

(2)若快速评估内容中有一项为"否",则立即进入新生儿复苏环节。

复苏新生儿成功后,酌情转至新生儿科继续监护治疗。

3. 实施"早接触、早吸吮、早开奶"措施　正常新生儿在完成生后即时处理后,需进行早接触、早吸吮、早开奶,以促进新生儿的生命体征稳定、增进母子感情,帮助产妇迅速建立哺乳模式,促进子宫复原。阴道分娩的新生儿于出生后 30 分钟内与母亲进行肌肤接触及早吸吮(剖宫产分娩的新生儿待产妇清醒后,新生儿与母亲进行肌肤接触及早吸吮)。

(二)协助胎盘娩出

当确认胎盘完全剥离时,助产人员协助胎盘娩出,切忌过早用力牵拉脐带。

(三)检查胎盘胎膜

胎盘娩出后,仔细检查胎盘、胎膜是否完整,有无异常,测量胎盘面积、重量,胎膜破口、脐带长短等并详细记录。

(四)检查软产道

胎盘娩出后,应仔细检查宫颈、阴道及会阴,对裂伤产妇立即缝合。

(五)预防产后出血

正常分娩产妇无禁忌证时,遵医嘱给予缩宫素肌内注射。有出血倾向时及时配合医师查找原因,并采取相应的处理措施。

(六)评估阴道出血量

分娩期间应仔细收集并记录产时阴道流血量。出血量评估方法详见第五章第十四节。

(七)完善各项分娩记录和登记

四、产后 2 小时护理

1. 观察产妇生命体征,至少每 30 分钟监测 1 次,如有异常,加强监测并查找原因,及时进行处理。

2. 观察子宫收缩、阴道流血情况及膀胱充盈情况并记录。

3. 进行产后健康指导,告知产妇及家属产后注意事项及相关知识。

4. 协助产妇进食、饮水。由于分娩过程中体力消耗大,进食少,出汗多,产后及时协助产妇补充水分及营养丰富的食物,以帮助产妇恢复体力。

5. 帮助产妇接受新生儿,协助产妇和新生儿进行皮肤接触和早吸吮,建立母子情感。

6. 产后 2 小时观察产妇无异常,助产士与产后责任护士进行母婴交接。

附　药物性分娩镇痛护理常规

药物性分娩镇痛首选椎管内分娩镇痛(包括连续硬膜外镇痛和腰 - 硬联

合镇痛）。理想的药物镇痛应能保证母婴安全、易于给药、起效快且能满足整个产程要求，使产妇清醒地参与分娩过程。麻醉镇痛作为一种医疗干涉措施，有潜在的并发症和危险性，不作为正常分娩的首选措施，实施要在产妇自愿的情况下，对母婴情况做认真的评估。

（一）操作前护理

1. 配合麻醉医师评估病史、麻醉手术史、药物过敏史，了解是否存在合并症、并发症。

2. 进行生命体征监测，了解全身情况、产前检验、检查结果，是否存在困难气道、脊椎间隙异常等禁忌证。

3. 产程进展观察，了解子宫收缩、宫口扩张以及胎先露下降情况。

4. 实施药物性分娩镇痛前需进行电子胎心监护无异常后方可操作。

（二）操作中护理

1. 助产士建立静脉通道保持畅通。

2. 协助摆麻醉体位，进行椎管内麻醉。

3. 监测生命体征和 SpO_2，每 3~5 分钟测 BP 一次，直至血流动力学稳定（至少 30 分钟）。

4. 行电子胎心监护，无异常后可改为常规听诊胎心；若出现Ⅱ类胎心监护图形，及时与医师沟通，积极宫内复苏。异常情况及时报告产科医师和麻醉医师，给予相应处理。

（三）操作后护理

1. 产妇卧床 30 分钟后，如要求下床活动者应排除运动阻滞的存在，并征得麻醉医师、产科医师的同意。下床前听胎心，测血压、脉搏、呼吸。在小范围内活动，并有家属或助产士陪伴与协助。

2. 指导产妇适当饮用高能量无渣饮料，活跃期者禁食固体食物，有剖宫产手术可能的产妇，应严格禁食、禁水。

3. 密切观察产程进展情况，按产程处理常规严密观察宫缩、胎心、宫口扩张及胎头下降情况并及时记录，发现异常及时通知产科医师。

4. 评估镇痛效果和下肢的运动功能，如发现产妇不能抬腿运动，应及时通知麻醉医师。

5. 观察产妇排尿情况，如发现膀胱充盈，排尿困难应给予恰当处理，必要时可留置导尿管。

6. 教会产妇使用麻醉镇痛泵。

7. 镇痛期间发生下列情况时，立即协助麻醉医师及时处理。

（1）生命体征异常：如 R ≤ 10 次 / 分或 SpO_2 ≤ 95%；BP 降低基础值的 20% 或收缩压 ≤ 90mmHg。

（2）出现以下临床表现：呼吸困难；视物模糊、耳鸣、抽搐和意识丧失（局麻药误注入血管的表现）；进行性下肢运动受限；恶心呕吐；严重皮肤瘙痒。

（3）镇痛不充分。

（4）导管位置可疑。

8. 做好接产准备，进入第二产程后，助产人员应指导产妇宫缩时正确屏气用力，宫缩间歇时密切观察胎心，备好新生儿用物及各种抢救器械。

9. 胎儿娩出后，需及时评估新生儿的状况。

（吕　艳）

第四节　产后护理常规

一、产妇护理

（一）产后一般护理

1. 护士与助产士交接分娩过程、阴道出血、子宫收缩情况及特殊治疗。

2. 提供产妇整洁、舒适的休养环境，适当通风，保证室内空气新鲜。

3. 对产妇进行全面评估，包括生命体征、子宫收缩、阴道出血、会阴切口；产妇主诉（膀胱充盈、阴道及肛门憋坠等），有异常时及时通知医师；了解病史及药物过敏史；了解新生儿出生体重及 Apgar 评分情况。

4. 鼓励产妇多饮水、自行排尿。产后 4 小时督促排尿，记录第一次排尿时间、尿色与量。

5. 鼓励产妇经常变换卧床姿势，以侧卧为主，不要长时间仰卧，以免子宫后倾。及时评估产妇恢复及体力状况，健康者产后 6~12 小时开始鼓励下床做轻微活动，产后第 2 日可在室内随意走动。

6. 保持会阴清洁，会阴冲洗 2 次 / 日，注意观察恶露的量、颜色、气味及性状，指导大小便后及时清洁会阴。

7. 会阴侧切术后产妇护理

（1）嘱产妇向健侧卧位，减少恶露刺激，减轻局部肿胀不适。

（2）严格会阴护理，会阴冲洗 2 次 / 日，切口消毒 1 次 / 日，大小便后立即清洁。

（3）密切观察切口情况，发现愈合不良或感染等异常及时报告医师。

8. 指导产妇产后初期摄入清淡、易消化食物，待分娩疲劳消除、食欲恢复正常后再调整饮食。

（1）每日除三餐外，还应增加 2~3 次辅食，已增加热量和各种营养素的供给。

（2）产后要进食富含优质蛋白的饮食，如蛋、奶、鱼、瘦肉及大豆制品；脂肪量略高于正常人；多食用水果、蔬菜等高纤维食物；另外，要保证各种维生素和矿物质供应充足。

（3）禁食辛辣及刺激性食物，忌烟酒。

9. 保持大便通畅，防止因直肠充盈影响子宫复旧，鼓励产妇适当活动和饮食。

10. 观察产妇睡眠、精神状态、情绪反应等，给予心理支持，鼓励家属关爱产妇，帮助其适应角色转变，消除不良情绪，避免产后抑郁的发生。

11. 指导产妇正确哺乳及做好乳房护理。

（1）帮助产妇建立母乳喂养信心。

（2）协助产妇早开奶、早吸吮、早接触；产妇乳胀或新生儿饥饿时进行按需哺乳。

（3）选择喂哺的舒适体位，如侧卧位、坐位，指导产妇全身放松。可采用摇篮式、交叉式、橄榄球式等。

（4）指导产妇哺乳姿势正确，婴儿含接姿势正确。

（5）协助产妇做好乳房护理，哺乳后，挤出少量乳汁涂在乳头及乳晕上，自然干燥，保护乳头和乳晕，及时发现并护理乳头皲裂、乳胀。

（6）对乳头平坦及凹陷的产妇，鼓励其树立信心，并指导其进行乳头伸展、牵拉练习。（乳头伸展练习：将两示指平行放在乳头两侧，慢慢由乳头向两侧外方拉开，牵拉乳晕皮肤及皮下组织，使乳头向外突出。接着将两示指分别放在乳头上侧和下侧，将乳头向上、向下纵形；此训练 15 分钟 / 次，2 次 / 日。乳头牵拉练习：用一只手托起乳房，另一只手的拇指、中指和示指抓住乳头向外牵拉重复 10~20 次，2 次 / 日。）

（7）对于哺乳困难或母婴分离的产妇，可指导其将乳汁挤出存放于冰箱内，在需要时供新生儿食用，同时指导产妇维持，保证母乳喂养成功。

（8）对存在母乳喂养禁忌证或因疾病等原因不宜哺乳的产妇，应给予回奶指导，包括：坚持不哺乳、不排空乳房、控制液体入量，同时辅助用药，如芒硝外敷、口服维生素 B_6 等。

12. 指导产后康复训练，促进腹壁、盆底肌肉张力的恢复，预防尿失禁、膀胱直肠膨出及子宫脱垂等远期并发症的发生。

（1）产后初期，开始下床活动，先做简单的腹肌运动，即在仰卧下，两臂上举到头部两侧，深吸气时，腹肌收缩，使腹壁下陷、腹腔内脏器上提，然后慢慢呼气，两臂也慢慢复原，以上运动 2 次 / 日，10~15 分钟 / 次。

（2）待体力恢复，可适当增加运动。如伸腿运动、腹背（桥式）运动、Kegel训练、腰部运动、仰卧起坐等。

附 Kegel 训练

Kegel 训练是一种简单、有效的盆底修复方法,它以锻炼耻骨、尾骨肌为主,患者通过自主、反复的盆底肌肉群收缩和舒张,增强支持尿道、膀胱、子宫和直肠的盆底肌张力,增加尿道阻力,恢复松弛的盆底肌。

具体方法:产妇仰卧,两膝屈曲,左、右腿分开,双足平放床上,两臂置身体两侧,用力将腿向内合拢,同时收缩肛门,然后将两腿分开,放松肛门;也可在床上随时做收缩肛门和憋尿的运动。训练时间:2次/日,10~15分钟/次。

(二)产后常见健康问题的护理

1. 发热

(1)发生原因:正常情况下,产后24小时内,个别产妇可由于生理原因出现体温轻度升高,一般不超过38℃,24小时后即可恢复正常;或由于乳腺肿胀引起短时的体温升高现象。产后发热还有以下原因:呼吸系统感染、泌尿系统感染、乳腺炎、药物热。

(2)临床表现:从分娩24小时后至10天内,每日体温监测中有2次达到38℃,即为产褥病率。

(3)处理:正常生理情况,密切观察即可;若为病理原因,可遵医嘱进行抗生素治疗或对症治疗。

2. 产后宫缩痛

(1)发生原因:因子宫收缩引起。

(2)临床表现:宫缩痛阵发性腹部疼痛,多在产后1~2日出现,持续2~3日自然消失。随产次增加,疼痛更明显。当婴儿吸吮产妇乳房时,可反射性刺激垂体后叶分泌缩宫素增加,使产妇腹部疼痛感加重。

(3)处理:宫缩痛一般可承受,不需处理;严重者可以用镇痛药物。

3. 产后尿潴留

(1)发生原因:多因分娩过程中子宫压迫膀胱及盆底神经丛,使膀胱麻痹。

(2)临床表现:有尿意但排出困难,膀胱过度充盈,耻骨联合上方胀痛或持续腹痛、拒按,导尿或B超检查残余尿量大于100ml。

(3)处理:可选择听流水声、按摩腹部、热水熏蒸外阴、针灸等方法诱导排尿,如上述方法无效,遵嘱可行导尿术,排空膀胱后间隔3小时放尿1次,使膀胱神经肌肉得以休息和功能恢复,必要时留置尿管,待1~2天后拔除多能自行排尿。

4. 恶露不净

(1)发生原因:恶露异常多见于宫缩不良、胎盘或胎膜残留。

（2）临床表现：恶露增多且持续时间长。

（3）处理：可对症使用缩宫素、进行清宫或给予益母草、生化汤等中药治疗。存在感染者应及时控制感染。

5. 母乳喂养相关问题

（1）乳房胀痛

1）发生原因：多由于乳腺管不通、淋巴回流障碍等造成乳汁淤积引起。

2）预防和处理

A. 产后早开奶，产后30分钟即可开始哺乳。

B. 哺乳前热敷乳房，配合按摩促进泌乳。

C. 哺乳后适时冷敷以减少乳房充血。

D. 每次未吸空乳房需以正确手法挤出剩余乳汁。

E. 若乳汁严重淤积，可用芒硝外敷或硫酸镁局部湿热敷，半小时后再挤压排出。

F. 口服散结通乳中药。

（2）乳头皲裂

1）发生原因：常由于乳头含接不当或乳头形态不良造成。

2）临床表现：乳头表面裂口和溃疡，哺乳疼痛，引起哺乳不畅、乳汁淤积。严重时，细菌进入可导致乳房感染。

3）预防和处理

A. 注意乳头清洁，哺乳时正确含接。

B. 轻者继续哺乳，哺乳前洗净乳头，哺乳后挤出少量乳汁涂在乳头上做保护；或用2%硼酸液清洗，擦干后于皲裂处涂保护剂，于下次哺乳前洗净再哺乳。

C. 严重者可使用乳头罩、吸乳器辅助哺乳。

（3）乳汁不足

1）发生原因：主要原因为分娩后没有及时、有效地对乳房进行吸吮刺激。

2）预防和处理

A. 产后早吸吮是促进泌乳通畅的重要因素，指导产妇按需哺乳、夜间哺乳。

B. 保证产妇摄入充足营养，增加汤汁，保证充足睡眠。

C. 指导正确哺乳，每次哺乳后尽量吸空双乳。

D. 可行合谷、外关、少泽等穴位刺激。

E. 可予药物催乳。

F. 可用治疗仪进行乳房的低频脉冲电刺激。

二、正常新生儿护理

新生儿期是指自出生后脐带结扎起至生后 28 天。正常足月新生儿的胎龄满 ≥ 37 周或 < 42 周,出生体重 ≥ 2500g 或 < 4000g,无畸形或疾病。新生儿脱离母体后需经历解剖、生理上的巨大变化,才能适应宫外的新环境,而新生儿身体各组织和器官的功能发育尚不成熟,对外界环境变化的适应性和协调性差,抵抗力弱,易患各种疾病,且病情变化快,发病率和死亡率高,故必须加强护理。

(一)母婴同室入室护理

母婴进行皮肤早接触后,经评估新生儿生理状况正常,无分娩并发症或异常情况、产妇的生命体征平稳,此时应实行母婴同室。

1. 执行新生儿身份信息核查制度,检查新生儿腕带与出生记录是否完整、准确,助产士、产科护士、家属三方进行入室核对,确保交接无误。

2. 母婴同室应保持室温在 22~26℃,相对湿度在 55%~65%,以维持新生儿的体温稳定。

3. 入室时对新生儿情况进行评估,肤色、呼吸、肌张力正常者方可母婴同室。

(二)新生儿日常护理

主要包括日常观察与护理、母乳喂养指导、预防接种、疾病筛查的内容。

1. 日常观察

(1)体温监测:体温测量每日 2 次,当体温超过 37.5℃或低于 36℃时,每 4 小时测量体温一次。

(2)体重测量:测量体重 1 次 / 日,定时、定秤测量,测量前均校准零点。生理性体重下降一般从生后 2 日开始,4 日后回升,下降范围一般不超过 10%。

(3)大小便观察:观察新生儿的体重变化及大小便情况,评估喂养效果。母乳喂养的新生儿一般每日有 5~6 次的金黄色大便,或数日有一次大量软便。人工喂养的新生儿可能会出现便秘情况。

(4)体征观察

1)呼吸:正常新生儿以腹式呼吸为主,呼吸浅而快,一般 40~60 次 / 分,生后 2 日可减至 20~40 次,可有节律不齐,如发现呼吸型态、频次异常,甚至出现呼吸困难、发绀,及时通知医生。

2)黄疸:生理性黄疸一般于生后 2~3 天出现,持续 4~10 天。可以采取目测法和经皮黄疸指数监测仪进行密切观察。如黄疸早出现、持续较重、消退后再次返黄要考虑病理性黄疸的可能。

3)脱水:根据体重变化、皮肤颜色及弹性、眼窝、前囟、尿量、精神状态等的改变,及时判断新生儿是否发生脱水或酸碱平衡紊乱。一般,轻度脱水时新生儿会出现皮肤和黏膜干燥,腹部皮肤弹性减低、前囟轻度凹陷,此时体液损失量占体重的5%;中度脱水时的新生儿眼球和前囟明显凹陷,尿少,皮温降低,此时的体液损失量占体重的10%;重度脱水时则可能出现休克,损失15%体重的体液量,需紧急处理。

2. 日常护理

(1)新生儿沐浴

1)新生儿体温稳定后,每日于喂奶前或喂奶1小时后进行沐浴,以保持皮肤清洁,促进血液循环。

2)沐浴时的室温应保持在26~28℃,水温以38~40℃为宜。

3)保证浴盆一人一用一消毒,浴巾一人一用一灭菌。每日沐浴后更换被服,清洗消毒后备用。

4)沐浴、擦浴时用软无菌毛巾,依序轻柔清洁新生儿的面部、头部、颈下、胸、腹、腋下、臂、手、会阴、臀部、下肢、足部,注意保持皮肤皱褶处的清洁与干燥,必要时修剪指甲。

5)沐浴时注意评估新生儿的皮肤状况,一旦发现脓疱疮,遵医嘱立即采取隔离措施;注意避免水或沐浴液进入新生儿的眼或耳内。

(2)眼部护理:每日1次,沐浴后用生理盐水棉签自内眦向外轻轻擦拭双眼,必要时遵医嘱滴眼药。

(3)口腔护理:每日1次,沐浴后用生理盐水棉签轻柔擦拭新生儿口腔,观察是否有口炎症状。

(4)脐部护理:于每次沐浴后进行,用无菌棉签蘸干脐轮周围的水,再用蘸有75%医用乙醇的棉签消毒脐带断端及脐轮,观察脐部有无皮肤潮红、渗血、脓性分泌物等,予对症处理,保持新生儿脐部皮肤的清洁干燥。使用尿布时切勿超过脐部,防止尿粪污染。发现疑似脐部污染时立即进行消毒。

(5)臀部护理:新生儿每次大便后,用温水清洗臀部皮肤,擦干后涂护臀油。保持尿布的松紧适中并及时更换。若发生新生儿臀红或尿布疹,及时遵医嘱对症处理。

3. 母乳喂养指导 除有医学指征,正常新生儿应保持纯母乳喂养至少6个月。

(1)执行母乳喂养相关规定,指导产妇合理喂养,参照本节产后护理内容。

(2)判断新生儿吃饱后,轻拍新生儿背部以驱气,然后取侧卧位。

(3)可通过按时评估新生儿的体重及大小便情况来评价母乳喂养的效果。一般经过有效的喂养后,新生儿24小时有6次以上的小便,生后一个月时体重增长500g。

4. 新生儿抚触

（1）可在沐浴后、喂奶前进行。

（2）取适量抚触油于双手掌心揉搓均匀，依头面部、胸部、腹部、上肢、下肢、背部、臀部的顺序为新生儿进行轻柔抚触，时长约 15~20 分钟，同时与新生儿保持目光交流。

5. 预防接种

（1）根据计划免疫的规定，新生儿须在生后 24 小时接种乙肝疫苗、卡介苗。其中，乙肝疫苗的接种部位位于新生儿右臂三角肌，完成第一次院内接种后，应于生后 1 月、6 月分别到保健机构继续接种；卡介苗接种部位在左臂三角肌，待新生儿满 3 个月月龄后，进行结核阳转复查。向家属告知新生儿预防接种的相关内容，知情同意并签字后，遵医嘱进行预防接种。

（2）接种时严格执行无菌操作，做好核查，避免漏种和重复接种。

（3）接种后注意观察一般反应或异常反应。一般反应可能表现为局部红肿热痛，多发生于接种后数小时内；或在 24 小时内出现不同程度的体温升高，多为中、低度发热，持续 1~2 天，可伴有呕吐、腹泻等反应。若反应程度不严重影响新生儿的喂养及一般活动，无需特殊处理。异常反应可表现为过敏性皮疹、感染等，若出现症状及时对症处理。

6. 疾病筛查　根据《母婴保健法》需对所有新生儿进行疾病筛查，包括筛查甲状腺功能低下、苯丙酮尿症以及听力状况，以早发现、早治疗。向家属告知新生儿疾病筛查的相关内容，知情同意签字后，于新生儿出生 72 小时后进行。

7. 健康指导　产妇和新生儿的护理质量和安全质量将影响母婴结局，因此护理人员须及时有效的做好相关的健康指导，从而保障母婴获益。

（1）严格执行消毒隔离制度，预防感染。接触新生儿前后进行手卫生。母婴同室采用湿式清扫，每日空气消毒 2 次，并适时通风以保持室内空气清新，温湿度适宜。每月进行 1 次细菌培养。

（2）指导产妇注意个人卫生，合理饮食起居，保证充分的休息与睡眠。

（3）加强新生儿的安全管理。与产妇及家属签订安全告知书，保证交接流程的安全质量，提高警惕性，严防住院期间的新生儿失窃发生；告知家属如需暂时离开新生儿，须及时与护理人员沟通，取得护理人员同意并妥善安排监护后，方可离开。

（叶　朝）

第五节　剖宫产护理常规

剖宫产是经腹壁切开子宫取出已达成活胎儿及其附属物的手术。

　　剖宫产适应证：①头盆不称：骨盆狭窄或畸形骨盆。骨产道或软产道异常、巨大胎儿、臀先露或肩先露等异常胎位。②相对性头盆不称及产力异常：子宫收缩乏力，发生滞产经处理无效者。③妊娠期合并症及并发症：妊娠期合并心脏病、糖尿病、肾病等，或因并发重度子痫前期及子痫、胎盘早剥、前置胎盘等。④过期妊娠儿、珍贵儿、早产儿、临产后出现胎儿窘迫等情况。

　　主要手术方式有子宫下段剖宫产、子宫体部剖宫产、腹膜外剖宫产。

一、术 前 护 理

（一）执行产前护理常规

（二）术前完善各种化验及检查

（三）心理护理

　　告知产妇剖宫产术的目的，耐心解答有关疑问，缓解其紧张、焦虑情绪。

（四）休息与睡眠

　　术前为孕妇提供安静的睡眠和休息环境，如有必要，给予镇静剂，但一般应在手术前4小时用药，以减少药物协同作用，防止出现呼吸抑制。

（五）术前准备

　　1. 术前禁食禁饮　术前6小时禁食固体食物及牛奶，术前2小时禁食水、清茶或无渣果汁等轻饮料。术前需口服用药者，允许在术前1~2小时将药片研碎后服下并饮入0.25~0.5ml/kg清水，但缓控释制剂严禁研碎服用。

　　2. 备皮

　　（1）范围：上至剑突下，两侧至腋中线，下达阴阜部和大腿上1/3处，并用温毛巾擦洗干净，注意操作时勿损伤皮肤。

　　（2）方法

　　1）清洁备皮方法：术前1天开始在护士指导及协助下，用毛巾蘸沐浴液或皂体进行全身洗浴，活动不便者重点为手术区域，脐部用液体石蜡去除污垢。术日晨使用2%葡萄糖酸氯己定溶液涂擦手术区皮肤两遍，并观察手术区域皮肤有无异常，然后协助孕妇更换清洁的衣物。

　　2）脱毛备皮方法：孕妇外阴需要进行脱毛操作，对于腹部手术区域毛发粗大、浓密、影响手术操作或切口愈合的孕妇也需要脱毛。方法为术前1日在清洁备皮的基础上，采用医疗专用皮肤脱毛剂脱毛（具体方法参考脱毛剂产品说明书），然后再行皮肤清洁。因过敏反应等不能使用脱毛剂的孕妇术日采取剪短毛发后再使用电动剃毛器推除毛发的方法。脱毛后的清洗和消毒同清洁备皮方法。脱毛备皮时间应尽量接近手术时间（2小时之内）。

　　3. 进行合血准备　对前置胎盘、胎盘早剥、多胎等可能出血多的孕妇，要充足备血。

4. 药物过敏试验。

5. 留置导尿管。

6. 严密监测生命体征及胎心情况,如有异常立即通知医生。

7. 取下义齿(假牙)、发卡、首饰、手表等。

8. 做好患者手术交接工作,备麻醉床、输液装置、心电监护等。

9. 麻醉前再次听诊胎心音,以明确胎儿一般状况。

二、术 后 护 理

(一)体位

剖宫产以连续硬膜外麻醉为主,特殊情况采用局麻或全麻。

1. 椎管内麻醉的产妇术后去枕平卧6小时,以免术后发生头痛,6小时后根据情况给予适当卧位。

2. 采用全身麻醉的产妇在尚未清醒前去枕平卧,头侧向一旁,稍垫高一侧肩胸,以免呕吐物、分泌物呛入气管,引起吸入性肺炎或窒息。

3. 协助母婴皮肤早接触、早开奶时,可根据产妇情况,选择平卧位和侧卧位,新生儿俯卧时,注意避免口鼻完全堵塞。

4. 病情稳定者,术后1日可采取半卧位,有助于腹部肌肉松弛,降低腹部切口张力,减轻疼痛;也利于深呼吸,增加肺活量,减少肺不张情况发生。

(二)病情观察及护理

1. 记录回病房时间,监测生命体征变化,如有异常立即报告医生。依病情,认真观察并记录生命体征。通常每15~30分钟观察1次血压、脉搏、呼吸并记录直到平稳,然后按护理级别每30~60分钟观察1次持续至手术后24小时,待病情稳定者可改为2次/日测量并记录体温、血压、脉搏、呼吸,直至正常后3天。患者术后1~2日体温稍有升高,但一般不超过38℃,若术后高热或生命体征明显异常,要增加测量和记录次数。

2. 术后观察腹部切口敷料是否渗血、渗液,发现异常及时联系医生。采用腹带包扎腹部,必要时用1~2kg沙袋压迫腹部伤口6~8小时,可以减轻切口疼痛,防止出血。

3. 按摩子宫,观察子宫收缩及阴道流血情况。

4. 留置尿管长期开放,注意尿量及颜色变化,24小时拔管后指导产妇自行排尿,注意观察第一次排尿的时间和量。

5. 保持会阴部清洁,及时更换会阴垫,并观察恶露颜色、量、气味,防止感染,用含有效碘0.05%碘附会阴擦洗或冲洗2~3次/日。

6. 评估患者疼痛程度,必要时给予哌替啶等镇痛治疗。

（三）营养支持

给予免奶流质饮食，排气后逐步改为半流质、普食。

（四）用药护理

遵医嘱给予促进子宫收缩药物、抗炎药物等治疗。

（五）心理护理

安慰患者，减轻患者紧张焦虑情绪。

（六）活动与休息

协助患者床上有效翻身活动，鼓励尽早下床活动，有利于恶露排出，促进肠蠕动、防止腹胀、肠粘连等，防止静脉血栓形成。限制陪伴人员数量，减少探视人员随意走动，保证产妇充足的睡眠和休息。

（七）产后护理和康复

参照本章第四节产后护理内容。

（八）并发症的观察及处理

1. 产褥期感染

（1）发生原因：与剖宫产术式、手术次数、产程长短、破膜时间长短及有无宫内感染和抗生素应用有关。

（2）临床表现：发热、疼痛、异常恶露为产褥感染三大主要症状。

（3）预防：严格执行无菌操作，保持皮肤干燥，注意腹部切口、会阴等易感部位的卫生。保持病室环境清洁，保持室内适宜的温度和湿度，减少感染机会。注意观察感染迹象，监测生命体征及白细胞变化等。

（4）处理：未确定病原体时，选用广谱高效抗生素。然后依据细菌培养和药敏试验结果调整抗生素种类和剂量，中毒症状严重者，短期加用肾上腺皮质激素。

2. 产后出血

（1）发生原因：除产妇子宫收缩乏力、胎盘因素、凝血功能障碍因素外，与手术相关的原因主要为局部止血不良，造成子宫切口出血。晚期出血的手术因素为缝合过紧过密，影响局部血运，影响愈合。

（2）临床表现：产后出血超过1000ml，是分娩期的严重并发症。

（3）预防：产前做好高危人群评估，提高手术技术，正确处理胎盘，合理应用促进子宫收缩药物。

（4）处理：原则是针对出血原因，迅速止血，补充血容量，纠正失血性休克，防止感染，无效时可施行子宫动脉栓塞术。

3. 羊水栓塞

（1）发生原因：在分娩过程中羊水突然进入母体循环引起急性肺栓塞、过敏性休克、DIC、肾衰竭等一系列病理改变。

（2）临床表现：起病急骤，典型临床特征为分娩前后血压骤然下降、组织缺氧和消耗性凝血功能障碍。

（3）处理：一旦怀疑羊水栓塞，立即抢救。抗过敏、抗休克、纠正呼吸循环功能衰竭、改善低氧血症、防止 DIC 和肾衰竭发生。

4. 肠梗阻

（1）发生原因：术后动力性（麻痹性）肠梗阻由于手术麻醉及镇痛影响肠蠕动恢复或进食过少发生低钾血症所致；非动力性（机械性）肠梗阻为增大的子宫影响肠管正常排列位置或术后粘连所致。剖宫产术前肠胀气会增加肠梗阻的发生概率。

（2）临床表现：肠梗阻最常见的症状是腹胀、腹痛、呕吐、肛门停止排气、排便。

（3）预防：术中操作注意防止肠粘连，术后早期活动及饮食，促进肠蠕动。

（4）处理：麻痹性肠梗阻多以保守治疗为主，采取禁食，胃肠减压，维持水电和酸碱平衡、抗感染等措施，并辅以中药、针灸、按摩等治疗；机械性肠梗阻严重者需外科手术治疗。

5. 下肢静脉血栓栓塞

（1）发生原因：妊娠期血液多呈高凝状态；增大子宫的压迫使盆腔及下腔静脉血流缓慢；剖宫产麻醉时，下肢静脉扩张，血流缓慢，手术操作损伤血管壁、术后产妇卧床时间相对较长、肢体活动少、止血药物应用等，均可导致下肢静脉血栓形成。

（2）临床表现：小腿胀痛、腓肠肌轻压痛、局部沉重感等，严重者可能会出现咳嗽、胸痛、呼吸困难、休克等肺栓塞症状。

（3）预防：鼓励产妇注意补充水分，手术当日在床上进行下肢的主动活动，手术后 24~48 小时产妇即可根据体能状况下床，以促使小腿肌肉活动，增加下肢静脉回流。另外，根据产妇有无血栓形成的高危因素，个体化选择穿戴弹力袜和（或）使用肝素类药物。

（4）处理：确诊为下肢深静脉血栓后，患肢要制动，不得按摩、热敷，急性期（发病后 14 天以内）抬高 20°~30°，膝关节微屈 15°，注意保暖；严密观察双下肢肤色、温度、肿胀程度和足背动脉搏动情况，定时测量双下肢同一平面的周长；遵医嘱进行抗凝、溶栓或手术取栓等治疗。严密观察患者有无咳嗽、胸痛、胸闷、呼吸困难、咯血等肺动脉栓塞的症状。

（张清梅　李　星）

第六节 产科出院护理常规

一、责任护士根据出院医嘱,预先通知产妇/孕产妇及家属做好出院准备,告知出院流程及注意事项。

二、护理人员停止住院治疗医嘱,整理病历。如产妇、新生儿/孕产妇出院后仍需服药治疗时,责任护士领取药物后,告知产妇及家属服药方法及注意事项。

三、责任护士在出院前对产妇和新生儿进行全面评估,根据病情及具体情况实施个体化的出院指导。

(一)妊娠期患者出院指导

1. 嘱其注意休息,适当运动,合理营养。

2. 根据所患疾病,进行相应健康指导。

3. 定期进行产科检查。

(二)产妇出院指导

1. 注意休息,适当运动,至少3周以后才可进行全部的家务劳动,但应避免长时间蹲起、负重等增加腹压的运动;根据体力情况进行盆底组织康复锻炼,运动量应循序渐进。

2. 进食营养丰富、易消化食物,注意饮食多样化,粗细搭配。

3. 指导产妇自我观察子宫复旧及恶露排出情况;保持会阴清洁,勤换洗内衣裤;产褥期禁止性生活和盆浴。

4. 指导产妇母乳喂养及新生儿护理技能。

5. 对产妇进行避孕指导,待产褥期结束,产后检查显示生殖器官已恢复正常状态,即可恢复性生活。但应注意采取必要的避孕措施,母乳喂养者宜采取工具避孕,人工喂养者可行药物避孕。

6. 产后复查指导,告知产妇产后42天复查的目的、意义。

7. 指导产妇若出现产后不明原因发热、腹痛、血性恶露持续时间长、阴道分泌物性状改变,如有异味等,剖宫产或会阴侧切切口疼痛、红肿、渗液等情况应及时就医。

(三)新生儿出院指导

1. 观察皮肤、巩膜颜色,如黄疸持续加重,或消退延迟(生后7~14天),或消退后复黄,及时复查。

2. 注意脐部清洁,避免大小便污染,每日消毒液处理脐带两次,如脐部有渗血、渗液、化脓等,及时就诊。

3. 鼓励无母乳喂养禁忌者,按需哺乳纯母乳6个月以上,坚持母乳喂养到2岁。

4. 告知住院期间疫苗接种情况及注意事项,并下发接种卡等,督促新生儿家长定期接受计划免疫接种或复查。

5. 新生儿出生后1月,回医院或相关妇儿保健中心复查,了解新生儿发育情况。

四、责任护士对孕产妇及家属进行出院后用药指导。

五、为孕产妇提供必要的帮助和支持,确保其安全离院。

六、清理、消毒床单位,如合并传染病的孕产妇出院,根据病情进行终末消毒处理。

七、为出院孕产妇提供延续性护理服务,如通过电话、短信、上门服务等多种形式提供随访服务。

八、做好护理文件的处理,注销各项治疗、护理单,将病历按出院顺序整理好,由病案室保存。

（尹雪梅）

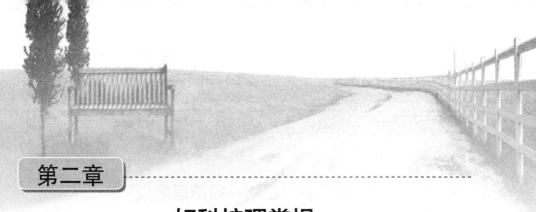

第二章

妇科护理常规

第一节 妇科入院护理常规

1. 入院患者需持医师签署的住院证,按规定办理入院手续。入院时根据患者不同情况选择轮椅、平车或步行将其送入病房。病房护士主动迎接并将患者送至病室。

2. 病区接到入院通知后,应备好床单位及物品,对急诊、危重患者根据情况做好相应的抢救准备。

3. 根据患者病情确定责任护士,责任护士热情接待入院患者,主动向患者做自我介绍,认真检查新入院患者的住院信息,做好入院介绍,包括病房环境、设施、主管医师、住院规则和探视陪伴、安全管理、膳食管理等规章制度。

4. 责任护士及时收集有关资料,评估患者。

1)一般资料:包括入院时间、方式、诊断;月经史、婚育史;本次入院原因、现病史、既往史、过敏史等。

2)身体评估:包括生命体征、身高、体重;饮食、睡眠情况、排便状况;检查患者营养状况;评估自理能力等。

3)妇科专科情况评估:包括阴道流血、阴道分泌物、腹痛、下腹部肿块等。

4)检验、妇科检查和辅助检查的阳性结果。

5)社会心理评估:包括民族、职业、文化程度、心理状态等。

6)现存和潜在的护理问题评估。

5. 保持病室清洁、整齐、舒适、安静、安全的治疗环境,做好消毒隔离工作,预防院内感染。

6. 根据患者的护理问题制定护理计划,提供医学照顾,给予心理支持,并对其实施整体护理措施及个性化的健康指导。

7. 根据医嘱及时完成标本采集、各项检查,并实施及时、有效的治疗措施。

8. 针对活动能力受限、精神病、智力低下患者做好相应高危评估，并落实跌倒/坠床、导管滑脱、压疮、意外伤害等预防措施。

9. 健康指导：根据病情对患者进行饮食、运动的相应指导。

（尹雪梅）

第二节　妇科一般护理常规

1. 为患者提供洁净、安静且有助于保护隐私的诊疗环境。

2. 给予患者心理支持，解除其焦虑、恐惧情绪。

3. 患者住院期间按护理级别定时监测 T、P、R，一般 1~2 次/日；如发生病情变化应随时监测；高热患者体温监测 6 次/日（q4h），连测 3 天，体温正常并平稳后，按照护理级别监测。合并高血压或血压异常患者应加强监测，至少 1 次/日。

4. 根据疾病种类、疾病发展阶段指导患者多休息，避免劳累；合理饮食、增加营养；保持舒适体位。对突发腹痛且病因不清者或拟行急症手术者先暂禁食。

5. 按分级护理要求加强巡视，严密观察病情变化，发现异常及时通知医师处理并及时、客观地记录。

6. 评估患者对诊疗方案的了解程度及执行能力，帮助患者接受诊疗措施，并观察治疗效果。

7. 对妇科急性腹痛及其他未明确诊断的患者，密切观察病情变化，如生命体征、腹痛、阴道流血等情况，随时做好手术及抢救的准备。阴道流血患者，禁止阴道灌洗及坐浴，指导患者保持会阴部清洁；异位妊娠、肿物扭转等急症手术患者术前准备不宜给予灌肠，按医嘱执行导泻剂等肠道准备。

8. 对未婚或否认有性生活史的患者，要避免常规经阴道的检查和治疗措施，以免对处女膜造成损伤。

9. 协助患者完成化验及检查，了解各项异常报告结果。

10. 对合并贫血、内科疾患的患者加强合并症的观察和护理。

11. 做好患者住院各阶段的健康宣教及评估。

（尹雪梅）

第三节　妇科手术前后护理常规

手术治疗在妇科疾病的治疗中占有相当重要的地位，尤其是妇科肿瘤患者的主要治疗手段之一。妇科患者常见的手术方式有传统的经腹手术、会阴部(含经阴道)手术,以及妇产科内镜手术。手术既是治疗的过程,也是创伤的过程。要保证手术的顺利进行、患者术后如期康复,则需要充分的术前准备和精心的术后护理,以保证最佳身心状态经历手术全过程。

一、妇科经腹手术护理常规

(一)经腹手术适应证

1. 子宫本身及其附件有病变。
2. 性质不明的下腹部肿块。
3. 诊断不清的急腹症。

(二)术前护理

1. 心理支持 确定手术治疗后,患者往往会对手术安全、手术疼痛心存恐惧,部分患者还会因手术影响生育及其他女性功能而产生失落感,甚至引发生理异常,护士要帮助患者调整情绪,以积极心态面对手术治疗,顺利度过围术期。

(1)应用医学专业知识,采用通俗易懂的语言耐心解释患者的疑问,为其提供相关的信息、资料等。

(2)使患者相信医务人员拟定的诊疗方案会综合患者病情、年龄、生育和性生活需求等。

(3)鼓励家属关爱患者,一起帮助患者减轻心理压力。

2. 护理评估

(1)评估患者病情、配合程度、自理能力。

(2)评估患者生命体征、饮食、睡眠、既往病史、是否在月经期等情况。

(3)对合并贫血、内科疾患的患者评估其合并症诊疗情况。

3. 术前准备

(1)皮肤准备:皮肤准备区域为上自剑突下,下至两大腿上 1/3 处及外阴部,两侧至腋中线,包括脐部。采取清洁和脱毛方法进行备皮:

1)清洁备皮方法:术前 1 天开始在护士指导及协助下,用毛巾蘸沐浴液或皂体进行全身洗浴,活动不便者重点为手术区域,脐部用液体石蜡去除污垢。术日晨使用 2% 葡萄糖酸氯己定溶液涂擦手术区皮肤两遍,并观察手术区域皮肤有无异常,然后协助患者更换清洁的衣物。

2)脱毛备皮方法:对于手术区域毛发粗大、浓密,影响手术操作或切口愈合的患者需要脱毛,妇科患者外阴需要进行脱毛操作。方法为术前 1 日在清洁备皮的基础上,采用医疗专用皮肤脱毛剂脱毛(具体方法参考脱毛剂产品使用说明书),然后再行皮肤清洁。因过敏反应等不能使用脱毛剂的患者术日采取剪短毛发后再使用电动剃毛器推除毛发的方法。脱毛后的清洗和消毒同清洁备皮方法。

（2）阴道准备

1）术前3天禁止性生活。

2）若手术涉及阴道、子宫的患者，术前要进行手术阴道清洁。常用方法为：术前1~3天开始行碘附等消毒液擦洗阴道或阴道灌洗（消毒液浓度根据产品说明书），1次/天；阴道流血患者，术前阴道准备禁止阴道灌洗及坐浴。

3）行全子宫切除患者手术前常规会阴冲洗后，进行宫颈口消毒，擦干后用1%甲紫或亚甲蓝溶液涂宫颈及阴道穹隆，作为切除子宫的标志，并用大棉球拭干。

（3）消化道准备：消化道准备的目的是减少手术中因牵拉内脏引起恶心、呕吐反应，避免术中发生胃内容物反流、呕吐、误吸，也使术后肠道得以休息，促使肠功能恢复。

1）普通经腹手术前1日下午口服缓泻剂，如甘露醇、番泻叶、复方聚乙二醇电解质散等清洁肠道，或术前1日晚间使用0.1%~0.2%肥皂水等灌肠剂灌肠1~2次使患者能排便3次以上。对老年、体弱患者要加强排便观察和指导，防止发生水泻导致脱水或电解质紊乱，必要时遵医嘱静脉补充液体。

2）手术可能涉及肠道时，术前3日开始无渣半流质饮食，并根据医嘱给予肠道抑菌药物。

3）成人患者术前一天晚餐进食流质或半流质，术前6小时禁食固体食物及牛奶，术前2小时禁食水、清茶或无渣果汁等轻饮料。术前需口服用药者，允许在术前1~2小时将药片研碎后服下并饮入0.25~0.5ml/kg清水，但缓控释制剂严禁研碎服用。

（4）休息与睡眠：护士要保证患者在术前得到充分的休息。术前1日晚上可遵医嘱给予患者适量镇静剂，如地西泮（安定）等，同时为患者提供安静、舒适、有助于保证患者获得充分休息和睡眠的环境。

（5）其他准备

1）术前遵医嘱进行交叉配血实验，保证术中血源供给。

2）进行药物敏感试验。

3）全面查看各项辅助检查和实验室检查报告，及时发现异常。

（6）手术日护理

1）执行麻醉前护理常规（详见第三章）。

2）术日晨核查患者体温、血压、脉搏、呼吸等，询问患者的自我感受，一旦发现月经来潮、表现过度恐惧或忧郁的患者，需及时通知医师。

3）泌尿系准备：术日晨常规留置尿管，保持引流通畅，合理固定，防止滑脱。

4）取下患者的义齿、眼镜、发夹、首饰及贵重物品交由家属保管。

5）与手术室人员严格交接患者身份、手术方式,各种导管及携带药品、物品,术前情况等。

6）心理护理:安抚患者,使其情绪平和地接受手术治疗。

4. 健康指导

（1）向患者介绍手术、麻醉名称、方式及简单过程,解释术前准备的内容、目的及配合方法。

（2）指导术后静脉输液、保留导管、生命体征监测、疼痛管理的意义。

（3）术前适应性训练

1）术中所需特殊体位、术后床上翻身的方法和自行调整卧位的方法。

2）床上使用便盆排尿或排便。

3）深呼吸运动、有效咳嗽和排痰的方法。

（三）术后护理

1. 手术交接

（1）向麻醉医师详尽了解术中情况,包括麻醉、手术类型、手术范围、用药情况、有无特殊护理注意事项等。

（2）观察患者意识及肢体感觉恢复情况,测量入室生命体征,评估患者的呼吸频率、深度以及尿量、尿液性质等。

（3）检查皮肤、各种导管和管路、手术切口、阴道流血情况。

2. 一般护理

（1）体位

1）手术当日根据麻醉和手术方式,确定手术体位(详见第三章麻醉护理常规)。

2）病情稳定患者,可于术后 1 日协助采取半卧位,以利于腹部肌肉松弛,降低腹部切口张力,减轻疼痛;促进深呼吸,减少肺不张的情况;同时利于腹腔引流,减少渗出液对膈肌和脏器的刺激;对盆腔感染患者,可局限感染范围。

（2）生命体征测量:依据手术大小、病情,严密监测并记录生命体征。通常每 15~30 分钟监测 1 次血压、脉搏、呼吸并记录直到平稳,然后按护理级别每 30~60 分钟观察 1 次持续至术后 24 小时,待病情稳定者可改为 4 次 / 日测量并记录,直至正常后 3 天。患者术后 1~2 日体温稍有升高,但一般不超过 38℃,若术后高热或生命体征明显异常,要增加测量和记录次数。

（3）手术切口护理:观察手术切口有无渗血、渗液,发现异常及时通知医师,保持局部敷料清洁干燥。腹部采用腹带包扎,注意松紧适宜,必要时用 1kg 沙袋压迫腹部切口 6~8 小时,可以减轻切口疼痛,防止出血。

（4）引流管护理

1）手术后常规保留尿管 24~48 小时，注意保持引流通畅。因输尿管、膀胱与生殖系统解剖位置接近，手术中易损伤，术后要密切观察尿量和性质，发现异常及时通知医师。

2）对留置腹腔、盆腔、阴道引流管的患者，术后注意妥善固定，做好各项导管标记，严密观察引流液的颜色、性质和量，一般性状多为淡血性或浆液性，其后引流量逐渐减少，常规术后保留 2~3 天。若引流量多（引流量多是指超过 100ml/h 或 200ml/24h），性状接近血液，可能存在内出血的情况，应及时通知医师。

（5）阴道流血观察：对全子宫切除手术患者密切观察阴道流血及分泌物情况，以了解子宫断端愈合情况。

（6）静脉补液和药物治疗：根据手术范围大小、患者器官功能状态、疾病严重程度和病情变化，遵医嘱调节输液成分、量和输液速度，以补充水、电解质及营养物质，必要时遵医嘱输入全血或血浆等。

3. 外阴护理

（1）做好外阴清洁护理，注意保持外阴清洁干燥，勤换会阴垫。

（2）用含有效碘 0.02%~0.05% 碘附擦洗外阴 1~2 次／日，指导患者排便后清洗外阴，预防上行性感染。

4. 饮食护理 患者术后饮食根据麻醉类型和手术方式确定，一般术后禁食水 6 小时；然后可进清流质饮食（奶类、豆浆因可加剧腹部胀气暂不推荐食用）；待肠道功能恢复、肛门排气后，开始由流质逐步过渡到半流质；患者排便后可进食营养丰富、易消化的普食。

5. 疼痛护理 注意观察患者疼痛的时间、部位、性质和规律，并给予相应的处理和护理。将患者安置于舒适体位，指导患者在咳嗽、翻身时用手按扶切口部位，减少对切口的张力性刺激。鼓励患者表达疼痛的感受，遵医嘱给予患者口服镇静、止痛类药物，必要时肌内注射哌替啶、吗啡等可有效控制切口疼痛。

6. 术后常见并发症及护理

（1）腹胀：一般情况下，肠蠕动于术后 12~24 小时开始恢复，此时可闻及肠鸣音。通常术后 48 小时恢复正常肠蠕动，一经排气，腹胀即可缓解。

1）发生原因：多因术中肠管受到激惹使肠蠕动减弱所致。

2）预防：术后 24~48 小时下床活动可改善胃肠功能，预防或减轻腹胀。

3）处理：如果术后 48 小时肠蠕动仍未恢复正常，在排除麻痹性肠梗阻、机械性肠梗阻的可能后，可采用足三里穴位按摩或新斯的明穴位注射、生理盐水低位灌肠、热敷下腹等措施刺激肠蠕动，缓解腹胀。

（2）尿潴留：妇科患者一般留置尿管 24~48 小时，拔除尿管后要协助患者排尿,以观察膀胱功能恢复情况。一般在拔管后 4~6 小时内可自解小便,注意评估第一次排尿的时间和尿量。

1)发生原因:不习惯床上排尿、术后留置尿管的机械性刺激;麻醉药物抑制排尿反射为主要原因。

2)预防:术前鼓励患者锻炼床上排尿,拔除尿管后协助患者坐起排尿;为患者创造一安静、隐蔽的环境,安慰患者,避免其精神紧张;拔除尿管前适当增加液体入量;采取定时夹闭尿管的方法进行膀胱功能训练。

3)处理:采取听流水声、下腹部按摩、外阴热敷等措施刺激排尿反射。

若上述措施无效应予导尿,一次导尿量不超过 1000ml,以免患者因腹压骤降发生虚脱。若潴留量超过 500ml 宜暂保留尿管,每 3~4 小时开放 1 次,逐渐恢复膀胱功能。

(3)下肢深静脉血栓形成

1)发生原因:下肢深静脉血栓形成的主要原因是静脉壁损伤、血流缓慢和血液高凝状态。而妇科手术患者多采用截石位后下肢静脉回流受阻,同时麻醉导致下肢肌肉松弛,周围静脉扩张,血流速度缓慢,加之组织破坏释放凝血活酶,激活外源性凝血途径后容易导致下肢深静脉血栓形成。

2)临床表现:患肢突然肿胀、局部沉重感或疼痛,软组织张力增高,活动后加重,抬高后减轻是常见症状。若血栓位于小腿肌肉静脉丛时,Homans 征(患肢伸直,足突然背屈时,小腿深部肌肉疼痛)和 Neuhof 征(压迫小腿后方,引起局部疼痛)阳性。严重者可能会出现股白肿或股青肿。静脉血栓一旦脱落,可随血流进入并堵塞肺动脉,引起肺动脉栓塞,危及生命。

3)预防:在患者手术过程中应正确安放体位;在患者自主活动恢复后采取双足主动伸屈运动,24 次 / 分,5 分钟 / 次;鼓励患者在床上进行下肢的主动活动,手术后 24~48 小时患者拔除尿管后即可根据体能状况下床,以促使小腿肌肉活动,增加下肢静脉回流。另外,术后使用加压弹力袜和间歇气压治疗(又称循环驱动治疗)可促进静脉回流,减轻淤血和水肿,是预防下肢深静脉血栓的重要措施。

4)处理:确诊为下肢深静脉血栓后,患肢要制动,不得按摩、热敷,急性期(发病后 14 天以内)抬高 20°~30°,膝关节微屈 15°,注意保暖;严密观察双下肢肤色、温度、肿胀程度和足背动脉搏动情况,定时测量双下肢同一平面的周长;遵医嘱进行抗凝、溶栓或手术取栓等治疗。严密观察患者有无咳嗽、胸痛、胸闷、呼吸困难、咯血等肺动脉栓塞的症状。

(4)手术切口感染:一般妇科手术切口为清洁封闭创口,能迅速愈合。切口感染的临床表现多为局部疼痛,有渗液,严重的会出现切口裂开。

1)发生原因:引起手术切口感染的原因较多,如患者原因(肥胖、营养不良、合并糖尿病或其他部位感染)、手术原因(手术环境、手术物品、无菌技术、手术操作、手术时间、出血量)、切口局部原因(术前备皮、术后换药、血肿处理)、抗生素合理应用等。

2)预防:围术期加强患者医院感染控制管理。

3)处理:可疑切口感染患者,及时进行切口分泌物细菌培养,根据药敏结果给予抗生素控制感染;局部外用药改善局部血液循环,散瘀消肿、加速感染局限化,促使肉芽生长;物理疗法改善局部血液循环,增加局部抵抗力,促进炎症吸收或局限化;手术治疗包括脓肿的切开引流等。

(四)健康指导

1. 指导患者避免术后 2 个月内提举重物或频繁蹲起,防止正在愈合的腹部肌肉用力,并应逐渐加强腹部肌肉的力量。

2. 指导患者避免从事会增加盆腔充血的活动,如久站、跳舞,因盆腔组织的愈合需要良好的血液循环。

3. 对行子宫切除手术的患者,指导其术后 2 个月内避免阴道冲洗和性生活,以免影响宫颈、阴道断端愈合,并引起感染。

二、宫腔镜手术护理常规

宫腔镜手术是应用膨宫介质扩张宫腔,通过插入宫腔的光导纤维窥镜进行子宫腔、宫颈管的观察、诊断及治疗的微创手术,具有创伤小、恢复快、诊断准确全面等优点。

(一)宫腔镜手术适应证和禁忌证

1. 宫腔镜手术适应证

(1)宫腔镜检查术

1)异常子宫出血。

2)可疑宫腔粘连及畸形。

3)超声检查有异常回声及占位病变。

4)节育器定位。

5)原因不明的不孕或复发性流产。

6)子宫造影异常。

(2)宫腔镜治疗术

1)子宫内膜息肉。

2)子宫黏膜下肌瘤及部分突向宫腔的肌壁间肌瘤。

3)宫腔粘连分离。

4)子宫内膜或中隔切除。

5)宫腔内异物取出,如嵌顿的节育器及流产残留物等。

2. 宫腔镜手术禁忌证

（1）绝对禁忌证

1）急性和亚急性生殖道感染。

2）心、肝、肾衰竭急性期及其他不能耐受手术者。

3）近 3 月内有子宫穿孔史或子宫手术史者。

（2）相对禁忌证

1）宫颈瘢痕，不能充分扩张者。

2）宫颈裂伤或松弛，灌注液大量外渗者。

（二）术前护理

1. 执行妇科经腹手术前护理常规。

2. 术前评估　对患者进行健康评估，同时评估患者有无手术禁忌证。

3. 心理护理　术前产生紧张心理多与不了解宫腔镜手术知识有关。责任护士应在术前同患者进行沟通，介绍手术程序，如宫腔镜手术方法，麻醉方法等，以减轻或消除患者顾虑，取得患者理解和配合。

4. 术前检查　除术前各项常规检查外，指导患者做好阴道分泌物、宫颈人乳头瘤状病毒（HPV）、宫颈管细胞学检查（如 TCT），排除患者宫颈病变；宫腔镜最佳手术时间为月经干净后 3~7 天，要合理安排术前检查，以免错过手术时间。

5. 阴道准备

（1）术前 3 天禁止性生活，手术前 1 天，根据患者情况进行阴道消毒。阴道炎患者治愈后方可手术。

（2）必要时需使用宫颈扩张棒或米索前列醇软化宫颈，以促进宫口松弛，便于手术。

6. 皮肤准备

（1）宫腔镜检查患者术前行外阴清洁即可，不必脱去外阴部毛发。

（2）宫腔镜治疗患者手术备皮范围为上至脐水平，下至大腿上 1/3，两侧至腋中线，外阴需要脱毛处理。

7. 饮食准备　指导患者术前禁食禁饮，具体要求同妇科经腹部手术要求，以防止麻醉后发生呕吐、误吸等并发症。

（三）术后护理

1. 执行麻醉护理常规和妇科经腹手术后护理常规。

2. 生命体征观察　观察患者有无心率减慢、血压升高后下降，呼吸困难、恶心、呕吐、烦躁不安等症状，若出现此类症状应高度怀疑过度水化综合征，及时通知医师。

3. 注意阴道流血情况　宫腔镜患者术后有少量阴道血水样分泌物，一般少于月经量,密切观察阴道流血的颜色、性质、量、时间,及时报告医师。指导患者保持外阴清洁干燥,及时更换会阴垫。

4. 引流管护理 宫腔镜检查术无需麻醉时不必留置尿管,术后应注意患者尿量及排尿时间等情况。

5. 饮食指导 无需麻醉的宫腔镜手术术后可正常饮食,避免辛辣刺激性食物。需要麻醉的宫腔镜手术术后 6 小时内禁食水,6 小时后根据患者情况酌情恢复正常饮食。

6. 术后活动 宫腔镜检查术可在门诊进行,术后卧床休息至少 30 分钟,观察无异常后方可离院。对宫腔镜治疗术患者鼓励其早期下床活动,促进血液循环。患者麻醉清醒后第一次下床活动时,嘱患者先在床上坐起后,再缓慢站起,无头晕眼花等不适后再进行缓慢床边活动。

7. 药物治疗 遵医嘱给予缩宫素、止血剂等。

(四)手术并发症的观察和护理

1. 子宫穿孔

(1)发生原因:严重的宫腔粘连、瘢痕子宫、子宫过度前倾或后屈、宫颈手术后、萎缩子宫、哺乳期子宫在进行宫腔镜操作时均易发生子宫穿孔。

(2)临床表现:术中或术后出现恶心、呕吐、剧烈腹痛、发热、腹膜刺激症状及阴道流血增多和血压下降等情况。

(3)处理:术中发现穿孔,应立即停止手术,做好经腹手术准备。若子宫穿孔小、患者生命体征平稳,可予保守治疗处理。

2. 过度水化综合征

(1)发生原因:使用葡萄糖溶液作为膨宫液,短时间内大量低渗液体吸收入血液循环,导致低钠血症。

(2)临床表现:患者首先表现为心率缓慢和血压升高,继而出现血压降低、恶心、呕吐、头痛、视物模糊、焦虑不安、精神紊乱和昏睡。

(3)预防:根据患者病情选择膨宫液,如使用双极电切或电凝选用生理盐水,合并糖尿病的患者使用 5% 甘露醇;术中配合医师控制宫腔总灌流量和压力,缩短手术时间。

(4)处理:吸氧、利尿、治疗低钠血症、纠正电解质紊乱和水中毒,防治肺水肿和脑水肿。当给予高渗氯化钠时注意预防静脉炎的发生。

3. 术中及术后出血

(1)发生原因:可因手术切割过深、宫缩不良或术中止血不彻底导致出血多。

(2)临床表现:经阴道流血可发生于术中,也可发生于手术后数日。

(3)处理:当患者出现出血过多时,应遵医嘱给予止血药、缩宫素等,注意观察患者的生命体征和意识情况以及出血的颜色、量、时间等。

4. 空气栓塞

（1）发生原因：宫腔创面开放的静脉暴露、外界空气的压力高于静脉的压力即可发生空气栓塞。

（2）临床表现：早期为心率减慢、胸骨后疼痛，继而出现呼吸困难和严重发绀，有濒死感。听诊心前区可闻及响亮的、持续的"水泡声"。

（3）预防：术中应加强巡视，及时更换液体，容器保持足够的灌流液，避免患者头低臀高位。

（4）处理：一旦发生空气栓塞应立即停止手术，左侧卧位并抬高右肩，加压给氧，遵医嘱静推地塞米松 5~10mg，给予解痉扩血管药、强心利尿剂，并注入大量生理盐水促进血液循环，长针穿刺右心室抽出气体，急救后转入高压氧仓复苏治疗。

（五）健康指导

1. 告知宫腔镜治疗术患者术后会出现少量阴道血性分泌物，术后 2~4 周会持续出现黄色阴道分泌物。如有阴道流血、异常分泌物时应及时报告医师。

2. 指导宫腔镜治疗术患者术后 1~2 月禁止性生活及盆浴。

三、腹腔镜手术护理常规

腹腔镜手术是将有冷光源照明的腹腔镜经腹壁插入腹腔，连接摄像系统，对密闭的盆、腹腔进行检查或治疗的内镜手术操作。

（一）腹腔镜适应证和禁忌证

1. 腹腔镜手术适应证

（1）腹腔镜检查术

1）子宫内膜异位症。

2）明确腹、盆腔肿块性质。

3）确定不明原因急、慢性腹痛和盆腔痛的原因。

4）明确或排除不孕的盆腔疾病。

5）计划生育并发症的诊断，如寻找或取出异位的宫内节育器等。

（2）腹腔镜治疗术

1）可经腹手术的妇科良、恶性肿瘤。

2）异位妊娠。

3）盆底功能障碍疾病。

4）生殖器官发育异常。

5）计划生育手术。

2. 腹腔镜手术禁忌证

（1）绝对禁忌证

1）严重心肺功能不全。

2）严重凝血功能障碍。

3）绞窄性肠梗阻。

4）大的腹壁疝或膈疝。

5）弥漫性腹膜炎。

（2）相对禁忌证

1）广泛盆腹腔内粘连。

2）盆腔肿块过大。

3）肌壁间子宫肌瘤体积较大（直径 ≥ 10cm）或数目较多（≥ 4 个），且要求保留子宫者。

4）晚期或广泛转移的妇科恶性肿瘤。

（二）术前护理

1. 同妇科经腹手术前护理常规。

2. 皮肤准备 严格脐孔的清洁。

（三）术后护理

1. 同妇科经腹手术后护理常规。

2. 密切观察生命体征变化，如有血压逐渐下降、脉搏细数、尿量减少、患者烦躁不安或诉说腰背疼痛、肛门坠胀，应考虑腹腔内出血，需及时通知医师进行检查。

（四）并发症的观察和处理

1. 血管和脏器损伤

（1）发生原因：妇科腹腔镜手术穿刺部位邻近腹膜后大血管，术中易发生血管损伤。

（2）处理：一旦发现应立即血管修补，必要时开腹止血。而且膀胱、输尿管及肠管与内生殖器官邻近，腹腔粘连严重的患者易发生脏器损伤，若出现此情况，及时开腹修补。

2. 与气腹相关的并发症 包括：皮下气肿、上腹部不适和肩痛等，严重的可有气胸和空气栓塞。

（1）发生原因：皮下气肿主要因腹膜外充气、手术中套管反复进出腹壁、气腹压力过高，CO_2 渗透至皮下而造成。上腹部不适和肩痛是因腹腔内残留气体刺激膈肌所致。

（2）临床表现：皮下气肿多发生于胸壁上及颈部，局部有捻发感，常见于肥胖的患者。

（3）处理：术中发生皮下气肿，要检查各穿刺孔是否存在腹腔气腹皮下泄漏并及时降低气腹压力,气肿处不需特殊处理;上腹部不适和肩痛也不需特殊处理多于术后数日内可自然消失。若发现气胸,立即停止手术,进行胸腔穿刺。

3. 高碳酸血症

(1)发生原因:术中气腹患者大量吸收 CO_2 易出现高碳酸血症,而且妇科腔镜手术采用头低足高的特殊体位。

(2)临床表现:心率加快、血压升高,严重的出现低氧血症、心律失常、颅内压升高。

(3)预防:术中有效维持气腹压力和流量,密切监测患者生命体征变化。

(4)处理:保持呼吸道通畅,保暖,给予氧气吸入等对症治疗。

4. 其他并发症 腹腔镜手术后也会出现腹胀、尿潴留、下肢静脉血栓形成、手术部位感染等并发症,其护理参照经腹手术后并发症的护理。

(五)健康指导

1. 术后病情平稳,体力耐受患者,可尽早下地活动以排除腹腔气体,行检查术患者术后 2~6 小时即可活动。

2. 告知患者出现肩痛及上腹部不适等症状是因腹腔内残留气体刺激膈肌所致,会逐渐缓解或消失。

四、会阴部及经阴道手术护理常规

会阴部手术是指女性外生殖器部位的手术。

(一)常见的手术种类

外阴癌根治术、外阴切除术、局部病灶切除术、前庭大腺切开引流术、处女膜切开术、阴道成型术、宫颈手术、子宫黏膜下肌瘤摘除术、阴式子宫切除术等。

(二)术前护理

1. 执行妇科经腹手术前护理常规。

2. 皮肤准备

(1)采用清洁和脱毛方法进行皮肤准备。

(2)皮肤准备区域:一般为上自脐水平线(或耻骨联合上 10cm),下至两大腿上 1/3 处及外阴部,两侧至腋中线,包括脐部。

3. 肠道准备 因为阴道与肛门位置接近,术后排便易污染手术视野,所以会阴部手术前应做好肠道准备。

(1)术前 3 日开始无渣半流饮食,若涉及肠道给予口服肠道抑菌剂。

(2)根据手术种类确定肠道清洁程度,一般术前 1 日晚及术晨进行清洁灌肠,直至排出物中无大便残渣。

4. 阴道准备　为防止术后感染,一般在术前 3 日开始行阴道灌洗或坐浴。常用液体为碘附、高锰酸钾、苯扎溴胺。

5. 健康指导

(1)向患者讲解会阴部手术常用的体位及术后维持相应体位的重要性,教会患者床上肢体锻炼的方法。

(2)部分大型的会阴部手术患者术后卧床时间较长,需提前练习床上使用便器。

(三)术后护理

1. 执行麻醉护理常规和妇科经腹手术后护理常规。

2. 体位　根据手术采取不同体位,向患者讲解会阴部手术常用的体位及术后维持相应体位的重要性。

(1)外阴癌外阴根治术后取平卧位,双腿外展屈膝,膝下垫软枕,以减少腹股沟及外阴部的张力。

(2)阴道前后壁修补或盆底修补术后应以平卧位为宜,禁止半卧位以降低外阴、阴道张力。

(3)阴道成型术及处女膜闭锁切开术后宜半卧位以利于经血的流出。

3. 切口的护理

(1)观察切口情况,注意有无渗血、红肿热痛等炎性反应。

(2)观察阴道分泌物的量、性质、颜色及有无异味。

(3)注意保持外阴清洁、干燥,及时更换内裤和会阴垫,排便后加强外阴清洁。

(4)对外阴部加压包扎的患者要观察局部皮肤的颜色、温湿度,注意有无皮肤或皮下组织坏死。

(5)阴道内填塞纱条压迫止血的患者要注意观察止血效果,取出时注意核对数目。

4. 尿管护理　部分大型会阴部手术术后留置尿管时间较长,如外阴癌根治术可达 7~10 日之久,要保持引流通畅,注意观察尿量和性质,预防留置尿管相关泌尿系感染的发生。同时在拔除尿管前 1~2 日,先行定时夹闭尿管,以训练膀胱功能,以防尿潴留的发生。

5. 肠道护理　会阴部手术后为防止排便对手术切口的污染,以及排便对切口的牵拉,应控制首次排便的时间。一般给予抑制肠蠕动的药物,如洛哌丁胺或鸦片酊等,待术后康复确定可以排便后,再给予缓泻剂口服以促进大便软化,防止排便困难。

(四)健康指导

1. 部分会阴部手术留置尿管时间长,指导患者活动时,注意保护导管,避免滑脱,同时集尿袋不可高于膀胱水平;注意保持引流通畅,避免导管受压、打折,不轻易打开导尿管与集尿袋接口。

2. 根据手术类型和范围大小,遵从医师指导休息 1~3 月不等,术后逐渐增加活动量,避免重体力劳动及增加腹压的动作。

3. 嘱患者保持外阴部清洁,根据手术类型和大小,术后禁止性生活和盆浴 1~3 月。

4. 注意观察阴道流血及分泌物情况,如有异常及时复诊。

5. 教会阴道成型术后患者更换阴道模型,复诊确定皮瓣成活后,方可进行性生活。

(刘 玉)

第四节　妇科出院护理常规

1. 责任护士根据出院医嘱预先通知患者及家属做好出院准备,告知出院流程及注意事项。

2. 护理人员停止住院医嘱,整理病历。

3. 责任护士在出院前对患者进行全面评估,根据病情及具体情况实施个体化的出院指导。

(1)嘱患者注意休息、适当运动、合理营养。

(2)根据所患疾病,进行相应健康指导。

(3)保持会阴清洁,根据疾病种类限制性生活,预防生殖系统感染发生。

(4)按期复查,重视妇女保健,定期进行妇女保健检查。

4. 责任护士对患者及家属进行出院后用药指导。

5. 为患者提供必要的帮助和支持,确保其安全离院。

6. 清理、消毒床单位,如死亡患者或传染性疾病患者出院,根据病情进行终末消毒处理。

7. 为出院患者提供延伸性护理服务,如通过电话、短信开展随访。

8. 做好护理文件的处理,将病历按出院顺序整理好,由病案室保存。

(尹雪梅)

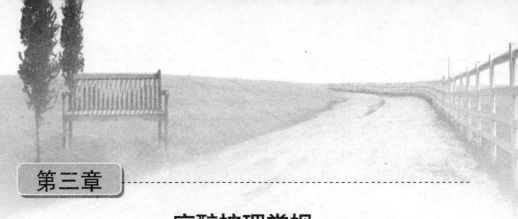

第三章

麻醉护理常规

第一节　全麻术护理常规

全身麻醉是麻醉药作用于中枢神经系统并抑制其功能,以使患者全身疼痛消失的麻醉方法。全身麻醉是目前临床麻醉最常用的方法,因麻醉药物对中枢神经的控制可控、可逆、也无时间限制,患者清醒后不留任何后遗症,且较局部和阻滞麻醉更舒适和安全,故适用于身体各部位手术。按麻醉药进入体内的途径不同分为吸入麻醉、静脉复合麻醉和基础麻醉。

一、麻醉前护理常规

1. 执行妇产科术前护理常规,评估患者一般情况、现病史及既往史,特别注意评估患者的麻醉史、药物过敏史、用药史、吸烟史、饮酒史等。评估患者心肺等重要器官功能及麻醉的安全性。

2. 完善术前肠道准备　术前6小时禁食固体食物及牛奶,术前2小时禁食水、清茶或无渣果汁等轻饮料,以保证胃排空,避免术中发生胃内容物反流、呕吐、误吸。术前需口服用药者,允许在术前1~2小时将药片研碎后服下并饮入0.25~0.5ml/kg清水,但缓控释制剂严禁研碎服用。

3. 术日核对患者一般信息,询问麻醉前用药的实施情况及禁食、禁水的执行情况,取下义齿、发夹等饰品;注意静脉输液管、尿管等管路的固定和维护。

4. 心理护理　向患者及家属介绍麻醉方法、术中可能出现的意外、急救准备情况,术中的不适感及麻醉后常见并发症的原因、临床表现和预防,护理措施及配合方法,针对其顾虑的问题作耐心解释。

二、麻醉后护理常规

1. 执行外科术后护理常规。

2. 妥善搬运、安置患者,根据医嘱持续心电监护、氧气吸入、连接各种管路,并妥善固定。

3. 保持呼吸道通畅,麻醉未清醒时取平卧位、头偏向一侧,密切监测患者的生命体征及意识状态。注意清洁口腔内分泌物、呕吐物,防治舌下坠。麻醉清醒后,根据手术部位和手术方式决定卧位,协助患者定时翻身拍背。

4. 根据患者术式,遵医嘱给予相应的饮食。密切观察有无恶心、呕吐、呛咳等不适。

5. 做好安全护理,患者发生躁动时,加床栏,防止患者坠床,同时积极寻找躁动原因。

6. 密切观察病情变化,并做好记录,发现异常及时报告医生。

7. 防止呼吸循环系统及手术部位出血等并发症。

(尹雪梅)

第二节　局部麻醉护理常规

局部麻醉,简称局麻,又称部位麻醉;麻醉药只作用于周围神经系统并使某些或某一神经阻滞;患者神志清醒,而身体某一部位的感觉神经传导功能被暂时阻断,但运动神经功能保持完好或同时有程度不等的被阻滞状态的麻醉方法。局麻根据麻醉药物作用部位不同分为:表面麻醉、局部浸润麻醉、区域阻滞、神经阻滞麻醉。

一、麻醉前护理常规

1. 评估患者一般情况,特别注意评估患者的麻醉史、药物过敏史、用药史、吸烟史、饮酒史等。评估患者心肺等重要器官功能及麻醉的安全性。

2. 评估患者局部麻醉穿刺处皮肤完整性及有无感染。

3. 备好抢救设备及药物。

4. 做好麻醉前的心理辅导及健康教育。缓解患者焦虑和恐惧。

二、麻醉后护理常规

1. 一般护理　局麻对机体影响较小,一般无需特殊护理。患者离开手术室或产房前应做好评估。

2. 评估患者穿刺处皮肤或黏膜有无明显出血,有无局麻药误入血管的不良反应(荨麻疹、喉头水肿、支气管痉挛、低血压和血管神经性水肿)情况,如有应立即停用局麻药,保持患者呼吸道通畅并予以吸氧。低血压者应适当补充血容量,紧急情况下可应用血管活性药物,同时应用皮质激素和抗组胺药物治疗。

3. 符合术式自主体位。

4. 嘱患者如有心慌、烦躁、明显头晕、恶心、呼吸困难、发声无力或不能咳嗽、手术部位出血等立刻到院就医。

5. 做好患者的心理护理。

(尹雪梅)

第三节　椎管内麻醉护理常规

椎管内麻醉是指将麻醉药注入椎管的蛛网膜下隙或硬脊膜外腔,脊神经根受到阻滞使该神经根支配的相应区域产生麻醉作用,统称为椎管内麻醉。根据注入位置不同,可分为蛛网膜下腔麻醉(又称脊麻或腰麻)、硬膜外阻滞、腰 - 硬联合麻醉、骶管阻滞麻醉。

一、麻醉前护理常规

1. 评估患者一般情况,特别注意评估患者的麻醉史、药物过敏史、用药史、吸烟史、饮酒史等。评估患者心肺等重要器官功能及麻醉的安全性。

2. 完善麻醉前准备,备好麻醉药物及物品,备好抢救物品。

3. 评估穿刺椎管处皮肤完整性及椎管间隙,椎管麻醉一般采取侧卧、蜷腿、勾头、弯腰位,对已存严重腰背疼痛患者、小儿及精神病患者不宜采用此方式。

4. 心理护理　做好详尽的解释工作,向患者介绍麻醉、手术过程和术后必要的配合,以及术后易出现尿潴留的原因,缓解其焦虑和恐惧程度。

5. 指导患者练习床上排尿、排便及术中所需特殊体位等训练。

二、麻醉后护理常规

1. 椎管内麻醉术后去枕平卧6小时,以免术后发生头痛,6小时后根据病情给予适当卧位。

2. 保持穿刺点敷料清洁干燥,如有明显渗血或出血,及时报告医师。

3. 心理护理　告知麻醉相关知识,缓解患者焦虑和恐惧。

4. 并发症的观察与护理

(1)硬膜外血肿:麻醉作用消失后观察双下肢温觉、触觉及运动功能是否正常,如双下肢不能活动,应考虑硬膜外血肿压迫脊髓的可能,及时报告医生。

(2)呼吸抑制:密切观察呼吸、血压和心率及面色的变化,有无呼吸抑制、低血压和心动过缓出现,如有应立即予以吸氧;一旦出现心脏骤停,立即进行心肺复苏术,必要时行气管插管、机械通气治疗。

(3)尿潴留:鼓励患者尽早自主排尿,避免尿潴留的发生。若出现尿潴留可热敷膀胱区或针刺足三里、三阴交、阳陵泉。若上述措施无效,予以留置尿管。

(4)头痛:如头痛者嘱其平卧,并予针刺合谷、内关穴。

(5)恶心、呕吐:及时清理呼吸道呕吐物,必要时药物治疗。

(6)低血压:可根据医嘱快速输液,补充血容量。

(7)神经损伤:最常见是脊神经根损伤。如出现感觉障碍,可对症处理。

（尹雪梅）

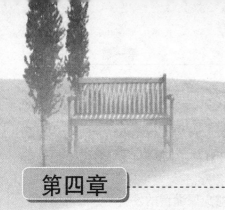

第四章

常见症状护理常规

第一节　阴 道 流 血

阴道流血是妇科常见症状之一,也是最为常见的主诉之一。女性生殖道任何部位,包括阴道、宫颈、宫体及输卵管均可能发生出血。虽然绝大多数出血来源自宫体,但不论其源自何处,除正常月经外,均称为"阴道流血"。引起的原因多与卵巢内分泌功能失调、妊娠有关的子宫出血、生殖器炎症、生殖器肿瘤或损伤、外源性性激素的应用有关,也可能为全身疾病如血小板减少性紫癜、白血病等有关。临床表现有:经量增多、周期不规律的阴道流血、接触性出血、经间出血、间歇性阴道排出血性液体、外伤后阴道流血等。

一、一般护理

执行妇科一般护理常规。

二、护理评估

1. 询问患者的月经史及病史,明确是否存在周期规律,了解患者心理状况,区分阴道流血的类型。

2. 观察患者的精神和营养状态,有无肥胖、贫血貌、出血点、紫癜、黄疸和其他病态。

3. 评估患者的眼睑、口唇及指甲,了解有无贫血及其程度。

三、护理措施

(一)与卵巢内分泌功能失调相关的阴道流血

1. **补充营养**　患者体质往往较差,应加强营养,改善全身情况,可补充铁剂、维生素 C 和蛋白质。指导进食含铁较多的食物,如猪肝、豆角、蛋黄、胡萝

44

卜、葡萄干等。

2. 维持正常血容量　观察并记录患者的生命体征、出入量，嘱患者保留出血期间更换的会阴垫及内裤，以便准确估测出血量。出血量较多者，督促其卧床休息，避免过度疲劳和剧烈活动。贫血严重者，遵医嘱做好配血、输血、止血措施，执行治疗方案维持患者正常血容量。

3. 预防感染　严密观察与感染有关的征象，如体温、脉搏、子宫体压痛等，检测白细胞计数和分类，同时做好会阴部护理，保持局部清洁。如有感染征象，遵医嘱进行抗生素治疗。

4. 合理使用性激素

（1）按时、按量正确服用性激素，保持药物在血中的稳定水平，不得随意停服和漏服。

（2）指导患者在治疗期间如出现不规则阴道流血应及时就诊。

（二）与妊娠有关的阴道流血

1. 辨别流血与妊娠和分娩的关系，严密观察患者生命体征、阴道流血的颜色及量、观察有无腹痛、腹坠等伴随症状，积极查找流血原因。

2. 与先兆流产相关的阴道流血，要指导患者卧床休息，严禁性生活，提供营养支持，保持情绪稳定，遵医嘱给予激素类药物。

3. 确诊为难免流产或不全流产时，则应配合医师行刮宫术排出胚胎及胎盘组织。

4. 对异位妊娠的患者，首先明确有无腹腔内出血，根据病情轻重，配合医师完成开腹或腹腔镜手术治疗。对一般情况好、无活动性腹腔内出血的患者，可采用药物治疗，此过程中需严密监测患者生命体征、血 β-HCG 和超声。

5. 妊娠期阴道流血患者要排查是否有前置胎盘、胎盘早剥等疾病。

6. 产后出血多者，应查找原因，积极处理。详见第五章第十四节产后出血。

（三）继发贫血

1. 病情观察　密切注意观察生命体征、血常规和阴道流血情况，有无心悸、气促、活动后明显加重等症状。

2. 休息与运动　贫血患者机体组织缺氧，根据贫血程度、病情发展及基础病等，指导患者合理休息运动，预防跌倒坠床等不良事件。轻度贫血者（Hb90~110g/L），无需限制，避免劳累；中度贫血者（Hb60~90g/L），增加卧床休息时间，鼓励生活自理，活动量应以不增加症状为度。重度贫血者（Hb31~60g/L）多伴有贫血性心脏病，取舒适卧位（如半坐位）休息。

3. 用药护理　口服铁剂治疗时，主要不良反应为胃肠道刺激症状，如恶心、胃部烧灼反应、胃肠痉挛及腹泻等，应餐中或饭后服用，此外治疗期间应注意饮食结构,鱼、肉、维生素 C 可加强铁的吸收,同时避免与牛奶、茶、咖啡同服,避免抑制铁的吸收。口服铁剂期间大便颜色呈黑色,应做好解释。注射铁剂应做好急救准备以防过敏性休克。

四、健 康 指 导

1. 出血期间禁止盆浴和性生活。
2. 保持外阴清洁,预防感染。
3. 嘱咐患者注意休息,根据自身恢复情况增加活动量,加强营养。
4. 出院后如阴道流血量增多应及时就诊。

(耿志洁)

第二节 白 带 异 常

白带是由阴道黏膜渗出液、宫颈管及子宫内膜腺体分泌液等混合而成,其形成与雌激素作用有关。正常白带呈白色稀糊状或蛋清样,黏稠、量少、无腥臭味,pH ≤ 4.5,称为生理性白带。当白带的色、质、量等方面发生异常改变时,即为白带异常,也可称作病理性白带。白带异常是女性生殖系统炎症、肿瘤的主要临床症状之一,且不同的疾病会引起不同的白带异常表现。

一、一 般 护 理

执行妇科一般护理常规。

二、护 理 评 估

1. 询问月经史、婚育史、既往史、家族史。
2. 评估患者的症状体征,了解阴道分泌物的性质、异常白带出现的时间和持续时间。
3. 评估有无外阴烧灼感、性交痛,了解性伴侣有无性传播疾病。
4. 评估患者心理状况。

三、护 理 措 施

(一)与炎症有关的白带异常

1. 注意个人卫生,保持外阴清洁干燥,避免搔抓外阴部。勤换内衣,内裤和洗涤用物煮沸消毒 5~10 分钟,治疗期间慎重无保护性生活。
2. 取送检分泌物前不做双合诊,窥器不涂润滑剂,检查前 24~48 小时禁止性交、阴道灌洗或局部用药,分泌物取出后及时送检并注意保暖。

3. 指导患者遵医嘱正确用药,注意观察疗效和不良反应。

4. 萎缩性阴道炎者可局部或全身给予补充雌激素以增加阴道抵抗力。

(二)与肿瘤有关的白带异常

执行妇科一般护理常规和手术前后护理常规。

四、健　康　指　导

1. 加强健康宣教,保持外阴清洁干燥,禁止使用刺激性药物或肥皂擦洗,穿纯棉内裤,不穿化纤内裤和紧身衣。

2. 指导患者清洁会阴的正确方法,即遵循由上向下,从尿道到阴道,最后肛门的原则。经期避免性交,避免过度劳累,适当增加体育锻炼,增强免疫力。

3. 指导患者坚持用药,教会患者阴道上药方法。阴道用药者应在晚上睡前,洗手后戴手套放置。

4. 积极治疗原发病,避免辛辣刺激性食物,禁酒。

5. 妊娠期白带异常要查找原因,积极治疗,以避免感染导致的胎膜早破、绒毛膜羊膜炎引发不良妊娠结局。

6. 注意环境卫生,滴虫患者、带虫者禁止进入公共浴池,避免共用浴盆、浴巾等。

7. 主要经性行为传播的滴虫感染,性伴侣要同时进行治疗。

（韩艳霞）

第三节　下　腹　痛

下腹痛为妇女常见的症状之一。多由于妇女生殖器官疾病所引起,也可为功能性疼痛。其原因与脏器破损和肿瘤蒂扭转、炎症、子宫肌瘤红色变性等有关。但下腹痛来自内生殖器以外的疾病并不少见,应注意鉴别。

一、一　般　护　理

执行妇科一般护理常规。

二、护　理　评　估

1. 询问病史及此次疾病治疗的经过和效果。

2. 评估患者的症状和体征。

3. 评估患者的心理状况。

4. 评估患者发生腹痛的时间、部位、性质、程度及范围,了解全身情况有无乏力、高热等伴随症状。

47

三、护 理 措 施

(一)与炎症有关的下腹痛

1. 注意个人卫生,保持外阴清洁、干燥。

2. 对盆腔炎症性疾病患者指导其卧床休息,取半卧位以利于脓肿积聚于子宫直肠陷凹,使炎症局限或便于引流。

3. 加强营养,增强体质,提高机体抵抗力。少食多餐,多饮水。

4. 注意观察患者的生命体征,盆腔脓肿行阴道或腹腔引流者,应注意脓肿的量及性状。如有发热等异常情况,及时报告医师进行处理。

5. 按时给予抗生素,以维持药物在体内的适当浓度而保证疗效。观察药物作用及副作用。

6. 指导患者坚持治疗,避免因治疗不彻底迁延成慢性盆腔炎。

(二)与器官破损、肿瘤蒂扭转有关的下腹痛

根据手术类型,执行妇科手术前后护理常规。

(三)周期性的慢性下腹痛

1. 根据发生的时间,鉴别疼痛原因。如每次行经前后或月经期下腹部疼痛,经净数日后疼痛消失,多因子宫腺肌病、子宫内膜异位症、宫颈狭窄所致,也可因子宫内膜前列腺素浓度增高所致(原发性痛经)。月经间期下腹一侧疼痛,持续 3~4 天,多伴有阴道少量流血,多为排卵期疼痛。人工流产或刮宫术后慢性疼痛多为宫颈或宫腔部分粘连,经血倒流入腹腔刺激腹膜所致。

2. 根据疾病种类给予相应护理。

四、健 康 指 导

(一)与炎症有关的下腹痛

1. 指导妇女穿棉质内裤,以减少局部刺激。注意经期、妊娠期、分娩期、产褥期的卫生。

2. 指导性生活卫生,减少性传播疾病,经期禁止性交。

(二)痛经

1. 避免精神刺激、过度疲劳,注意合理休息和充足睡眠,加强营养、放松心情。

2. 腹部局部热敷和进食热的饮料可缓解疼痛。

(耿志洁)

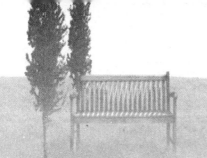

第二篇 各论

第五章

产科疾病护理常规

第一节 先兆流产护理常规

先兆流产指妊娠 28 周前先出现少量阴道流血,常为暗红色或血性白带,无妊娠物排出,随后出现阵发性下腹痛或腰背痛。妇科检查宫颈口未开,胎膜未破,子宫大小与停经周数相符。经休息及治疗后症状消失,可继续妊娠。

先兆流产是自然流产发展的早期阶段,如继续发展,孕妇宫颈口出现扩张,即为难免流产。当部分或全部妊娠物排出宫腔,则为不全流产或完全流产。按照发生时间,流产发生在妊娠 12 周前,称为早期流产;发生在妊娠 12 周或之后者,称为晚期流产。

导致先兆流产的原因有母体原因、胚胎原因、父亲和环境等其他原因。宫颈功能不全,是晚期流产的母体原因之一。宫颈功能不全亦称子宫颈内口闭锁不全、子宫颈口松弛症。宫颈功能不全患者的宫颈含纤维组织、弹性纤维及平滑肌等均较少,或由于宫颈内口纤维组织断裂、峡部括约肌能力降低,使宫颈呈病理性扩张和松弛。子宫颈功能不全的表现主要是不明原因的晚期流产、重复性流产或早产。处理原则为手术治疗,一般选择在 12~18 周之间。

先兆流产的处理原则为卧床休息,减少刺激;及时了解胚胎发育情况,避免盲目保胎;胚胎发育正常,应针对原因积极保胎。

一、一 般 护 理

1. 执行产科入院护理常规。
2. 心理护理 根据患者不同的心理状态给予鼓励、安慰和帮助。做好患者和家属的思想工作,使患者的情绪得到稳定。
3. 保持病房安静,环境舒适,室内温湿度适宜。

4. 嘱患者卧床休息,禁止性生活、灌肠等,以减少各种刺激。提供适当的生活护理,一般阴道出血停止后3~4天可适当下床活动。

5. 饮食指导 根据自身特点合理饮食,保持良好的饮食习惯。饮食以清淡、富有营养、易消化为主。

二、保胎期间护理

1. 向患者说明保胎治疗的目的、意义,使患者积极配合治疗。

2. 遵医嘱给予药物治疗,并观察疗效和不良反应。黄体功能不足者,多给予黄体酮等孕激素;绒毛膜促性腺激素可促进孕酮的合成,维持黄体功能;维生素E为抗氧化剂,有利于孕卵发育。

3. 严密观察患者腹痛的性质、部位、阴道出血情况,注意有无妊娠组织物的排出。患者腹痛、阴道出血加重或胚胎组织物排出应及时通知医师,予以相应的检查及治疗,排出物送病理检查。

4. 保持外阴清洁,遵医嘱给予预防感染治疗。监测体温、血象,体温高于38℃提示有感染可能。发现感染征象及时报告,按医嘱给予抗生素治疗,做好药物疗效和副作用的观察及处理配合。

5. B超显示胚胎发育不良,HCG持续不升或下降表明流产不可避免,应终止妊娠行清宫术者,遵医嘱做术前准备。

三、宫颈功能不全的护理

1. 手术治疗患者,执行阴道手术护理常规。
2. 手术前后根据妊娠周数监测胎心、胎动变化。
3. 术后根据医嘱给予激素及宫缩抑制剂。
4. 术后禁止性生活,定期随访,密切注意子宫收缩情况,已临产者立即拆除缝线。

四、健 康 指 导

1. 正确指导患者休息及下床活动。如阴道出血,尽量卧床休息,不必过度紧张。当阴道出血停止或腹痛消失3~4天后,即可下床活动,但活动量不宜过大,以不感到劳累为宜。

2. 指导良好的生活习惯,禁止性生活,避免不必要的妇科检查。

3. 保持外阴清洁,勤换内裤及护垫,并做好消毒工作。

4. 指导患者如出现组织物排出、出血量增加或腹痛加剧等情况,应携带排出组织物立即去医院就诊。

(叶　朝)

第二节 异位妊娠护理常规

受精卵在子宫体腔以外着床时,称异位妊娠,习称宫外孕。异位妊娠依受精卵在子宫腔外种植部位的不同,可分为输卵管妊娠、卵巢妊娠、腹腔妊娠、阔韧带妊娠、宫颈及子宫残角妊娠等,其中以输卵管妊娠最为常见,占异位妊娠的95%左右。异位妊娠是妇产科常见的急腹症,发病率约2%,是孕产妇的死亡原因之一。近年来,由于对异位妊娠的更早诊断和处理,患者的存活率和生育保留能力明显提高。异位妊娠临床表现为停经、腹痛、不规则阴道流血、昏厥及休克。异位妊娠的治疗包括期待疗法、药物疗法和手术治疗。可以通过B超、血β-HCG测定及腹腔镜诊断,而早期诊断给保守治疗创造了条件。目前以甲氨蝶呤(MTX)为主的药物治疗和腹腔镜微创技术为治疗异位妊娠的主流。

一、术 前 护 理

1. 执行妇科入院护理常规及妇科手术前护理常规。

2. 病情观察 监测患者的生命体征及病情变化,观察皮肤颜色、温度,估计腹腔内出血的量,判断是否出现失血性休克,了解疼痛的程度、性质和位置。

3. 急性出血的护理

(1)孕妇应去枕平卧、吸氧、注意保暖,建立静脉通路。

(2)密切观察生命体征、面色、尿量等,有无失血性休克表现。

(3)观察腹痛程度、阴道出血量及性状。腹痛加剧、阴道出血量增多或有组织物排出体外,及时通知医师,同时遵医嘱进行血红蛋白、血型、血尿HCG等化验检查,并配血备用。

(4)协助医师体检及后穹隆穿刺,做好手术准备。若抽出暗红色不凝固血液,说明有腹腔内出血。后穹隆穿刺阴性不能排除输卵管妊娠。

(5)向患者及家属介绍手术的必要性和手术方式,消除患者的紧张恐惧心理,取得其积极配合。

(6)手术备皮范围上至剑突,下至大腿内侧上1/3处,两旁至腋中线,注意脐部的清洁(尤其腹腔镜手术)。

4. 异位妊娠保守治疗的护理

(1)绝对卧床休息,尽量少搬动患者,做好生活护理。嘱患者避免突然改变体位及增加腹压,防止异位妊娠破裂。

(2)严密观察患者病情变化,注意血压及腹痛程度,观察有无阴道出血及休克征象,如有腹痛加剧、肛门坠胀感及时通知医师,并做好抢救准备。如阴道有组织样物排出时应保留并送病理检验。

(3)正确留取血标本,以监测治疗效果。

(4)腹痛时禁用麻醉止痛剂,以免掩盖症状和误诊,禁止灌肠。

(5)补充营养增加抵抗力,增加铁的摄入。保持大便通畅。

(6)保持外阴清洁,及时更换消毒会阴垫,预防感染。

(7)观察患者的精神状况并给予心理护理,讲解相关知识、自我监护及自我护理的方法。

二、术 后 护 理

1. 执行妇科手术后护理常规。

2. 体位护理 全麻术后去枕平卧 6~8 小时以后协助患者翻身。无特殊情况时,次日晨可取半卧位。

3. 病情观察 术后 6 小时内严密监测患者生命体征并记录。术后 3 日遵医嘱测量体温,每日至少 4 次。观察腹部伤口有无渗血,如有异常及时通知医师。

4. 饮食护理 遵医嘱术后 6 小时内禁食,排气前给予流质免糖免奶,排气后给予流质、软食、普食。保持大便通畅。

5. 尿管护理 定时挤压管道,使之保持通畅。妥善固定,勿折叠、扭曲、压迫管道。及时倾倒尿液,保持有效负压。观察尿液的性状、颜色、量。遵医嘱术后 24 小时后拔除尿管,鼓励其自行排尿。

6. 伤口的护理 查看伤口敷料是否干燥,有无渗血渗液,若有异常及时通知医师。一般术后 4~6 小时出现伤口疼痛,指导患者进行深呼吸、分散注意力等技巧。必要时遵医嘱使用止痛药。

7. 并发症的观察与处理 潜在并发症如失血性休克、极度贫血及感染。处理:做好宣传教育工作,预防感染,纠正贫血,多饮水,注意个人卫生。

8. 健康指导

(1)指导患者定期复查 B 超,监测血 HCG,直至正常。

(2)注意避孕。下次妊娠时要及时就医,不宜轻易终止妊娠。

(3)指导患者养成良好的卫生习惯,保持会阴清洁和性生活卫生,避免发生生殖器官炎症。

(4)建议多摄取高蛋白、高纤维素食物,如瘦肉、蛋类和新鲜的水果、蔬菜等,以尽快恢复身体功能。

(叶 朝)

第三节　妊娠剧吐护理常规

孕妇妊娠 5~10 周恶心呕吐频繁，不能进食，排除其他疾病引发的呕吐，体重较妊娠前减轻 ≥ 5%，以致发生体液电解质失衡及新陈代谢障碍，需住院输液治疗者，称妊娠剧吐。发生率为 0.5%~2%。以支持治疗为主，纠正脱水及电解质紊乱。由于妊娠剧吐发生于妊娠早期，正值胎儿最易致畸的敏感时期，因而止吐药物的安全性备受关注，须根据个体临床症状循证用药，酌情应用止吐剂。需要监测呕吐、进食情况、精神状态、尿量、酮体、电解质、肝功能、心电图，酌情调整治疗剂量。严重呕吐并发酮症或出现严重并发症时需要住院治疗。

1. 执行妇科入院护理常规。

2. 病情观察　观察患者生命体征、全身营养状况及病情变化。严密观察病情变化，若发现孕妇呕吐物为胆汁，血性或咖啡色样，应通知医师。根据医嘱每日监测生命体征 2~3 次，每日观察孕妇的精神状态、皮肤弹性、巩膜颜色、尿量（每日尿量应在 1000ml 以上），准确记录液体出入量，发现异常及时通知医师。通过 B 超检查了解胎儿的发育情况。

3. 心理护理　反复发生孕吐的孕妇，会产生不同的压力及焦虑情绪，应关注其心理状态，关心、体贴孕妇，避免其情绪激动。使其了解妊娠呕吐是一种常见的生理现象，经过治疗和护理是可以缓解的，消除其不必要的思想顾虑，树立妊娠的信心，提高心理舒适度。

4. 生活护理　保持室内整洁、安静，避免异味、异物刺激，每日通风 2 次，每次 30 分钟。保证充足休息睡眠（7~8h/d），待病情稳定后鼓励孕妇下床活动，促进胃肠蠕动，增加食欲。注意口腔卫生，除早晚刷牙外要经常漱口。

5. 饮食护理　呕吐剧烈时遵医嘱先禁食 2~3 天，给予补液治疗，每日 2000~3000ml，待病情好转后少量进流食，给予清淡、易消化、适合口味、营养丰富的饮食，少量多餐。

6. 并发症的观察及处理

（1）呕吐严重，进食困难者应住院治疗，防止肝肾功能的损害。按医嘱进行尿酮体及生化检查，及时纠正脱水、酸中毒及低钾症等。

（2）频繁呕吐导致维生素 K 摄入不足，有时伴有纤维蛋白原及血浆蛋白减少，孕妇可有出血倾向，可以发生鼻出血等。

（3）如经治疗，仍持续呕吐，体温超过 38℃，黄疸加重，谵妄、昏睡，出现视网膜出血、多发性神经炎者，应考虑终止妊娠。

（4）Wernicke 脑病：为严重呕吐引起维生素 B_1 严重缺乏所致，一般在妊娠剧吐持续 3 周后发病。约 10% 的妊娠剧吐患者并发该病,主要特征为眼肌麻痹、躯干共济失调和遗忘性精神症状。治疗后死亡率仍为 10%,未治疗者的死亡率高达 50%。

7. 健康指导

(1)保持心情舒畅,有充分的休息和睡眠,进餐前有良好的口腔卫生。

(2)饮食宜清淡,易消化,少量多餐,禁食过甜、油炸及味道过浓食物。

(3)指导孕妇起床前,吃一些干食物(饼干),可吃一些咸的食物,或尝试一些冷饮如酸奶、清凉果汁等。

(4)指导孕妇掌握自测脉搏,如活动后脉搏＞100 次 / 分,应停止活动立即休息,活动后如有头晕,应立即蹲下或坐下以防摔伤。

(张 菁)

第四节 妊娠期高血压疾病护理常规

妊娠期高血压疾病是妊娠与血压升高并存的一组疾病,其主要病理生理变化是全身小动脉痉挛,内皮损伤及局部缺血,发生率 5%~12%。该组疾病可由多因素致病,常存在各种母体基础病理状况,也受妊娠期环境因素影响,可严重影响母婴健康,是孕产妇和围产儿死亡率升高的主要原因。包括妊娠期高血压、子痫前期、子痫以及慢性高血压并发子痫前期和慢性高血压合并妊娠。典型的患者表现为妊娠 20 周后出现高血压、水肿、蛋白尿。轻者可无症状或轻度头晕,血压轻度升高,伴水肿或轻度蛋白尿;重者头痛、眼花、恶心、呕吐、持续性右上腹痛等,血压升高明显,蛋白尿增多,水肿明显,甚至昏迷、抽搐。妊娠期间病情缓急不同,可呈现进展性变化,并可迅速恶化。基本治疗原则包括休息、镇静、解痉、有指征地降压、利尿、密切监测母胎情况,适时终止妊娠。

一、产 前 护 理

1. 执行产科入院护理常规及产前护理常规。

2. 活动与休息 提供安静环境,避免声光刺激,保证充足睡眠,左侧卧位,改善子宫胎盘的血液循环,必要时给予镇静治疗,可睡前口服地西泮 2.5~5mg。

3. 心理护理 帮助孕妇合理安排工作和生活,根据孕妇心理社会情况进行心理护理。

4. 营养支持 摄入足够的蛋白质、蔬菜、补充维生素、铁和钙剂,保证饮食均衡。不建议过度限制盐摄入,但不应超过每日建议摄入量 6g,全身水肿的孕妇要限制食盐摄入。

5. 病情观察

（1）腹部检查：每日需进行腹部检查，了解子宫局部是否有压痛、刺激性宫缩、宫底升高及胎心变化，记录任何腹部不适或触痛并立即报告医师，可提示胎盘早剥。

（2）血压监测：遵医嘱定时监测产妇血压，及时汇报异常情况，遵医嘱给予相应治疗。

（3）密切观察有无产兆，注意胎心变化，必要时行胎心监护及胎儿生物物理评分。

（4）密切观察病情变化，及早发现子痫先兆，如头昏、胸闷、眼花、恶心、呕吐等自觉症状，立即报告医师，做好急救准备。

（5）严格记录出入量，每周测体重2次，并评估水肿程度。

6. 做好抢救准备 警惕子痫及其他严重并发症的发生，并准备下列物品：呼叫器，置于孕妇随手可及之处；放好床栏，防止孕妇坠床、受伤；急救车、吸引器、压舌板、舌钳、开口器等，以备随时使用；急救药品包括硫酸镁、葡萄糖酸钙、甘露醇、硝酸甘油、酚妥拉明、硝普钠等。

7. 用药护理

（1）解痉药物：硫酸镁为目前治疗子痫前期和子痫的首选解痉药物，护士应明确硫酸镁的用药方法、毒性反应和注意事项。

1）用药方法：静脉给药结合肌内注射。

静脉用药：负荷剂量4~6g，溶于10%葡萄糖20ml静推（15~20分钟），或者5%葡萄糖100ml快速静滴，继而1~2g/h静滴维持。或者夜间睡眠前停用静脉给药，改用肌内注射，用法为25%硫酸镁20ml+2%利多卡因2ml臀部肌内注射。24小时硫酸镁总量为25~30g。

肌内注射：25%硫酸镁溶液20ml，臀部深部肌内注射，每日1~2次。但局部刺激性强，注射时应使用长针头行深部肌内注射，也可用25%硫酸镁20ml+2%利多卡因2ml深部臀肌内注射，以缓解疼痛刺激，注射后用无菌棉球或创可贴覆盖针孔，防止注射部位感染，必要时可行局部按揉或热敷，促进肌肉组织对药物的吸收。

2）毒性反应：硫酸镁过量会使呼吸和心肌收缩功能受到抑制，危及生命。中毒现象首先表现为膝反射减弱或消失，随着血镁浓度的增加可出现全身肌张力减弱及呼吸抑制，严重者心跳可突然停止。镁离子中毒时停用硫酸镁并静脉缓慢推注（5~10分钟）10%葡萄糖酸钙10ml。

3）硫酸镁使用过程中应当注意观察以下内容：①膝腱反射存在；②呼吸≥16次/分；③尿量≥25ml/h或≥600ml/d；④备有10%葡萄糖酸钙。合并肾功能不全、心肌病、重症肌无力等情况时,硫酸镁应慎用或减量使用。用药期间可同时监测血清镁离子浓度。此外,硫酸镁还有抑制宫缩的副反应。考虑对胎儿骨质的不良影响,建议产前用药不超过 5~7 天。

(2)镇静药物:适用于对硫酸镁有禁忌或疗效不明显时,但分娩时应慎用,以免药物通过胎盘影响胎儿。主要药物有地西泮和冬眠合剂。

(3)降压药物:遵医嘱严格给药时间、剂量、方法,密切观察血压变化。常用药物有拉贝洛尔、硝苯地平、硝普钠等。收缩压达到 160mmHg 或舒张压达到 110mmHg 的孕妇需要进行降压治疗。收缩压 ≥ 140mmHg 和(或)舒张压 ≥ 90mmHg 的高血压患者也可以应用降压药。对于无其他脏器损害者,收缩压应控制在 130~155mmHg,舒张压可控制在 80~105mmHg;而对于有其他脏器损害者如合并有糖尿病、肾脏疾病、肝脏、心脏或凝血功能障碍时,血压控制标准应降至更低水平,收缩压应降至 130~139mmHg,舒张压应降至 80~89mmHg。降压过程力求平稳下降,不可低于 130/80mmHg,以保证子宫胎盘血流灌注。

(4)利尿药物:仅用于全身性水肿、急性心力衰竭、肺水肿、脑水肿、血容量过高且伴有潜在肺水肿者。用药过程严密监测患者的水和电解质平衡情况以及药物的毒副反应。常用药物有呋塞米、甘露醇。

8. 子痫的护理

(1)协助医师控制抽搐。患者一旦发生抽搐,尽快控制。硫酸镁为首选药物,必要时可加镇静剂。当患者存在硫酸镁应用禁忌或硫酸镁治疗无效时,可用地西泮、苯巴比妥钠或冬眠合剂控制抽搐。

1)地西泮:具有较强的镇静、抗惊厥、肌肉松弛作用,对胎儿及新生儿的影响较小。用法:2.5~5mg 口服,3 次 / 日或睡前服用;10mg 肌内注射或静脉缓慢推入(＞ 2 分钟)可用于预防子痫发作。1 小时内用药超过 30mg 可能发生呼吸抑制,24 小时总量不超过 100mg。

2)苯巴比妥钠:具有较好的镇静、抗惊厥、控制抽搐作用,用于子痫发作时 0.1g 肌内注射,预防子痫发作时 30mg 口服,3 次 / 日。由于该药可致胎儿呼吸抑制,分娩前 6 小时慎用。

3)冬眠合剂:可广泛抑制神经系统,有助于解痉降压,控制子痫抽搐。冬眠合剂由哌替啶 100mg、氯丙嗪 50mg、异丙嗪 50mg 组成,通常以 1/3 或 1/2 量肌内注射,或加入 5% 葡萄糖 250ml 内静脉滴注。由于异丙嗪可使血压下降,导致肾及子宫胎盘血供减少,导致胎儿缺血、母儿肝脏损害,目前仅用于硫酸镁治疗效果不佳者。

(2)专人护理,防止受伤。子痫发生后,首先应保持呼吸道通畅,并立即给氧。用开口器或于上、下齿间放置缠好纱布的压舌板,防止咬伤唇舌。用舌钳固定舌头,防止舌后坠。患者取头低侧卧位,防止黏液吸入呼吸道或舌头阻塞呼吸道,也可避免发生低血压综合征。必要时使用吸引器吸出喉部黏液或呕吐物,以免窒息。患者昏迷或未清醒时,禁止给予一切饮食或口服药,防止误入呼吸道而致吸入性肺炎。使用床栏,防止坠床。抽搐时勿用力按压患者的肢体,已免发生骨折。

(3)减少刺激,以免诱发抽搐:患者置于单人间暗室,保持安静,一切治疗和护理活动动作轻柔且相对集中进行。

(4)病情观察及护理

1)心电监护密切监测血压、脉搏、呼吸及尿量的变化。

2)准确记录出入量,评估水肿程度。

3)及时进行必要的血、尿化验和特殊检查,及早发现脑血管意外、肺水肿、急性肾功能衰竭等并发症。

(5)为终止妊娠做好准备:终止妊娠是彻底治疗妊娠期高血压疾病的重要手段。其指征包括:①妊娠期高血压、轻度子痫前期的孕妇可期待至足月。②重度子痫前期孕妇:妊娠< 26 周经治疗病情不稳定者建议终止妊娠;妊娠 26~28 周根据母胎情况决定是否期待治疗;妊娠 28~34 周,病情不稳定,经积极治疗 24~48 小时病情仍加重,促胎肺成熟后终止妊娠;妊娠 ≥ 34 周者,胎儿成熟后可考虑终止妊娠;妊娠 37 周后的重度子痫前期应终止妊娠。③子痫控制 2 小时后可考虑终止妊娠。终止妊娠的方式,根据具体情况选择剖宫产或阴道分娩。

9. 心理护理　①在治疗及护理过程中,耐心倾听孕妇的诉说,表达理解、同情孕妇的感受;对孕妇及其家属进行适当的安慰;②告知孕妇相关的信息,并向其说明治疗过程及所采取的治疗方案,如采用何种药物治疗,目前血压是否稳定,检查检验结果是否正常等,以缓解其焦虑心理,使其对病情变化有所了解,以增加孕妇的安全感。

10. 预防子痫前期严重并发症　①将孕妇安排于安静、光线较暗的病室,避免因外部刺激诱发抽搐;②增加卧床休息,延长睡眠时间,保证充足睡眠,侧卧位,可协助孕妇进行适当的活动;③指导孕妇摄取足量碳水化合物、高蛋白、低脂肪、避免高钠盐饮食,适量补充多种维生素以及适量补钙,不建议过度限制盐摄入;④向孕妇及家属解释病情,以引起重视,并将疾病发展变化时可能出现的症状、体征告知孕妇,便于孕妇能及时发现并及时向医护反映病情;⑤告知孕妇坚持计数胎动,以判断胎儿宫内的情况;⑥临产前后应注意子宫张力变化,了解子宫局部是否有压痛、刺激性宫缩、宫底升高及胎心变化,出现以上情况时应警惕胎盘早剥等严重并发症,及时报告医师。

二、分娩时护理

1. 执行分娩期护理常规。

2. 在第一产程中,密切观察生命体征变化、胎心、子宫收缩情况以及有无自觉症状。在第二产程中,尽可能缩短产程,指导产妇避免屏气用力,初产妇可行会阴侧切术、胎头吸引术或产钳助产术。在第三产程中,必须预防产后出血,在胎儿娩出前肩后立即静推缩宫素,禁用麦角新碱,及时娩出胎盘并按摩宫底,观察血压变化,重视患者主诉。病情较重者于分娩开始即需开放静脉通道。在产房留观2小时,待病情稳定方可送回病房。

三、产褥期护理

1. 执行产后护理常规。

2. 心理护理 消除焦虑、孤独的情绪。

3. 活动与休息 保持病室安静,减少噪声,避免声光刺激,医护人员应动作轻柔,避免诱发抽搐的因素,保证患者足够的休息和睡眠。症状较重者卧床休息,在床上进行适当活动。

4. 病情观察

(1)产后仍需密切观察孕妇的自觉症状、血压、脉搏、尿量、子宫复旧及阴道出血情况,继续监测血压,产后48小时内应至少每4小时测量1次血压,产后24~48小时内仍应继续硫酸镁治疗。重视患者的主诉,注意有无头痛不适或视力模糊现象,预防子痫发生。

(2)观察子宫收缩及阴道出血情况,防止产后出血。

(3)及时处理宫缩痛、腹部伤口疼痛等,应警惕诱发子痫。

(4)如产后血压稳定,应鼓励产妇参与新生儿喂养及护理。

5. 准确记录出入量。

四、并发症及护理

1. 脑血管意外 妊娠高血压综合征并发脑血管疾病是妊娠高血压综合征患者死亡的主要原因。收缩压持续 ≥ 160mmHg,舒张压 ≥ 110mmHg 时积极降压以预防,注意有无头痛、视物模糊等症状。

2. HELLP综合征 重度妊娠高血压综合征除了有典型的高血压、水肿、蛋白尿外,部分患者还会并发溶血性贫血、肝酶升高和血小板减少。常见主诉为右上腹或上腹部疼痛、恶心、呕吐、全身不适等非特异性症状。处理原则:在按重度子痫前期治疗的基础上,其他治疗措施有:有指征的输注血小板;使用肾上腺皮质激素;适时终止妊娠。

3. 胎盘早期剥离 妊娠期高血压疾病常并发胎盘早剥,其病因是底蜕膜螺旋小动脉痉挛或硬化,引起远端毛细血管缺血坏死以致破裂出血,血液流至底蜕膜层形成水肿,导致胎盘自子宫壁剥离。典型症状为持续性腹痛,伴有阴道出血,严重时出现休克、弥散性血管内凝血,威胁母儿生命。处理原则:纠正休克,改善患者一般情况;严密观察病情变化,及时发现并发症;为终止妊娠做好准备。

五、健康指导

1. 加强孕期保健 定期产检,注意血压及尿蛋白变化情况,指导孕妇自我监测胎动。产前已有高血压孕妇需专科就诊,严格控制血压。动态监测血压,警惕部分孕妇可能遗留慢性高血压。指导孕妇在计划下一次妊娠时做好孕前检查及保健咨询,受孕后应到高危门诊就诊。

2. 注意营养均衡 饮食结构合理,避免过饱饮食以增加心脏负担。注意补充足量的维生素、钙、锌及铜等营养素。减少动物蛋白和过量盐的摄入,但不限制盐和液体的摄入。保持足够的休息和愉快心情,坚持侧卧位增加胎盘绒毛的血供。

3. 指导孕妇充分休息 可以听音乐放松心情,保证每天 8~10 小时的睡眠。分娩后根据自己状况适当增加运动,以恢复体力。

4. 就医指导 一旦发现胎动减少,体重增加过快,或有头晕、头疼、视物模糊、胸闷、憋气、上腹部不适、恶心呕吐、下腹疼痛、阴道出血或流液、尿量减少或尿色呈咖啡色或酱油样尿,或者已有血压升高等异常情况应立即就诊。

（李 星）

第五节 妊娠期糖尿病护理常规

妊娠合并糖尿病有两种情况,孕前糖尿病(pregestational diabetes mellitus,PGDM)和妊娠期糖尿病(gestational diabetes mellitus,GDM)。PGDM 可能在孕前已确诊或在妊娠期首次被诊断,临床上主要分为 1 型和 2 型 DM 合并妊娠,而 GDM 是指妊娠期发生的糖代谢异常。糖尿病孕妇中 90% 以上为 GDM,糖尿病合并妊娠者不足 10%。临床表现:妊娠期有三多(多饮、多食、多尿),或外阴阴道假丝酵母菌感染反复发作,但大多数妊娠期糖尿病患者无明显的临床表现。糖尿病造成白细胞多功能缺损易致感染,因糖利用不足易出现宫缩乏力、产程延长、产后出血;孕妇的高血糖易导致巨大胎儿。糖尿病孕妇常伴有严重血管病变和产科并发症,影响胎盘血供,易导致死胎;新生儿由于肺泡表面活性物质不足及反应性低血糖死亡率增高。主要治疗：定期检测血糖，饮食控制，胰岛素药物治疗，孕期母儿监护，适时终止妊娠，做好母婴护理。

一、产前护理

1. 执行产科入院护理常规及产前护理常规。

2. 饮食及运动指导　少量多餐、定时定量进餐对血糖控制非常重要。早、中、晚三餐的能量应控制在每日摄入总能量的 10%~15%、30%、30%，每次加餐的能量可以占 5%~10%，有助于防止餐前过度饥饿。妊娠晚期需要增加糖类的摄入，每日约 150~250g 之间。多食碳水化合物、水果、绿叶蔬菜、蛋白质（如海洋鱼类、禽蛋、乳类、豆制品）、钙（1200mg/d）、维生素 B、C、D、叶酸等。饮食疗法需和孕期运动相结合，每天 30~40 分钟的中等强度的运动对母儿无不良影响。

3. 病情观察及护理

（1）糖尿病合并妊娠者根据血糖水平增加产检频次；妊娠 32 周后每周一次直至住院待产。GDM 孕妇也可适当增加产检次数。

（2）超声检查：除常规在早孕和中孕进行超声检查外，还需在孕 30~32 周和足月进行超声检查，根据病情，尤其孕妇血糖控制不佳时，适当增加超声次数。

（3）血糖监测：测末梢微量血糖水平，可行小轮廓（空腹和三餐后 2 小时）或大轮廓（三餐前和三餐后 2 小时、夜间睡前），血糖极不稳定者可行 24 小时动态血糖检测仪进行监测；血糖的控制标准为空腹血糖 3.3~5.3mmol/L、餐后 2 小时血糖 4.4~6.7mmol/L。

（4）每 1~2 月测定一次糖化血红蛋白。

（5）妊娠早、中、晚期分别检测尿素氮、肌酐、尿酸等。

（6）尿酮体测定：尿酮体对酮症的监测有帮助。

（7）电子胎心监护：糖尿病合并妊娠者 32 周起可开始监护，GDM 血糖控制良好者 36 周开始监护。

（8）胎儿肺成熟度的评价：孕周不确定、孕期血糖水平控制不好者可行羊膜腔穿刺抽取羊水，测定胎儿肺成熟度。

4. 指导合理运动　运动方式以有氧运动最好，如散步、中速步行，每日至少一次，于餐后 1 小时进行，持续 20~40 分钟。运动期间出现腹痛、阴道流血或流水、憋气、头晕眼花、严重头痛、胸痛、肌无力等，立即停止运动，通知医师。

5. 心理护理　予以心理疏导，多方面帮助孕妇缓解或减轻焦虑及抑郁症状。

6. 用药指导

（1）糖尿病合并妊娠的孕妇应在合理饮食和运动的基础上，通过规律监测末梢微量血糖水平调整降糖药物的剂量。胰岛素是孕期最佳控糖药物，也可选用口服降糖药中的格列苯脲或二甲双胍，但口服降糖药目前尚未在我国获得妊娠期治疗 GDM 的注册适应证。

（2）若饮食运动治疗后不达标，或调整饮食后出现饥饿性酮症，增加热量摄入血糖又超标者，应及时加用降糖药物治疗。从小剂量开始，直至达到血糖控制目标。

（3）必要时遵医嘱给予促进胎儿肺成熟药物，并做好新生儿的抢救准备工作。

7. 健康指导

（1）向孕产妇提供血糖控制指导，包括饮食和运动方案。教会孕产妇血糖控制目标，血糖仪的正确使用，如何自我监测血糖。

（2）讲解妊娠合并糖尿病的危害，注意口腔及皮肤的清洁卫生，遵医嘱给予各种抗生素，预防感染。

（3）教会孕妇自我监测胎动情况，以及常见妊娠并发症的症状，及早发现母胎异常情况。

二、分娩期的护理

1. 执行分娩期护理常规。

2. 分娩前建立静脉通道，必要时给予补液。

3. 严格执行无菌操作，遵医嘱给予抗生素预防感染。

4. 密切观察产程进展，注意子宫收缩强度，尽量缩短产程。

5. 监测胎心率变化，观察羊水性质、量、色，预防胎儿宫内缺氧的发生。

6. 阴道分娩者需密切监测产程进展、胎心，鼓励进食。

7. 需停用所有皮下注射的胰岛素，每 1~2 小时监测一次末梢血糖水平，避免产程过长及高血糖或低血糖的发生。

8. 详细记录产程中饮食入量，预防酮症酸中毒的发生。

三、产褥期护理

1. 执行产后护理常规。

2. 病情观察及护理

（1）严密监测血糖变化，分娩后 24 小时内的胰岛素用量应减至原用量的 1/2~1/3，或根据监测血糖的情况调整胰岛素用量。

（2）注意观察会阴情况、恶露的量和性状，每天擦洗会阴 2 次以保证会阴清洁。

（3）观察子宫收缩及阴道出血量，观察会阴切口或腹部手术切口愈合情况，如有异常立即通知医师。

3. 指导糖尿病饮食。

4. 并发症预防及护理

（1）预防产褥感染，糖尿病患者抵抗力下降，易合并感染。严格执行无菌操作，注意观察感染迹象，监测生命体征及白细胞变化。

（2）保持皮肤干燥，注意口腔、皮肤、会阴等易感部位的卫生。

（3）保持病室环境清洁，保持室内适宜的温度和湿度，减少感染机会。

（4）遵医嘱给予抗生素预防感染。

5. 鼓励糖尿病产妇实施母乳喂养，重症者不宜哺乳，应及时给予退乳并指导人工喂养。

6. 新生儿护理

（1）新生儿血糖监测：分娩后第一天要监测 7 次血糖，即产后 30 分钟、1 小时、2 小时、4 小时、8 小时、16 小时、24 小时，早期发现低血糖并及时处理。密切观察新生儿生命体征、肤色、脐部情况。

（2）提早喂糖水[5~10ml/（kg·h）]、喂奶，动态监测血糖变化以便及时发现低血糖，必要时 10% 的葡萄糖[3~5ml/（kg·h）]缓慢静脉滴注。

（3）注意保暖，密切注意新生儿呼吸窘迫综合征的发生。

7. 健康指导

（1）做好出院宣教，指导产妇休息，禁止性生活 2 个月，做好避孕措施。

（2）产后 42 天进行母婴健康检查。

（3）保持良好的生活、饮食习惯及心理状态，适当运动体育锻炼。

（4）重视远期随访，产后 6~12 周重复 75gOGTT 或查空腹及餐后血糖。产后正常也需要每 3 年复查血糖 1 次，以减少或推迟患有 GDM 者发展为 2 型糖尿病。

（张清梅）

第六节 前置胎盘护理常规

正常妊娠时胎盘附着于子宫体部的前壁、后壁或侧壁。妊娠 28 周后，若胎盘附着于子宫下段、下缘达到或覆盖宫颈内口，位置低于胎儿先露部，称为前置胎盘。前置胎盘是妊娠晚期严重并发症之一，也是妊娠晚期阴道流血最常见的原因。其发病率国外报道 0.5%，国内报道 0.24%~1.57%。典型症状为妊娠晚期或临产时，发生无诱因、无痛性反复阴道流血。前置胎盘的处理原则为抑制宫缩、减少出血、纠正贫血和预防感染。根据阴道流血量、有无休克、妊娠周数、产次、胎儿是否存活、胎位、是否临产及前置胎盘类型等进行综合分析。前置胎盘期待疗法的原则是在确保母儿安全的前提下，延长孕周，提高新生儿生存率，降低围生儿病死率。

一、需立即终止妊娠患者的护理

1. 执行产科入院护理常规及产前护理常规。

2. 开放两条以上静脉通路，遵医嘱合血、吸氧，做好术前准备，密切监测胎心变化。通知儿科医师做好新生儿抢救准备。

3. 阴道大出血时，立即将患者置平卧位，评估患者病情，描计宫底高度，了解子宫有无张力，准确评估并记录出血量，安放心电监护，密切观察生命体征的变化，及时通知医师采取抢救措施。

4. 阴道分娩 阴道分娩是利用胎先露部压迫胎盘达到止血目的，此法仅适用于边缘性前置胎盘、枕先露、阴道出血不多、无头盆不称和胎位异常，估计短时间内能结束分娩者。

5. 择期剖宫产，为目前处理前置胎盘的首选。对于无症状的前置胎盘合并胎盘植入者可于妊娠 36 周后终止妊娠。无症状的完全性前置胎盘妊娠达 37 周，可考虑终止妊娠；边缘性前置胎盘满 38 周可考虑终止妊娠；部分性前置胎盘应根据胎盘遮盖宫颈内口情况适时终止妊娠。出现大出血甚至休克，为挽救孕妇生命，无论孕周大小，应果断终止妊娠。

二、接受期待疗法患者的护理

1. 保证休息，减少刺激
（1）绝对卧床，以左侧卧位为佳。
（2）遵医嘱氧气吸入 2~3 次 / 日，每次 30~60 分钟，以提高胎儿血氧供应。
（3）腹部检查动作轻柔，禁止阴道检查和肛查。

2. 纠正贫血
（1）遵医嘱应用药物治疗，维持血红蛋白含量在 ≥ 100g/L，增加母体储备，改善胎儿宫内缺氧情况。
（2）加强饮食指导，指导患者多食高蛋白以及含铁丰富的饮食，如动物肝脏、绿叶蔬菜以及豆类等。
（3）保持大便通畅，减少出血机会。

3. 定时监测生命体征，及时发现病情变化
（1）严密观察生命体征，评估有无宫缩、阴道出血的量、色、出血时间及一般状况，并做好记录。

（2）监测胎儿宫内情况，遵医嘱多普勒胎心、进行胎心监护检查，发现异常及时通知医师。

（3）遵医嘱完成实验室检查项目，并交叉配血备用。

4. 预防感染

（1）保持病室环境安静、整洁，定期开窗通风，减少家属探视。

（2）保持外阴清洁，及时更换会阴垫，防止上行感染。

5. 预防产后出血

（1）患者生产后，严密监测生命体征及阴道出血的情况，发现异常及时通知医师，并积极配合医师采取相关措施，防止和减少产后出血的发生。

（2）手术分娩结束后，执行剖宫产术后护理常规。

（3）如患者宫腔填塞纱条时，在取出宫腔纱条前开通静脉，准备宫缩剂遵医嘱应用，同时安放心电监护监测生命体征，严密观察子宫收缩和阴道出血情况，出现异常，积极配合抢救。

（4）如患者行介入手术，执行产科术后护理常规。

6. 心理护理　加强与孕妇及家属的沟通，给予精神安慰。讲解本病的发病规律，解答相关问题，使孕妇及家属获得所需要的知识和信息，消除顾虑，积极主动地配合治疗和护理。鼓励家属给予孕妇情感支持。

7. 健康指导

（1）指导患者卧床休息，左侧卧位。

（2）讲解相关疾病知识。

（3）指导患者自我监护，包括自数胎动以及发现阴道出血等异常及时告知医护人员。

（林　怡）

第七节　胎盘早剥护理常规

胎盘早剥是指正常位置的胎盘于妊娠20周后或分娩期，在胎儿娩出前部分或全部从子宫壁剥离，是妊娠晚期严重并发症，具有起病急、进展快的特点。若处理不及时，可危及母婴生命。胎盘早剥发病率国外报道为1%～2%，国内为0.46%～2.10%。病因尚不完全清楚，可能与母体高血压及血管病变、宫腔内压力骤减、子宫静脉压突然升高、外伤、脐带过短等因素有关。其主要病理改变为底蜕膜出血并形成血肿，使胎盘从附着处分离，分为显性剥离、隐性剥离及混合性剥离三种类型。临床表现为阴道出血、腹部压痛、子宫呈板样收缩、胎动减少或消失、胎心率异常或消失等，根据病情严重程度，可分为Ⅰ度、Ⅱ度、Ⅲ度。处理原则为纠正休克，控制DIC，及时终止妊娠，迅速补充血容量是纠正失血性休克的关键,及时根据病情采取剖宫产或经阴道分娩终止妊娠。积极处理并发症,如产后出血、急性肾功能衰竭、弥漫性血管内凝血、子宫胎盘卒中等。

一、术 前 护 理

1. 执行产科入院护理常规及产前护理常规。

2. 嘱患者绝对卧床休息,立即放置监护仪,严密监测生命体征,将抢救物品床前备好。严密监测胎心、胎动、子宫收缩强度、宫底高度、有无宫体压痛、腹围增大,有无剧烈腹痛及阴道流血情况。如出现腹痛剧烈、子宫硬如板状、宫缩无间歇、宫底上升、腹围增大、胎心音胎位不清,提示隐性出血,病情严重,应配合医师紧急处理。迅速建立有效双静脉通道,遵医嘱完善相关化验检查及交叉配血,持续吸氧。禁止灌肠,慎行阴道检查;嘱患者禁食水,以便随时行剖宫产手术。

3. 对处于休克状态的危重患者,应立即予以面罩吸氧,积极开放静脉通路,快速补充血容量。以输注红细胞和血浆为主,使血细胞比容达 0.30 或稍高,尿量 > 30ml/h。

4. 做好用药护理,慎用缩宫素,观察用药后的作用及副作用,观察输血后的反应。

5. 严密观察患者病情变化,及时发现并发症,当患者出现皮下黏膜或注射部位出血,阴道出血不凝等凝血功能障碍,或尿少甚至无尿及急性肾衰等症状时,及时通知医师,配合医师进行抢救。

6. Ⅰ度患者,一般情况较好,病情较轻以显性出血为主,宫颈口已开大,估计短时间内能结束分娩者,可选择经阴道分娩。提倡早期破膜,减轻子宫腔压力,必要时静脉滴注缩宫素缩短产程,加快分娩。分娩过程中,密切观察患者的血压、脉搏、宫底高度、宫缩与出血情况,监测胎心变化,做好剖宫产准备。

7. 做好术前准备,通知手术室做好手术及抢救准备。做好抢救新生儿的一切准备。

8. 心理护理　胎盘早剥孕妇入院时情况危急,孕妇及其家属会表现出不同程度的焦虑、无助感,需要稳定孕妇及其家属的情绪,介绍病情及采取的治疗措施,解答疑问,给予精神安慰,鼓励增强信心,使其积极配合治疗。对于胎儿死亡甚至遭受子宫切除的患者,应该表示同情、理解,多陪伴患者,解除患者及家属的顾虑和误解,消除心理障碍,使其尽快走出阴影,接受现实,恢复正常心态。

二、术 后 护 理

1. 执行剖宫产术后护理常规。

2. 观察阴道出血及子宫复旧情况,记录阴道出血量。

3. 勤换会阴垫保持外阴清洁,防止感染。

4. 乳房护理 如胎儿存活,根据产妇身体情况指导母乳喂养;若母婴分离,应指导使用吸奶器按时吸乳,保持乳汁的分泌;如死产者,需及时给予退乳措施。

5. 饮食护理 应进食富含蛋白质、维生素、微量元素的食物,特别是含铁丰富的食物,有利于纠正贫血,避免生冷辛辣食物。

6. 并发症观察及处理

(1)产后出血:胎盘早剥患者易发生严重的产后出血,胎儿娩出后立即给予子宫收缩药物,如缩宫素、前列腺素制剂等,并持续按摩子宫。若仍有不能控制的出血,应即考虑行子宫切除。若大量出血且无血凝块,应考虑凝血功能障碍,立即行必要的化验,同时按凝血功能障碍处理。

(2)凝血功能障碍:在迅速终止妊娠,去除病因的基础上,阻断促凝物质继续进入母血循环,从而阻止 DIC 发展。遵医嘱补充凝血因子或纤溶抑制剂等。

(3)急性肾功能衰竭:出现少尿< 17ml/h 或无尿,可给予呋塞米注射液 20~40mg 静脉注射,必要时可重复用药。短期内尿量不增加,肾功能检查异常,提示肾衰竭。

7. 心理护理 关心体贴患者,给予心理支持及疏导。

8. 健康指导

(1)指导孕妇定期产前检查,防止外伤,避免长时间仰卧位,早发现早治疗妊娠期合并症,以预防胎盘早剥。

(2)嘱患者注意腹痛情况,突然发生的持续性腹痛和(或)腰酸、腰痛,阴道流血,严重时可出现恶心、呕吐,以致面色苍白、出汗、脉弱及血压下降等休克征象,应及时就医。

(3)指导患者监测胎心、胎动。

(4)指导患者保持外阴清洁。

(5)嘱患者产后 42 天回医院复查,如有阴道出血增多,腹部切口红肿等异常情况随时复诊。

(张 菁)

第八节　胎膜早破护理常规

临产前发生胎膜破裂，称为胎膜早破。发生率国外报道为 5%~15%，国内为 2.7%~7%。未足月胎膜早破指在妊娠 20 周以后、未满 37 周胎膜在临产前发生的胎膜破裂。单胎妊娠未足月胎膜早破的发生率为 2%~4%，双胎妊娠为 7%~20%。孕周越小，围产儿预后越差。胎膜早破可引起早产、胎盘早剥、羊水过少、脐带脱垂、胎儿窘迫和新生儿呼吸窘迫综合征，孕产妇和胎儿感染率和围产儿病死率显著升高。患者突感有较多液体从阴道流出为最常见的临床表现。诊断的直接证据为阴道窥器打开时，可见液体自宫颈流出或后穹隆较多积液，并见到胎脂样物。妊娠 < 24 周的孕妇建议终止妊娠；妊娠 24~27+6 周的孕妇根据母胎状况、当地医疗水平以及患者意愿决策；妊娠 28~33+6 周的孕妇，若无感染征象、无胎儿窘迫可期待治疗至 34 周以上，终止妊娠前给予促肺成熟；若有明显感染或合并胎儿窘迫者，应尽快终止妊娠。足月胎膜早破常是即将临产的征兆，无需保胎，应终止妊娠。

一、评　估　病　情

1. 执行产科入院护理常规及产前护理常规。

2. 对患者和胎儿状况进行全面评估　包括孕妇一般情况和孕育情况，有无创伤、宫颈内口松弛病史，确定孕周；检查有无下生殖道感染、多胎妊娠、羊水过多、头盆不称、胎位异常等。

3. 监测产妇的生命体征情况、胎动、胎心率变化，评估胎儿宫内发育和安危情况。观察阴道流液的性状、颜色、气味等并记录。如为混有胎粪的羊水流出，警惕是胎儿缺氧的表现。密切观察宫缩、宫口开大、胎先露下降等产程进展情况，做好记录。

二、心　理　支　持

告知孕妇羊水生成的机制和胎膜早破的发病规律，以减少不必要的担心。引导胎膜早破的孕妇及家属讲出其担忧的问题及心理感受，将分娩过程及所采取的治疗方案向其说明，以缓解其焦虑心理。

三、严密观察胎儿情况

1. 根据孕妇的孕周和病情监测胎心变化，每日 4 次多普勒听胎心，遵医嘱进行胎心监护。

2. 教会孕妇自数胎动，及时了解胎儿宫内情况，早期发现异常，积极处理。

3. 密切观察羊水性状、颜色、气味等,遵医嘱监测血常规、C- 反应蛋白、超声检查,及时了解胎儿宫内情况,早期发现感染征象。

四、用 药 护 理

1. 根据医嘱对于未足月胎膜早破预防性应用抗生素,护理人员在应用抗生素前询问过敏史,加强用药观察。

2. 对于未足月胎膜早破孕妇应用地塞米松 6mg 肌内注射,每 12 小时一次,共 4 次。对于糖尿病合并妊娠或妊娠期糖尿病孕妇要注意监测血糖水平,防止血糖过高引起酮症。

3. 足月胎膜早破孕妇如无明确剖宫产指征,根据医嘱在破膜后 2~12 小时内积极引产。使用缩宫素引产时,护理人员应密切监测宫缩情况以及宫口扩张情况。

五、脐带脱垂的预防和护理

1. 评估孕妇胎先露情况,判断是否衔接,如胎先露未衔接孕妇应绝对卧床,采取左侧卧位,抬高臀部防止脐带脱垂造成胎儿缺氧或宫内窘迫。慎做肛查和阴道检查,避免诱发宫缩及增加感染。

2. 密切监测胎心变化,一旦确诊脐带先露或脐带脱垂,应积极配合医师做好术前准备和新生儿的抢救准备。

3. 禁止性生活,勿刺激乳头和腹部。

六、积极预防感染

1. 每 4 小时监测孕妇的生命体征,体温 ≥ 37.5℃应及时通知医师,遵医嘱进行血常规的检测和胎心率的监测,同时严密观察羊水性状、子宫有无压痛等绒毛膜羊膜炎征象,及早发现和处理。注意有无子宫紧张压痛和阴道分泌物异常,定期进行白细胞计数和 C- 反应蛋白测定,了解是否存在感染。

2. 阴道检查可造成阴道内细菌的上行感染,因此,在期待保胎、引产以及产程中应减少不必要的阴道检查。

3. 嘱孕妇保持外阴清洁,每日用碘附棉球或 1% 新洁尔灭棉球每日擦洗外阴 2 次,放吸水性好的消毒会阴垫于外阴,勤换会阴垫,保持清洁干燥,排便后清洗,预防感染。

七、长期卧床保胎者的护理

1. 对于未足月胎膜早破的孕妇,保守期待治疗时取高臀位卧床休息,避免不必要的阴道检查,动态监测羊水量、胎儿情况,密切监测有无感染征象。

2. 鼓励孕妇床上进行肢体的主动活动,预防患者因卧床过久可能导致的一些并发症,如血栓形成、肌肉萎缩等。

3. 抑制宫缩 有宫缩者,有效抑制宫缩可达到延迟分娩的效果,尤其是对于孕周较小的孕妇,如能抑制子宫收缩达 48 小时,可使皮质类固醇促胎肺成熟发挥最大的效能,减少新生儿呼吸窘迫综合征的发生,或为及时转诊至有新生儿 ICU 的医院争取时间。个体化选择宫缩抑制剂,同时应注意对孕妇及胎儿带来的不良反应。

八、健 康 指 导

1. 消除病因或诱因 尽早治疗下生殖道感染,避免负重及腹部撞击。

2. 为孕妇讲解胎膜早破的影响,使其重视妊娠期卫生保健并积极参与产前保健指导活动;尤其对先露部高浮、子宫膨胀过度者,应予以足够休息;避免突然腹压增加;注意补充足量的维生素、钙、锌及铜等营养素。

3. 孕妇发生胎膜破裂时,应立即卧位,尽快送往医院。

(林 怡)

第九节 脐带脱垂护理常规

脐带是胎儿与母体进行气体交换和物质代谢的重要通道。当胎膜未破时,脐带位于胎先露部前方称为脐带先露。当脐带下降位于胎儿先露部一侧,但没有超过先露部,称为隐性脐带脱垂,此时胎膜可以完整,也可以破裂。当胎膜破裂,脐带脱出于宫颈外口,降至阴道甚至外阴部时称为脐带脱垂或显性脐带脱垂。脐带脱垂是分娩期并发症之一,发生率为 0.1%~0.6%。脐带受压、血流受阻时,可导致胎儿窘迫甚至威胁生命。经产妇、胎膜未破、宫缩良好者,取头低臀高位,密切观察胎心率,等待胎头衔接,宫口逐渐扩张,胎心持续良好者,胎儿存活者,应争取尽快娩出胎儿。初产妇、或足先露或肩先露者,应行剖宫产术。

1. 执行产科入院护理常规及产前护理常规。

2. 身体评估 注意评估是否存在易发脐带脱垂的因素,如有无胎位异常、头盆不称、多胎妊娠、羊水过多、脐带先露等,及易发胎膜早破的因素。详细询问此次妊娠经过、妊娠周数、胎动情况及有无宫缩及阴道流液。分娩过程中每一次阴道检查、胎心率异常伴自发性或各种风险因素引起的胎膜破裂后,均需检查是否存在脐带脱垂。评估是否有发生胎儿窘迫时的征象,孕妇感觉胎动变频繁。监测胎心音改变,如变慢、不规则,变换体位或抬高臀部可缓解。

3. 心理护理　脐带脱垂时,患者较紧张,护士应在配合抢救的同时,耐心细致地安慰患者,解除其焦虑、恐惧心理,使其积极配合处理。

4. 预防及早期发现　加强产前检查,及时发现并纠正异常胎位,临产时对头盆不称、胎头浮动及异常胎动者应卧床休息,不予灌肠。严格掌握人工破膜适应证和操作方法,应在宫缩间歇期进行,使羊水缓慢流出,并密切观察胎心音变化,及早发现脐带先露或脐带脱垂。

5. 紧急对症处理

(1)一旦确诊为脐带脱垂,指导产妇取脐带受压对侧卧位或臀高头低位,鼓励孕妇呈 Sims 体位(即左侧卧位,枕头置于左髋下)或呈膝胸卧位;即刻用手经阴道上推胎儿先露部,以减轻脐带受压,直至胎儿娩出后才可撤出上推先露部的手;也可采用人工充盈膀胱的方法上推先露部。

(2)立即呼叫寻求帮助,所需团队包括产科医师、助产士团队、麻醉师和新生儿团队。

(3)立即吸氧,并严密监测胎心音变化。确诊后根据宫口扩张程度和胎儿情况决定分娩方式。

(4)遵医嘱用抑制宫缩的药物。

(5)宫口已开全,胎头已入盆,应立即行产钳术或胎头吸引术;臀位能掌握臀牵引术者,应行臀牵引术;横位行剖宫产术。

(6)若宫颈未完全扩张,应立即进行合血、备皮、导尿等术前准备,行剖宫产术。在准备期间必要时用手将先露部推向骨盆入口以上,术者的手始终保持在阴道内,使先露部不能再下降,以消除脐带受压,脐带则应消毒后还纳阴道内。

(7)若宫颈未完全扩张,胎心好,患者及家属不同意行剖宫产者,可试用脐带还纳术。但成功率不高,目前已少用。

6. 做好新生儿的急救准备　做好新生儿急救的人员及物品准备。

7. 胎心已消失超过 10 分钟,确定胎死宫内,应将情况通告患者家属,选择经阴道分娩,为避免会阴裂伤,可行穿颅术。

8. 预防产后出血及感染　行阴道检查或阴道助产术时注意无菌操作。保持外阴清洁,使用消毒会阴垫并及时更换。必要时遵医嘱应用抗生素预防感染。

9. 健康指导

(1)定期产前检查,及时发现与纠正异常胎位。

(2)指导产妇及其家属,一旦产妇发生胎膜破裂,应当立即卧位,注意阴道流液的量及性状,尽快转运入院。

(吕　艳)

第十节　胎儿窘迫护理常规

胎儿窘迫指胎儿在子宫内因急性或慢性缺氧危及其健康和生命的综合症状。分为急性胎儿窘迫和慢性胎儿窘迫。急性胎儿窘迫多发生在分娩期，多因脐带脱垂、绕颈、打结等脐带因素，胎盘早剥、前置胎盘出血等胎盘因素，宫缩过强、宫缩不协调或宫缩持续时间过长，以及产妇处于低血压或休克状态等原因所致。主要表现为产时胎心率异常、羊水胎粪污染、胎动异常及代谢性酸中毒等；慢性胎儿窘迫常发生在妊娠晚期，常延续至临产并加重。多系妊娠期高血压疾病、慢性肾炎、妊娠期糖尿病等所致。主要表现为胎动减少或消失、电子胎心监护异常、生物物理评分低于 4~6 分、脐动脉多普勒血流异常、胎儿生长受限等。临产后常表现为急性胎儿窘迫。多数胎儿窘迫病因不明，最好的方法是早期诊断，让胎儿及时离开缺氧环境。同时，提高诊断准确性，避免过度诊断，减少不必要的早产及剖宫产。若羊水Ⅲ度伴电子胎心监护异常，提示胎儿窘迫且发生胎粪吸入综合征的风险增加，需紧急终止妊娠。

一、急性胎儿窘迫的护理

1. 执行产科入院护理常规及产前护理常规。

2. 身心评估及监测　询问孕妇的既往病史和孕期情况；重点了解有无妊娠期高血压疾病、胎膜早破、羊水过多、多胎妊娠等情况；了解有无胎儿畸形、胎盘功能异常等情况。分娩时有无产程延长、缩宫素使用不当等。同时注意监测羊水的量及性状。严密观察产程进展及胎心变化，及时听诊胎心及进行电子胎心监护，必要时行连续电子胎心监护。

3. 胎心率发生变化时，进行仔细的阴道检查：①了解宫口扩张情况、胎位及头盆关系，评估胎儿能否在短时间内经阴道分娩；②了解病因，排除脐带脱垂等严重并发症；③了解羊水性状及羊水量，若胎心异常且伴有羊水粪染，应高度怀疑胎儿窘迫。

4. 突然出现胎儿窘迫，立即变换体位，取左侧卧位或抬高臀部防止脐带脱垂造成胎儿缺氧或宫内窘迫。

5. 如患者宫口已开全，胎先露已达坐骨棘平面以下者，配合医师尽快阴道助产娩出胎儿。短时间不能结束分娩者，配合抢救，做好术前准备及新生儿抢救的准备。

6. 如患者应用缩宫素应即刻停用，严密监测胎心变化，遵医嘱进行持续胎心监护。

二、慢性胎儿窘迫的护理

1. 患者主诉胎动减少时,全面评估母儿状况,包括患者有无妊娠合并症、超声检查结果、胎心监护情况,了解羊水状况,有无脐带缠绕及脐带脱垂。全面检查以评估母儿状况,包括 NST 和胎儿生物物理评分。积极治疗妊娠合并症及并发症,加强胎儿监护,注意胎动变化。

2. 左侧卧位,定时吸氧,每日 2~3 次,每次 30~60 分钟。

3. 加强孕期检查,适当增加检查次数;加强胎儿监护,教会患者自数胎动进行自我监护,发现异常即时通知医护人员。

4. 心理护理　根据每位产妇的具体情况,讲解疾病相关知识,做好心理评估并采取针对性的心理疏导措施,减轻患者的焦虑情绪。

5. 健康指导

(1)消除病因或诱因:积极查明病因,如妊娠期高血压疾病、过期妊娠、贫血、胎儿发育迟缓、前置胎盘、合并心脏病等,使孕产妇了解其对胎儿的危害程度,积极配合治疗各种妊娠并发症及合并症。

(2)加强孕期保健:定期产检,及时发现孕妇或胎儿的异常情况。孕期注意自我保健,增加营养,劳逸结合,避免不良的生活习惯。

(3)教会患者自数胎动,进行自我监测的方法。

（林　怡）

第十一节　妊娠合并贫血护理常规

贫血是妊娠期常见的合并症,是因妊娠期血容量增加,血浆的增加多于红细胞增加,血液呈稀释状态,又称"生理性贫血"。贫血在妊娠各期对母儿均可造成一定危害,是孕产妇死亡的重要原因之一。世界卫生组织的标准为:孕产妇外周血红蛋白 < 110g/L 及血细胞比容 < 0.33 为妊娠期贫血。妊娠期贫血分为轻度贫血和重度贫血,血红蛋白 > 60g/L 为轻度贫血,血红蛋白 ≤ 60g/L 为重度贫血。缺铁性贫血是妊娠期最常见的贫血,占妊娠期贫血95%,主因是妊娠期铁的需要量增加,孕妇对铁摄入不足或吸收不良。临床表现为:轻者皮肤、口唇黏膜、睑结膜稍苍白;重者可有乏力、头昏、心悸、气短、腹泻、皮肤毛发干燥、指甲脆薄及口腔炎等。其治疗原则为补充铁剂和去除导致缺铁性贫血的原因,积极预防产后出血和感染。

一、产　前　护　理

1. 执行产科入院护理常规及产前护理常规。

2. 病情观察

（1）评估贫血程度，检测血红蛋白、红细胞等。严密观察产妇生命体征，若患者表现为头昏、心悸、气短、腹泻等，应立即报告医师，遵医嘱给予相应处理。

（2）观察产妇口腔有无出血。

（3）加强母儿监护：定期监测血常规，妊娠晚期应重点复查。注意胎儿宫内生长发育状况的评估，并积极预防各种感染。

3. 营养支持 多食高铁、高蛋白、高维生素 C 的食物，如瘦肉、动物肝脏、黑木耳、蛋类及绿叶蔬菜等。但蔬菜、谷类、茶叶中的磷酸盐、鞣酸等影响铁的吸收，应注意饮食的搭配。注意食物品种多样化，纠正偏食、挑食习惯。

4. 用药护理

（1）遵医嘱正确服用铁剂，观察药物的副作用，胃肠道有无刺激反应等。

（2）血红蛋白 ≤ 60g/L、接近预产期或短期内需行剖宫产术者，应少量、多次输注红细胞悬液或全血，避免加重心脏负荷诱发急性左心衰。

5. 活动与休息 重度贫血患者应卧床休息，轻度贫血患者可下床活动，适当减轻工作量。注意安全，防止受伤。

6. 心理护理 陪伴产妇，给予产妇精神上支持及心理上安慰，树立信心，使患者心情舒畅。

7. 健康指导

（1）指导产妇及家属补充铁剂方法：饭后或餐中服用；服药后可出现黑便属正常现象；注意口腔及胃肠道反应；服用抗酸药时须与铁剂交错时间服用。

（2）加强口腔护理。饭前饭后漱口，预防口腔溃疡。

（3）贫血相关知识的教育：宣教疾病护理相关知识，如服铁剂时禁忌饮浓茶，抗酸药物影响铁剂效果应避免服用。向患者讲解贫血对母婴的危害，提供避孕方式指导，以免再次妊娠影响身体健康。增加休息和营养，避免疲劳。

二、分娩期护理

1. 执行分娩期护理常规。

2. 严密观察产程，鼓励产妇进食。

3. 加强胎心监护，给予低流量吸氧。严格控制输血速度和总量，以防发生急性左心衰竭。

4. 为减少孕妇体力消耗，第二产程酌情给予阴道助产。

5. 重度贫血者，应配新鲜血备用。

6. 贫血孕产妇对出血的耐受性差，少量出血易引起休克，遵医嘱肌注或静脉应用缩宫素、前列腺素等药物促进子宫收缩，预防产后出血。产后检查软产道,及时发现软产道裂伤并彻底缝合止血。准确评估阴道出血量,观察并记录子宫收缩及阴道流血情况,积极预防产后出血。

7. 产程中严格无菌操作,产时应用广谱抗生素预防感染。

8. 产程过程中,产妇易出现疲劳、无自信等心理,应多与产妇交流,多鼓励,为产妇提供心理支持。

三、产褥期护理

1. 执行产后护理常规。

2. 增加休息和营养,避免劳累。

3. 用药护理 遵医嘱补充铁剂,纠正贫血,给予抗生素预防、控制感染。

4. 病情观察 密切观察子宫收缩及阴道流血情况。

5. 并发症预防及护理

(1)产后出血:产后及时使用宫缩剂,加强宫缩,减少出血。出血多时应及时输血。

(2)感染:纠正贫血,继续应用抗生素,预防和控制感染。

6. 健康指导

(1)指导母乳喂养,对重度贫血不宜哺乳者,讲解原因,指导正确掌握人工喂养的方法,采取正确的回乳方法。

(2)指导患者养成良好的个人卫生习惯和生活习惯。保持口腔和皮肤的清洁,每日用餐前后漱口。

(3)提供避孕指导。

(李 星)

第十二节 妊娠合并心脏病护理常规

妊娠合并心脏病(包括妊娠前已患有的心脏病、妊娠后发现或发生的心脏病)是妇女在围生期患有的一种严重的妊娠合并症。因妊娠、分娩及产褥期间心脏及血流动力学的改变,均可加重心脏疾病患者的心脏负担而诱发心力衰竭。特别是心功能较差者,在妊娠期 32~34 周、分娩期及产褥期 1 周内极易发生心衰,在我国孕产妇死因顺位中高居第 2 位,位居非直接产科死因首位。凡不宜妊娠的心脏病孕妇,应在 12 周前行治疗性人工流产。由于正常妊娠的生理性变化,可以表现一些酷似心脏病的症状和体征,如心悸、气短、踝部水肿、乏力、心动过速等。心脏检查可有轻度扩大、心脏杂音。妊娠还可使原有心脏病的某些体征发生变化,增加心脏病诊断难度,可有劳力性呼吸困难、夜间端坐呼吸、咯血、发绀、杵状指、持续性颈静脉怒张、严重心律失常的心电图等作为诊断依据。其主要治疗有强心、利尿、扩血管、镇静、减少回心静脉血流量及应用抗心律失常药等,妊娠晚期主张放宽剖宫产的指征。及早诊断,严密监测,合理用药,控制诱发因素,适时终止妊娠及选择适当的分娩方式是降低母婴死亡的关键。

一、产前护理

1. 执行产科入院护理常规及产前护理常规。

2. 病情观察及评估

（1）目前临床上评估孕妇心功能以纽约心脏病协会（NYHA）的分级为标准,依据心脏病患者对一般体力活动的耐受情况,将心功能分为4级。

Ⅰ级:一般体力活动不受限制。

Ⅱ级:一般体力活动轻度受限制,活动后心悸、轻度气短,休息时无症状。

Ⅲ级:一般体力活动明显受限制,休息时无不适,轻微日常工作即感不适、心悸、呼吸困难,或既往有心力衰竭史者。

Ⅳ级:一般体力活动严重受限制,不能进行任何体力活动,休息时有心悸、呼吸困难等心力衰竭表现。

（2）根据病情严密观察生命体征,如孕妇的呼吸状况、心率快慢、有无活动受限、心脏增大、水肿等,并做好记录。注意有无早期心衰的征象,发现异常立即报告医师。

早期心衰的常见症状及体征:

1）轻微活动后即有胸闷、心悸、气短。

2）休息时心率每分钟超过110次,呼吸每分钟大于20次。

3）夜间常见因胸闷而坐起,或到窗口呼吸新鲜空气。

4）肺底部出现少量持续性湿啰音,咳嗽后不消失。

（3）胎儿监护:监测胎动、胎心及宫缩情况,以了解胎儿情况及产程情况,以便为分娩及手术做好准备。

（4）注意观察皮肤黏膜:是否完整及有无发绀、浮肿等。

（5）维持体液平衡:严格记录出入量,每周测体重2次。

（6）注意观察并及时发现与感染有关的征兆,遵医嘱合理使用有效抗生素。

3. 营养支持　要限制过度加强营养而导致体重过度增长。以体重每周增长不超过0.5kg,整个妊娠期不超过12kg为宜。保证合理的高蛋白、高维生素和铁剂的补充,20周以后预防性应用铁剂,防止贫血。多食蔬菜水果,防止便秘加重心脏负担。适当限制食盐量,一般每日食盐量不超过4~5g。妊娠20周后预防性应用铁剂防止贫血,维持血红蛋白在110g/L以上。

4. 活动与休息　每天至少睡眠 10 小时,并注意午间休息,宜采取左侧卧位或半卧位,根据心功能情况,限制体力活动,避免过劳或情绪激动。

5. 用药护理

(1)准确执行医嘱,使用洋地黄类药物前后,测量脉搏和心率,观察有无毒副反应。

(2)严格控制输液速度,避免在短时间内输入大量液体。

6. 预防及治疗引起心衰的诱因　预防上呼吸道感染,纠正贫血,治疗心率失常,防治妊娠期高血压疾病和其他合并症与并发症。严格控制输液输血的总量及滴速。

7. 心理护理　鼓励家属陪伴,给予心理安慰及精神支持,使患者心情舒畅,避免情绪激动。

二、分娩期护理

1. 执行分娩期护理常规。

2. 持续心电监护观察生命体征变化,密切观察产程进展,防止心力衰竭的发生。

(1)观察宫缩时产妇心脏功能的变化,有无咳嗽咳痰、气短、发绀、端坐呼吸、颈静脉怒张等,重视其主诉,注意监测尿量。

(2)吸氧,宜左侧卧位或半卧位,防止仰卧位低血压综合征发生。

(3)指导产妇避免屏气用力,减轻心脏负担,可行会阴侧切术、胎头吸引术或产钳助产术,尽可能缩短产程。

(4)若发现早期心力衰竭,协助孕妇采取坐位,双腿下垂,减少静脉血回流,必要时给予四肢轮扎。高流量(6~8L/min)面罩吸氧或加压供氧。

(5)预防产后出血及感染:胎儿娩出后,立即在腹部放置沙袋,以防腹压骤降,周围血液流向心脏而加重心脏负担。预防产后出血,在胎儿娩出前肩后立即静推缩宫素,禁用麦角新碱,以防静脉压增高。产后出血过多时,遵医嘱及时输血、输液,注意输液速度不可过快。

3. 妊娠期使用抗凝药抗凝治疗者,分娩前遵医嘱嘱咐孕妇及时停用抗凝药。孕期口服抗凝药(如华法林)者终止妊娠前 3~5 天应停用口服抗凝药,改为低分子肝素或普通肝素皮下注射,调整 INR 至 1.0 左右择期分娩。如孕期使用低分子肝素者,分娩前至少停药 12~24 小时。使用普通肝素者,分娩前需停药 4~6 小时。使用阿司匹林者分娩前应停药 4~7 天以上。若孕妇病情危急,紧急分娩时未能停用普通肝素或低分子肝素抗凝治疗者,如果有出血倾向,谨慎使用鱼精蛋白拮抗;如果口服华法林,使用维生素 K_1 拮抗。

4. 鼓励产妇在两次宫缩间隙尽量充分休息。指导产妇以呼吸及放松技巧减轻不适。指导减轻宫缩痛的技巧,有条件者可予分娩镇痛,无分娩镇痛者可给予地西泮(安定)、哌替啶等镇痛。

三、产褥期护理

1. 执行产后护理常规。

2. 营养支持 摄取清淡饮食,少量多餐,预防便秘,必要时遵医嘱给予缓泻剂。

3. 活动与休息 产妇应半卧位或左侧卧位,有充足的睡眠和休息,必要时给予镇静剂。在心功能允许的情况下,鼓励早期下床适度活动,以减少血栓的形成。

4. 产后 72 小时内严密监测生命体征、心功能状态,正确识别早期心衰的表现。

5. 注意观察产妇会阴切口或腹部切口的愈合情况、恶露量及性状等,保持会阴部清洁,防止发生心力衰竭。

6. 严格记录 24 小时出入量。限制每天的液体入量和静脉输液速度,对无明显低血容量因素(大出血、严重脱水、大汗淋漓等)的患者,每天入量一般控制在 1000~2000ml 之间或更少,保持每天出入量负平衡约 500ml。产后 3 天后病情稳定逐渐过渡到出入量平衡。补液速度不宜过快,不超过 40~60 滴/分。

7. 用药护理 遵医嘱预防性使用抗生素及协助恢复心功能药物,并严密观察其不良反应,无感染征象时停药。

8. 心理护理 给予心理安慰及精神支持,使患者心情舒畅,避免情绪激动。促进亲子关系建立,避免产后抑郁发生。

9. 健康指导

(1)指导产妇选择合适的新生儿喂养方式:心功能Ⅰ~Ⅱ级的产妇可行母乳喂养,避免劳累。心功能Ⅲ级或以上者不宜喂乳,及时回乳,指导家属人工喂养的方法。

(2)建议适宜的避孕措施:不宜再妊娠的患者,在剖宫产的同时行输卵管结扎术或在产后 1 周做绝育手术。未做绝育术者应建议采取适宜的避孕措施,严格避孕。

(3)根据病情,定期产后复查。

四、并发症预防及护理

1. 急性心力衰竭

(1)体位:患者取坐位,双腿下垂,减少静脉血回流。

(2)吸氧:开始为 2~3L/min,也可高流量给氧 6~8L/min,必要时面罩加压吸氧或正压呼吸。

（3）按医嘱用药：防止产褥期组织内水分与强心药物同时回流入体循环，引起毒性反应，选择作用和排泄较快的制剂。

（4）其他：紧急状态下，可应用四肢轮流三肢结扎法，以减少静脉回心流量，对减轻心脏负担有一定的作用。

2. 亚急性感染性心内膜炎　妊娠期、分娩期及产褥期易发生菌血症，如泌尿生殖道感染，已有缺损或病变的心脏易发生感染性心内膜炎。需严格执行无菌操作，注意观察感染迹象，监测生命体征及白细胞变化保持皮肤干燥，注意口腔、皮肤、会阴等易感部位的卫生。保持病室环境清洁，保持室内适宜的温度和湿度，减少感染机会。遵医嘱给予抗生素预防感染。

3. 产后出血　观察子宫收缩及阴道出血量，如阴道流血量过多及因失血引起休克等相应症状及体征时，针对原因迅速止血，补充血容量纠正休克，及时预防感染。

4. 静脉栓塞及肺栓塞　妊娠期血液多呈高凝状态，增大子宫的压迫使盆腔及下腔静脉血流缓慢。若合并心脏病伴静脉压增高及静脉淤滞者，有时可发生深部静脉血栓，栓子脱落可诱发肺栓塞。注意观察有无小腿胀痛、腓肠肌轻压痛、局部沉重感等，严重者可能会出现咳嗽、胸痛、呼吸困难、休克等肺栓塞症状，发现异常及时通知医师。术后早期下床活动，增加下肢、盆腔血液循环，对于高危人群合理使用肝素类药物抗凝，均有利于防止血栓形成。

（李　星）

第十三节　妊娠合并性传播疾病护理常规

妊娠合并感染性疾病后，病毒可直接通过胎盘屏障，而细菌、原虫、螺旋体则先在胎盘部位形成病灶后再感染胚胎或胎儿，引起不良后果。

一、TORCH 综合征

TORCH 是由一组病原微生物英文英文名称第一个首字母组合而成，其中 T 指弓形虫（toxoplasma），O 指其他（others），主要指梅毒螺旋体（treponema pallidum）等，R 指风疹病毒（rubella virus，RV），C 指巨细胞病毒（cytomegalovirus，CMV），H 主要指 HIV。TORCH 综合征即 TORCH 感染。主要特点是孕妇感染后无症状或症状轻微，但可垂直传播给胎儿，造成宫内感染，导致流产、死胎、早产和先天畸形等，即使幸存，也可能遗留中枢神经系统等损害。药物治疗根据所感染的微生物采用相应的药物，如梅毒首选青霉素。妊娠早期确诊后可行治疗性流产；妊娠中期确诊为胎儿宫内感染、胎儿严重畸形亦应终止妊娠治疗。

1. 执行产科入院护理常规及产前护理常规。

2. 心理护理 正确对待患者,尊重患者,帮助其建立治愈的信心和生活的勇气。

3. 用药护理 遵医嘱给予药物治疗,首选青霉素。

4. 采取隔离措施

(1)阴道流血、流液、羊水以及恶露等都应严密隔离,所有用物专用,单独处理,避免交叉传染。

(2)尽可能使用一次性物品,使用后立即打包送供应室焚烧处理。

(3)做好彻底终末消毒工作。

5. 临产时要特别注意防止产道损伤及新生儿产伤、窒息、羊水吸入等,以减少胎儿在分娩时经产道感染。

6. 新生儿的护理

(1)新生儿隔离监护,遵医嘱实施合理喂养。

(2)严格执行无菌操作,所有衣物、包被等需消毒后方可使用。

(3)观察体温、体重、尿量、睡眠时间、全身皮肤及精神状况,如有异常及时处理。

(4)为防止交叉感染,新生儿沐浴应最后进行。

7. 健康指导

(1)治疗期间禁止性生活,性伴侣同时进行检查及治疗,治疗后进行随访。

(2)第1年每3个月复查1次,以后每半年复查1次,连续2~3年。

(3)梅毒患者如发现血清由阴性变为阳性或滴定度升高4倍或症状复发,应用加倍量治疗。

二、妊娠合并尖锐湿疣

尖锐湿疣是由人乳头瘤状病毒(HPV)感染引起的鳞状上皮疣状增生病变的性传播疾病。主要通过性交直接传播,其次通过污染的衣物、器械间接传播,新生儿通过患病母亲的产道感染引起婴幼儿呼吸道乳头状瘤。发病后症状常不明显,患者可有瘙痒、烧灼痛等宫颈炎、阴道炎与外阴炎的症状,局部有散在的乳头状疣,病程长者可见鸡冠状或菜花状团块,质柔软,表面湿润,呈粉红、暗红或污灰色,顶端可有角化或溃疡。主要采用局部物理治疗和手术切除。

1. 执行产科入院护理常规及产前护理常规。

2. 心理护理 尊重患者,耐心、热情、诚恳地对待患者,解除患者顾虑。

3. 病情观察 观察有无白带增多、外阴瘙痒等生殖道炎症的表现,症状出现时间及持续时间,同时了解治疗经过和用药反应等。

4. 采取隔离措施

（1）阴道流血、流液、羊水以及恶露等都应严密隔离，避免交叉传染。

（2）所有用物处理严格按《医疗废物处理条例》进行，避免交叉感染。

5. 妊娠期做好外阴部护理，如病灶大，且影响阴道分娩时，应选择剖宫产术，并做好术前准备。

6. 接产时应尽量避免做对胎儿有损伤的手术操作。减少胎儿头皮与阴道壁的摩擦，特别注意防止产道损伤及新生儿产伤、窒息、羊水吸入等，以减少胎儿在分娩时经产道感染。

7. 新生儿的护理

（1）新生儿隔离监护，遵医嘱实施合理母乳喂养。

（2）严格执行无菌操作，所有衣物、包被等需消毒后方可使用。

（3）观察体温、体重、尿量、睡眠时间、全身皮肤及精神状况，如有异常及时处理。

（4）为防止交叉感染，新生儿沐浴应最后进行。

8. 健康指导

（1）保持外阴清洁卫生，避免混乱的两性关系，贯彻预防为主的原则，并强调配偶或性伴侣同时治疗。

（2）被污染的衣裤、生活用品要及时消毒。

三、妊娠合并获得性免疫缺陷综合征

艾滋病即获得性免疫缺陷综合征，是由人获得性免疫缺陷病毒（HIV）引起的一种以人体免疫功能严重损害为临床特征的性传播疾病。其主要传播途径包括：性传播、血行传播、母婴垂直传播。目前无治愈方法，主要采用抗病毒药品及一般支持对症治疗，目的是攻击、破坏 HIV 及改善宿主免疫缺陷。宫内感染为 HIV 垂直传播的主要方式，可经胎盘在宫内传播感染胎儿，鉴于 HIV 感染对胎儿、新生儿高度的危害性，对 HIV 感染合并妊娠者建议终止妊娠。

1. 执行产科入院护理常规及产前护理常规。

2. 心理护理 为患者提供心理支持，尊重患者并给予关心、安慰，解除患者求医的顾虑。

3. 采取隔离措施

（1）患者住隔离室，室内用 0.2%~0.5% 过氧乙酸溶液或 1000~2000mg/L 有效氯含氯消毒剂喷雾。

（2）患者使用过的所有一次性用品应先消毒再统一处理；使用后的锐器直接放入不能刺穿的利器盒内；使用过的物品包括污染的棉球、棉签、纱布等需单独打包烧毁;阴道流血、流液、羊水以及恶露等都应严密隔离,避免交叉传染。

4. 采取自我防护措施　穿刺时戴好双层手套,避免针头、机械刺伤皮肤。严格执行手卫生规范。

5. 用药护理　遵医嘱积极治疗HIV感染的孕产妇,以降低其新生儿感染率。

6. 接产时要特别注意防止产道损伤及新生儿产伤、窒息、羊水吸入等,以减少母婴传播。

7. 新生儿的护理

(1)新生儿隔离监护,不实施母乳喂养。

(2)严格执行无菌操作,所有衣物、包被等需消毒后方可使用。

(3)观察体温、体重、尿量、睡眠时间、全身皮肤及精神状况,如有异常及时处理。

(4)为防止交叉感染,新生儿沐浴应最后进行。

8. 健康指导

(1)指导新生儿喂养:对艾滋病感染孕产妇及其家人进行婴儿喂养方式的可接受性、知识和技能、可负担性、可持续性等条件的综合评估。给予科学的喂养指导,提倡人工喂养,避免母乳喂养,杜绝混合喂养。无论采用何种婴儿喂养方式,均无需停止抗病毒治疗。对于选择母乳喂养的产妇,如因特殊情况需要停药,应用抗病毒药物至少要持续至母乳喂养结束后一周,指导正确的纯母乳喂养方式和乳房护理。告知母乳喂养时间最好不超过6个月,同时积极创造条件,尽早改为人工喂养。对选择人工喂养者,指导正确冲配奶粉、器具清洁消毒等。

(2)就医指导:产妇产后需继续抗病毒治疗,并到传染病医院正规治疗、随访。儿童出生后,及时提供抗病毒用药。艾滋病感染孕产妇所生儿童应纳入高危管理,于儿童满1、3、6、9、12和18月龄时,分别进行随访和体格检查,观察有无感染症状出现。

(3)谨慎使用血液制品。

四、妊娠合并梅毒

梅毒是由梅毒螺旋体引起的一种慢性传染病,梅毒螺旋体侵入人体后大量繁殖,通过免疫反应引起局部破溃,形成硬下疳。经淋巴结和血液播散到全身组织器官,出现梅毒疹和器官损害如关节炎。根据病期可将梅毒分为早期梅毒与晚期梅毒。各期梅毒有上述相应的临床表现。隐性梅毒则无明显临床表现。梅毒经胎盘传给胎儿,导致胎儿自然流产或死产、早产或低出生体重、新生儿死亡或婴儿感染,新生儿可出现骨软骨炎及骨膜炎、肝脾肿大、神经性耳聋等,病死率及致残率明显升高。妊娠合并梅毒的处理原则为早诊断,早治疗,疗程规则,剂量足够。治疗后定期进行临床和实验室随访。

1. 执行产科入院护理常规及产前护理常规。

2. 心理护理 妊娠期梅毒患者多数缺乏对疾病的基本认识,一旦确诊多表现为焦虑、悲观、恐惧,以致出现夫妻情感危机。有条件者应主动与患者交谈,了解其真实想法,发现患者担心的问题,进行耐心细致的解释和心理疏导,希望患者以正确的态度对待现实,争取患者配偶的支持。

3. 孕妇入院后入住隔离病房或隔离产房,检查或护理过患者后要及时洗手,使用一次接生包,污染的棉球、棉签、纱布打包焚烧。每日对孕产妇居住病房及所用物品消毒,通常使用肥皂水和一般消毒剂,如乙醇等进行消毒后再高压消毒、灭菌处理。为未产检、未进行梅毒筛查、妊娠期梅毒未治疗或无产检孕妇急诊接产时做好个人防护。

4. 遵医嘱给予足疗程青霉素治疗 可选择苄星青霉素或普鲁卡因青霉素。对青霉素过敏者,选用头孢类抗生素或红霉素治疗。

5. 妊娠期已接受规范驱梅治疗并对治疗反应良好,分娩方式根据产科指征确定,梅毒不是剖宫产指征。

6. 预防交叉感染 隔离产房分娩,专人观察助产,使用一次性接生包。由于病原体可通过产道传给新生儿,故在第二产程应尽量避免做对胎儿有损伤的手术操作。减少胎儿头皮与阴道壁的摩擦,防止由产道引起的母婴传播。

7. 母乳喂养指导 因婴儿可通过接触乳房或乳头感染梅毒,故不主张母乳喂养,应指导人工喂养的方法,并给予实施回乳措施。

8. 梅毒产妇随访 梅毒产妇产后继续传染科或皮肤性病科随访。遵医嘱继续完成青霉素治疗疗程。告知患者治疗后随访的时间:第 1 年每 3 个月复查 1 次,以后每 6 个月复查 1 次,连续 2~3 年。复查如发现血清学复发或症状复发应及时就诊。若治疗后 6 个月内血清滴度未下降 4 倍,应视为治疗失败或再感染,除需重新加倍治疗剂量外,还应行脑脊液检查,确定有无神经梅毒。多数一期梅毒在 1 年内,二期梅毒在 2 年内血清学试验转阴。少数晚期梅毒血清非螺旋体抗体滴度低水平持续 3 年以上,可诊断为血清学固定。

9. 新生儿随访 ①对所有梅毒患儿和疑似患儿应及早采取床边隔离和保护性隔离;②新生儿使用青霉素治疗 10~15 天,并分别于第 2、4、6、9、12 个月进行 RPR 的定量检查。没有接受治疗的患儿可每月检查 1 次。婴儿体检无异常发现,母亲 VDRL ≤ 1∶2 或 RPR ≤ 1∶4 且得到恰当治疗者,或母亲在分娩前 1 个月恰当治疗者、抗体滴度降低超过 4 倍,无需对婴儿行有关临床和实验室的检测,可选择单纯观察或苄星青霉素治疗。梅毒母亲未经规范治疗,其新生儿需进行血常规、脑脊液、长骨 X 线检查,并需给予苄星青霉素治疗。

诊断或高度怀疑婴儿先天性梅毒者同上检查和治疗。血清阳性未加治疗的婴儿，于生后 0、3、6 和 12 个月时进行严密随诊。已予驱梅治疗的婴儿，定期检测抗体滴度下降情况。脑脊液异常者应每 6 个月复查脑脊液 1 次。若治疗曾中断 1 天以上，则整个疗程必须重新开始。所有有症状梅毒患儿，均应进行眼科检查。

10. 健康指导

（1）所有孕妇初次产前检查均应常规进行梅毒筛查，最好在妊娠 3 个月内开始首次产科检查，早期发现并及时治疗。

（2）确诊梅毒的孕妇，建议转诊到传染病医院或医院传染科或皮肤性病科进行正规治疗。孕妇梅毒血清学检查阳性，尽管曾接受过抗梅毒治疗，为保护胎儿，应再次接受抗梅毒治疗。

（3）未治疗的梅毒应治愈后再妊娠。

（4）注意卫生，防止传播他人。产检时所有用物均为一次性用物。

（5）避免不洁性行为。

（6）性伴侣必须同时检查和治疗。

五、妊娠合并病毒性肝炎

病毒性肝炎是由肝炎病毒引起、以肝细胞变性坏死为主要病变的传染性疾病，根据病毒类型分为甲型、乙型、丙型、丁型、戊型等，其中以乙型最为常见，我国约有 8% 的人群是慢性乙型肝炎病毒携带者。临床表现为身体不适、全身酸痛、畏寒、发热等流感样症状；乏力、食欲缺乏、尿色深黄、恶心、呕吐、腹部不适、右上腹疼痛、腹胀、腹泻等消化系统症状；皮肤和巩膜黄染、肝区叩痛、肝脾肿大，因妊娠期受增大子宫的影响，常难以被触及。甲型、乙型、丁型病毒性肝炎黄疸前期的症状较为明显，而丙型、戊型病毒性肝炎的症状相对较轻。治疗主要是护肝对症支持治疗，预防并发症和感染，严密监测病情，对妊娠合并重度肝炎的产科处理是早期识别、适时终止妊娠、选择合适的分娩方式、做好围术期的处理。

（一）产前护理

1. 执行产科入院护理常规及产前护理常规。

2. 执行传染病一般护理常规护理。

3. 心理护理　为患者提供心理支持，尊重患者并给予关心、安慰，避免情绪激动。

4. 活动与休息　急性期应卧床休息。

5. 加强营养　饮食宜清淡，必要时静脉输液，保证液体和热量的摄入。重症肝炎患者应低蛋白饮食，维持水、电解质、酸碱平衡。

6. 用药治疗 保肝治疗,避免应用可能损害肝脏的药物。

7. 病情观察及护理

(1)密监护病情,保证休息,预防早产及妊娠高血压综合征的发生。

(2)遵医嘱定时进行肝功能、病毒血清的测定。

(3)注意观察孕妇的皮肤、巩膜及尿色的情况,出血及凝血功能情况,遵医嘱备好新鲜血液。

(二)分娩期护理

1. 密切观察产程进展,持续胎心监护,观察产妇生命体征及产程变化,严格执行无菌操作原则及消毒隔离制度。

2. 提供心理支持及时了解孕妇心理状态,将孕妇安置于隔离待产室及产房待产分娩,提供安全、舒适的待产环境,满足其生活需要。

3. 遵医嘱应用缩宫素以减少产后出血,有出血倾向者,警惕 DIC 临床体征,遵医嘱静脉给予止血药物,必要时输新鲜血。

4. 分娩结束后所有物品,严格消毒,房间进行空气消毒,房间门窗、床及所接触的物品浸泡或喷洒消毒。活动性肝炎孕妇住院时应床边隔离,标志明显,检查或护理患者后要及时洗手。

(三)产褥期护理

1. 执行产后护理常规。

2. 严格卧床休息,行床旁隔离及消化道隔离。

3. 病情观察及护理

(1)严密观察生命体征及病情变化,预防并发症,发现异常及时与医师联系。

(2)保持外阴清洁,观察子宫复旧及阴道出血情况,发现情况及时与医师联系配合处理。

4. 饮食指导 给予高糖、高蛋白、高碳水化合物、低脂肪、高维生素饮食,忌用乙醇饮料。

5. 用药护理 产后不宜哺乳者及早回奶,回奶时避免使用雌激素类制剂。临产期间及产后 12 小时内不宜使用肝素,避免发生致命性创面出血。

6. 并发症的预防及护理

(1)肝性脑病:遵医嘱给予各种保肝药物。严格限制蛋白质摄入,增加碳水化合物,保持大便通畅,禁用肥皂水灌肠。严密观察有无性格改变、行为异常、扑翼样震颤等肝性脑病前驱症状。

(2)DIC 及肝肾综合征:严密监测生命特征,准确限制液量,记录出入量。应用肝素治疗,观察有无出血倾向。

7. 新生儿的护理 出生后,应立即隔离 4 周护理,避免新生儿感染。出生后 24 小时内肌注高效价乙型肝炎免疫球蛋白,常规接种乙肝疫苗。遵医嘱合理喂养。HBsAg 阳性母亲分娩的新生儿经主、被动联合免疫后,可以接受母乳喂养。

8. 健康指导

(1)早期卧床休息,症状明显减退后可逐步增加活动,加强营养、避免劳累;禁用对肝损害的药物,以免加重肝脏损害而导致胎儿受损的危害性增大。

(2)定期进行孕期监护,每 1~2 月复查肝功能。

(3)进食清淡低脂、富含维生素、充足热量的饮食,保持大便通畅。

(4)遵医嘱合理喂养。

(5)采取避孕措施。

(6)有生育要求的慢性乙肝患者,如有抗病毒治疗适应证,应尽量在孕前应用干扰素(IFN)或核苷酸类似物(NAs)治疗,以期在孕前 6 个月完成治疗。在治疗期间应采取可靠避孕措施。

(四)妊娠合并重症肝炎

1. 需住院治疗　不具备救治条件的医院,及时转运到人员设备条件好、综合救治能力强的综合医院进行救治。

2. 妊娠期及分娩期严密监测水、电解质、肝肾功能、凝血功能、生化、血红蛋白、血小板、胆红素等指标。记录中心静脉压、24 小时出入量。根据检验结果及病情变化及时调整治疗措施及药物、血制品的使用。同时严密监测胎儿宫内状况。

3. 分娩后或剖宫产术后加强口腔、腹部伤口、引流管、尿管、中心静脉管、补液留置管道的护理。记录出血量、腹腔引流量、监测中心静脉压、尿量等。严密观察子宫收缩、阴道出血情况。

4. 保护肝脏,积极防治肝性脑病　遵医嘱应用各种保肝药物。严格限制蛋白质的摄入,每日 < 0.5g/kg,增加碳水化合物,保持大便通畅,严禁肥皂水灌肠。如果有肝性脑病前驱症状可以应用降氨药物,改善脑功能。

5. 预防肝肾综合征、妊娠期高血压疾病及贫血,若发现孕妇皮肤、巩膜黄染加深、尿色黄、皮肤瘙痒、血压升高、贫血等,即按医嘱作进一步检查和治疗。

6. 重症肝炎经积极治疗并应选择适时手术终止妊娠。如在治疗过程中出现产科急诊情况如胎盘早剥、临产、胎儿窘迫等则需及时终止妊娠。

(五)HBV 母婴传播阻断

1. HBsAg 阳性母亲所分娩足月新生儿,应在出生后 12 小时内(尽早)注射 HBIG,剂量 ≥ 100IU,同时在不同部位接种 10μg 重组酵母乙肝疫苗,接种时间越早越好。接种部位为新生儿臀前部外侧肌肉内或上臂三角肌。接种第

1针疫苗后,在1个月和6个月时注射第2及第3针疫苗(0、1、6方案)。

2. HBsAg呈阴性孕妇的早产儿,若生命体征稳定,出生体质量≥2000g,可按0、1、6方案接种乙肝疫苗,最好在1~2岁再加强1针接种;若生命体征不稳定,则应首先处理其他疾病,待稳定后再按上述方案接种。若早产儿体质量<2000g,须待体质量达到2000g后再接种第1针(如出院前体质量未达到2000g,在出院前接种第1针)乙肝疫苗;1个月后再重新按0、1、6方案接种。

3. HBsAg阳性孕妇分娩的早产儿出生后无论身体状况如何,在12小时内必须肌内注射HBIG,间隔3~4周后需再注射1次。新生儿生命体征稳定者,应尽快接种第1针疫苗;生命体征不稳定者,则应待稳定后尽早接种第1针疫苗;1~2个月后或体重达到2000g后再重新按照0、1、6方案对新生儿进行疫苗接种。

4. 对HBsAg阳性孕妇分娩的新生儿,第3针疫苗接种后1个月(7个月龄时)至12个月龄时随访,新生儿无抗体产生或抗体量太少,需加强疫苗接种。对HBV感染阻断成功的判断标准为血清抗体量>100mIU/ml。

(张清梅)

第十四节　产后出血护理常规

产后出血是指胎儿娩出后24小时内,阴道分娩者出血量≥500ml、剖宫产分娩者出血量≥1000ml。严重产后出血是指胎儿娩出后24小时内出血量≥1000ml。难治性产后出血是指经宫缩剂、持续性子宫按摩或按压等保守措施无法止血,需要外科手术、介入治疗甚至切除子宫的严重产后出血。晚期产后出血是指分娩后24小时至产后6周之间发生的子宫大量出血。

产后出血是分娩期的严重并发症,是产妇死亡的重要原因之一,居产妇死亡原因首位,其中80%以上发生在产后2小时之内。子宫收缩乏力、胎盘因素、产道损伤及凝血功能障碍是产后出血的四大主要原因。这些原因可共存、相互影响或互为因果。产后出血量随失血量、失血速度及孕产妇的体质不同而异。晚期产后出血多发生在产后1~2周。

一、产时出血护理常规

(一)积极预防产时出血,进行动态评估,及时发现高危因素

1. 执行分娩期护理常规。

2. 第一产程密切观察产程进展,及时处理宫缩乏力、头盆不称,防止产程延长及滞产。保证产妇充分休息,避免衰竭,减少不良情绪。

3. 第二产程指导产妇正确使用腹压；合理评估会阴侧切指征，适时适度行会阴侧切术。

4. 积极处理第三产程，预防性使用缩宫素、延迟钳夹脐带和控制性牵拉脐带、预防性按摩子宫，能够有效降低产后出血量和产后出血的危险度。

5. 胎盘娩出后应分别在第 15 分钟、30 分钟、60 分钟、90 分钟、120 分钟监测生命体征，包括血压、脉搏、阴道出血量、宫底高度、膀胱充盈情况，及早发现出血及休克。

6. 尽早进行母婴皮肤接触，早吸吮，促进子宫收缩。

（二）加强产时出血的观察，积极采取应对措施

1. 严密监测生命体征、神志变化。观察患者精神状态、面色、皮肤、黏膜、口唇、指甲的颜色、四肢的温湿度，及早发现休克早期征兆。

2. 给予产妇氧气吸入，平卧位，必要时采取中凹卧位，注意保暖。

3. 迅速有效建立静脉通路，遵嘱补液治疗。做好输血前的准备工作，必要时遵嘱予以输血，以维持足够的循环血量。

4. 严密监测尿量及颜色变化，必要时给予导尿治疗。尿量 < 25ml/h，说明血容量不足；尿量 > 30ml/h，说明血容量充足。

5. 密切观察子宫收缩及膀胱充盈情况，观察阴道出血的颜色，准确收集并测量出血量。临床常用估测失血量有以下几种方法：

（1）称重法：失血量（ml）=[胎儿娩出后接血敷料湿重（g）– 接血前敷料干重（g）]/1.05（血液比重 g/ml）。

（2）容积法：用产后接血容器收集血液后，放入量杯测量失血量。

（3）休克指数法（shock index, SI）：休克指数 = 脉率 / 收缩压（mmHg），SI=0.5 为正常；SI=1（失血量小于全身血容量的 20%，出血量小于 500ml，为轻度休克）；1.0~1.5 之间，失血量约为全身血容量的 20%~30%（出血量 1000~1500ml）；1.5~2.0 时，约为 30%~50%（出血量 1500~2500ml）；若 2.0 以上，约为 50% 以上（出血量 2500ml 以上），为重度休克。

（4）血红蛋白水平测定：血红蛋白每下降 10g/L，出血量（失血量）为 400ml 左右（400~500ml）。但是在产后出血早期，由于血液浓缩，血红蛋白值常不能准确反映实际出血量。

（5）失血速度也是反映病情轻重的重要指标。重症情况包括：失血速度 > 150ml/min，3 小时内出血量超过血容量的 50%，24 小时内出血超过全身血容量。

6. 了解分娩全过程，评估产后出血的诱发因素。积极查找出血原因，遵医嘱采取相应处理措施。

（1）子宫收缩乏力：加强宫缩能迅速止血。导尿排空膀胱后可采用以下方法：按摩子宫、应用宫缩剂、宫腔填塞、子宫压缩缝合术、结扎盆腔血管、髂内动脉或子宫动脉栓塞、切除子宫等。

（2）胎盘因素：胎儿娩出后，疑有胎盘滞留时，立即作宫腔检查。若胎盘已剥离则应立即取出胎盘；若胎盘粘连，可试行徒手剥离胎盘后取出。若剥离困难疑有胎盘植入，停止剥离，根据患者出血情况及胎盘剥离面积行保守治疗或子宫切除术。

（3）软产道损伤：应彻底止血，按解剖层次逐层缝合裂伤。

（4）凝血功能障碍：首先应排除子宫收缩乏力、胎盘因素、软产道损伤等原因引起的出血，明确凝血功能障碍的原因，去除诱因。尽快输血、血浆、补充血小板、纤维蛋白原或凝血酶原复合物、凝血因子等。

7. 饮食护理　鼓励产妇进食营养丰富易消化的饮食，多进食富含铁、蛋白、维生素的食物，如瘦肉、牛奶、鸡蛋、绿叶蔬菜等。

8. 心理护理　产后出血的患者存在紧张、恐惧和焦虑心情，助产士应该耐心细致去关爱患者，给予安慰与心理支持，通过新生儿接触、家人的陪伴缓解紧张恐惧的情绪，有的放矢地进行疏导。向患者及家属进行解释和沟通，诊治过程中，病情发生变化，需改变治疗措施时，向患者及家属进行病情交代，取得患者家属的及时知情同意，不延误病情的诊治。

9. 健康指导　产后大量失血后，产妇抵抗力低下，体质虚弱，活动无耐力，生活自理有困难。指导产妇及其家属如何加强营养，有效地纠正贫血，逐步增加活动量。指导产妇及其家属教会产妇继续观察子宫收缩复旧及恶露情况，观察是否出现希恩综合征，若出现异常情况及时就诊。

二、产后24小时内出血护理常规

1. 执行产后护理常规。

2. 定时对产妇进行病房巡视，加强体温、脉搏、呼吸、血压及神志变化的观察，发现异常及时报告医师。

3. 观察产妇精神状态、面色、皮肤、黏膜、口唇、指甲的颜色、四肢的温湿度，重视产妇的不良主诉，如口渴感、阴部坠胀疼痛感等，及早发现出血征象。

4. 密切观察子宫收缩及膀胱充盈情况。观察阴道出血的颜色，准确收集并测量出血量；鼓励产妇多饮水，及时排空膀胱，防止膀胱过度充盈，影响子宫收缩，导致出血。

5. 积极查找出血原因，对症病因遵医嘱采取相应处理措施。执行分娩期出血相应护理常规。

6. 加强产后会阴部及伤口护理，每日评估伤口愈合情况，保持外阴清洁，大小便后冲洗会阴。

7. 落实母乳喂养各项护理措施，促进子宫收缩，减少产后出血。

8. 保持室内空气新鲜，鼓励产妇进食高蛋白、高维生素饮食，以增强抵抗力。

9. 健康指导

（1）告知产妇保证充足休息，病情稳定后鼓励下床活动，逐渐增加活动量。

（2）告知产妇保持会阴部清洁，勤更换卫生巾，预防产后感染。

（3）向产妇讲解相关各项护理措施的目的，提供病情好转的信息，做好心理护理，减少不良情绪。

三、晚期产后出血护理常规

1. 执行产后护理常规。

2. 严密观察产妇体温、脉搏、呼吸、血压、神志、尿量等一般状况，发现异常及时联系医师。

3. 积极预防晚期产后出血各种高发因素，如胎盘胎膜残留、蜕膜残留、胎盘附着部位复旧不良、感染、剖宫产子宫切口裂开或愈合不良等。胎膜早破、阴道助产、产后出血等高危因素的产妇，尽早应用抗生素。

4. 严密观察子宫收缩、阴道出血及产后子宫复旧、恶露的变化，注意产妇有无腹痛、发热、恶露增加伴发恶臭等感染表现，及时识别异常征象。

5. 少量或中等量阴道出血，遵嘱给予抗生素、子宫收缩剂及支持疗法。

6. 加强会阴部护理，保持外阴清洁。指导产妇及时排尿，积极处理产后尿潴留。

7. 保证充足睡眠，加强产妇的营养，给予高热量、高蛋白、高维生素含铁丰富的易消化饮食，有效改善妊娠期贫血者状况。

8. 做好产褥期保健，鼓励产后早期活动，提倡母乳喂养，以利于子宫复旧，减少宫腔积血。

9. 加强心理护理。产妇突然出血者予以心理安慰和精神支持，减轻患者及家属的心理负担，以良好的心态主动配合治疗。

10. 健康指导

（1）告知产妇如何观察子宫复旧及异常恶露识别方法。

（2）指导产妇正确进行会阴及伤口护理，预防感染。

（3）大力倡导母乳喂养，讲解母乳喂养相关理论知识及操作技巧，促进子宫收缩，利于子宫复旧。

（4）进行性生活指导，产褥期禁止盆浴与性生活。

（耿志洁）

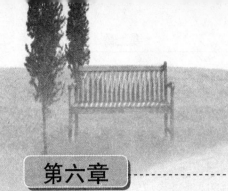

第六章

妇科疾病护理常规

第一节 急性盆腔炎症性疾病护理常规

急性盆腔炎症性疾病是指女性上生殖道的一组感染性疾病，多见于有月经、性活跃的妇女。多数致病微生物是由阴道上行而来的，常为混合感染。性传播感染的病原体如淋病奈瑟菌、沙眼衣原体是主要的致病原；一些需氧菌、厌氧菌、病毒和支原体等也参与疾病的发病过程。炎症可局限于一个部位，也可同时累及几个部位，最常见的是输卵管炎及输卵管卵巢炎，也可包括急性子宫内膜炎、急性盆腔腹膜炎、急性盆腔结缔组织炎等。患者的临床表现因炎症轻重及范围大小而不同，常见症状为下腹痛、阴道分泌物增多。月经期发病可出现经量增多、经期延长。病情严重者可出现发热甚至高热，或伴有消化和泌尿系统症状。若未能得到及时、彻底治疗，可导致输卵管因素不孕和异位妊娠等的发生。急性盆腔炎症性疾病的治疗原则为及时、足量的抗生素治疗，必要时手术治疗。

一、一般护理

1. 执行妇科一般护理常规。

2. 病情观察

（1）注意观察并记录患者的体温、脉搏、呼吸的变化，每4小时测量一次体温，当体温突然升高或骤降时，要随时测量并记录。

（2）观察患者的意识和精神状态，注意有无感染性休克的症状。

（3）观察患者腹痛的部位、性质、程度及伴随症状，当患者出现腹痛加剧、寒战、高热、恶心、呕吐、腹部拒按等异常情况时要考虑盆腔脓肿破裂，需及时报告医师并配合处理。

3. 休息 在急性发作期应嘱患者卧床休息，取半卧位，有利于脓液积聚于直肠子宫陷凹,促使炎症局限。

4. 营养支持 鼓励患者饮水并进食清淡、易消化的高热量、高蛋白、高维生素饮食。

5. 高热护理 患者高热时采用物理降温,给予温水擦浴或用冰袋,并及时记录降温效果。出汗多时,及时更衣、更换床单,保持清洁舒适,保持会阴部的清洁。

6. 心理护理 通过交流建立良好的护患关系,稳定患者情绪,鼓励其积极参与治疗,并争取家人的支持与帮助,减轻患者的恐惧和焦虑。鼓励患者坚持治疗。

7. 药物治疗 遵医嘱准确给予抗生素、退热剂及纠正酸碱平衡紊乱的药物,并注意观察用药后的效果和反应。

8. 其他 减少不必要的盆腔检查,以免炎症扩散。

二、手 术 治 疗

对于药物治疗无效、脓肿持续存在、脓肿破裂者需要手术切除病灶。手术范围应根据病变范围、患者年龄、一般状态等全面考虑。年轻妇女以保守手术为主,尽量保留卵巢功能;对年龄大、双侧附件受累或附件脓肿屡次发作者,应行全子宫切除术及双侧附件切除术。可根据患者情况选择经腹手术或腹腔镜手术。

对手术治疗者,执行妇科手术前后护理常规(详见第二章第三节妇科手术前后护理常规)。

三、健 康 指 导

1. 向患者解释盆腔炎症性疾病的预防措施,教会患者正确清洁会阴的方法,便后冲洗及会阴擦洗时遵循由前向后,从尿道到阴道最后至肛门的原则,以保持会阴部清洁。

2. 指导患者注意个人卫生,每天更换内裤,保持会阴清洁、干燥。做好经期、妊娠期、产褥期的卫生,注意性生活卫生,预防性传播疾病。

3. 为避免再感染的风险,鼓励对急性盆腔炎症性疾病患者出现症状前60天内接触过的性伴侣进行检查和治疗,患者在治疗期间,要避免无保护的性生活。

4. 对于院外药物治疗的患者,应在72小时内随诊,明确有无临床情况的改善,如未见好转应酌情住院,进一步检查或手术治疗。

(刘 玉)

第二节　异常子宫出血护理常规

正常妇女的月经周期为 24~35 天，经期持续 2~7 天，平均失血量为 20~60ml。与正常月经的周期频率、规律性、经期长度、经期出血量任何一项不符合的、源自子宫腔的出血均属异常子宫出血（AUB）。异常子宫出血的范围比较大，既包括器质性疾病所致的异常子宫出血，也包括功能失调性子宫出血（功血）。本节所述异常子宫出血限定于育龄期非妊娠妇女，因此需排除妊娠和产褥期相关的出血，也不包含青春发育前和绝经后出血。FIGO 的 AUB 病因新分类系统 PALM-COEIN：子宫内膜息肉所致的 AUB（AUB-P）；子宫腺肌病所致的 AUB（AUB-A）；子宫平滑肌瘤所致的 AUB（AUB-L）；子宫内膜恶变和不典型增生所致的 AUB（AUB-M）；全身凝血相关疾病所致的 AUB（AUB-C）；排卵障碍所致的 AUB（AUB-O）；子宫内膜局部异常所致的 AUB（AUB-E）；医源性 AUB（AUB-I）；未分类的 AUB（AUB-N）。"PALM"存在结构性改变，可采用影像学技术和（或）组织病理学方法明确诊断，而"COEIN"无子宫结构性改变。治疗方案一般可分为药物治疗（口服避孕药，促性腺激素释放激素激动剂、促排卵等）和手术治疗（子宫切除术、肌瘤剔除术、子宫内膜切除术等）。手术途径可有经腹、腹腔镜和宫腔镜等。

一、一般护理

1. 执行妇科一般护理常规。

2. 大出血患者的护理

（1）病情观察：观察并记录患者的生命体征、出入量、血红蛋白，嘱患者保留出血期间使用的会阴垫及内裤，以便更准确地估测出血量。

（2）休息：出血量较多者，督促其卧床休息，避免过度疲劳和剧烈运动。做好给氧、输液及输血准备。

（3）贫血处理：贫血严重者，遵医嘱做好止血、配血、输血措施，做好手术止血准备，如刮宫术。执行治疗方案维持患者正常血容量。

3. 预防感染

（1）禁止使用未经严格消毒的器械或手套进入阴道做检查或治疗操作。

（2）严密观察与感染有关的征象，如体温、脉搏、子宫体压痛等，监测白细胞、中性粒细胞计数和分类，做好会阴部护理，保持局部清洁。如有感染迹象，及时报告医师，并遵医嘱进行抗生素治疗。

4. 心理护理　减轻患者不安心理，讲明病情，让患者了解此系可治之症，进行精神鼓励，使者积极配合治疗；月经调节受多种因素影响，因此要同家属取得联系,使其了解真实的病情,取得支持和理解。

二、药 物 治 疗

对排卵障碍或子宫内膜局部异常所致的异常子宫出血,一般首选性激素类药物治疗。

1. 向患者说明激素治疗的原理和注意事项,按时按量正确服用性激素,保持药物在血中的稳定水平,不能随意停服和漏服。

2. 用大量雌激素口服治疗时,部分患者可能引起恶心、呕吐、头昏、乏力等副作用,故宜在睡前服用。严重者同时加服维生素 B_6、甲氧氯普胺或镇静剂。长期用药者,需注意监测肝功能。

3. 在使用促排卵药物治疗时,应嘱患者坚持测基础体温,以监测排卵情况。

4. 药物减量需遵医嘱,在血止后才能开始,每 3 天减量 1 次,每次减量不得超过原剂量的 1/3,直至维持量。

5. 维持量服用时间,通常按停药后发生撤退性出血的时间与患者上一次行经时间相应考虑。

6. 指导患者在治疗期间如出现不规则阴道流血应及时就诊。

三、手 术 护 理

对药物治疗效果不佳或不宜用药、无生育要求的患者,特别是不易随访的年龄较大者及子宫内膜病理为癌前病变或癌变者,应考虑手术治疗。

对手术患者可执行妇科手术前后一般护理常规(详见第二章第三节妇科手术前后护理常规)。

四、健 康 指 导

1. 保持会阴清洁卫生,勤换洗会阴垫和内裤,排便后应冲洗外阴;出血及治疗期间禁止盆浴和性生活,可淋浴或擦浴。

2. 多食高蛋白、高纤维素等营养丰富及含铁量高的食物,如猪肝、鸡蛋、红枣、绿叶菜等。

3. 按医嘱准确用药,在口服抗生素与激素类药物出现副作用时,应及时就诊。

(董胜雯)

第三节　子宫内膜异位症护理常规

子宫内膜异位症(内异症)是指子宫内膜组织(腺体和间质)在子宫内膜

以外的部位出现、生长、浸润、反复出血,可形成结节及包块,引起疼痛和不育等。内异症是生育年龄妇女的多发病,发病率有明显上升趋势;其特点表现为:症状及体征与疾病的严重性不成比例;病变广泛、形态多样;极具浸润性,可形成广泛而严重的粘连;具有激素依赖性,易于复发。治疗的目的是减灭和消除病灶、缓解并解除疼痛、改善和促进生育、减少和避免复发。治疗和护理措施要规范化与个体化。治疗方法可分为手术治疗、药物治疗、介入治疗及辅助生育治疗等。

一、一般护理

1. 执行妇科一般护理常规。

2. 病情观察

(1)评估盆腔疼痛:70%~80%的患者均有不同程度的盆腔疼痛,与病变程度不完全平行,包括痛经(典型表现为继发性痛经并渐进性加重)、非经期腹痛、性交痛及排便痛等;卵巢内异症囊肿破裂可引起急性腹痛。

(2)特殊部位内异症表现为各种症状并常伴有周期性变化,如:

1)消化道内异症:大便次数增多或便秘、便血、排便痛等。

2)泌尿道内异症:尿频、尿痛、血尿及腰痛,甚至造成泌尿系统梗阻及肾功能障碍。

3)呼吸道内异症:经期咯血及气胸。

4)瘢痕内异症:剖宫产等手术后腹壁切口瘢痕处结节,经期增大,疼痛加重;会阴切口或切口瘢痕结节,经期增大,疼痛加重。

二、手术护理

(一)术前护理

1. 执行妇科手术前护理常规(详见第二章第三节妇科手术前后护理常规)。

2. 肠道准备 对深部浸润型内异症,特别是病变累及阴道直肠部位者,应做好充分的肠道准备。

3. 对阴道直肠膈内异症患者,术前要行影像学检查,必要时行肠镜检查及活检以排除肠道本身的病变。有明显宫旁深部浸润病灶者,术前要检查输尿管和肾脏。

4. 术前药物治疗 对手术难以切除干净的内异症病灶,或有损伤重要器官组织可能时,术前可用药物如促性腺激素释放激素激动剂(GnRH-a)治疗3~6个月。

(二)术后护理

执行妇科手术后护理常规(详见第二章第三节妇科手术前后护理常规)。

三、药 物 治 疗

药物治疗目的是抑制卵巢功能，阻止内异症进展，减少内异症病灶的活性及减少粘连的形成。

1. 口服避孕药 连续或周期用药，共 6 个月，副作用较少，但可有消化道症状或肝功能异常等。

2. 高效孕激素 醋酸甲羟孕酮（安宫黄体酮），20~30mg/d，分 2~3 次口服，连用 6 个月。副作用主要是突破性出血（高水平雌激素维持在有效浓度引起长时间闭经，因无孕激素的参与，内膜增厚且不牢固而发生的急性出血）、乳房胀痛、体重增加、消化道症状及肝功能异常等。

3. 雄激素衍生物 达那唑、孕三烯酮等，副作用主要是男性化表现，如毛发增多、情绪改变、声音变粗；还可影响脂蛋白代谢、引发肝功能损害及体重增加等。

4. 促性腺激素释放激素激动剂（GnRH-a） 分为皮下注射和肌内注射，每月 1 次，共用 3~6 个月。副作用主要是低雌激素血症引起的更年期症状，如潮热、阴道干燥、性欲下降、失眠及抑郁等，长期应用可引起骨质丢失。

5. 激素治疗 内异症患者绝经后或根治性手术后，可以进行个性化激素治疗，以改善患者生活质量。即使子宫已被切除，如有残存内异症病灶，建议在雌激素治疗的同时应用孕激素，无残存病灶者也可只应用雌激素进行治疗，有条件时应监测雌二醇水平。

四、健 康 指 导

1. 行全子宫切除术者，术后 3 个月内禁止性生活、盆浴，自手术之日起休假 6 周，术后 6 周返院复诊；行单纯卵巢或附件切除术者，术后 1 个月内禁止性生活、盆浴，从手术之日起休假 4 周，术后 4 周返院复诊，复诊时应避开月经期。

2. 内异症的复发 经手术和规范的药物治疗，病灶缩小或消失及症状缓解后，再次出现临床症状且恢复至治疗前水平或加重，或再次出现内异症病灶均为内异症的复发。内异症复发的治疗原则基本遵循初治原则，但应个体化。

3. 内异症的恶变 内异症恶变的发生率约为 1% 左右，部位主要在卵巢，其他部位如阴道直肠膈、腹部或会阴切口等。有以下情况时应警惕恶变：

（1）囊肿直径＞10cm 或短期内明显增大。

（2）绝经后复发。

（3）疼痛节律改变，痛经进展或呈持续性。

（4）影像学检查发现，囊肿呈实性或乳头状结构，彩色多普勒超声示病灶血流丰富，阻力指数低。

（5）血清 CA125 明显升高（＞200ku/L）。

（董胜雯）

第四节　子宫肌瘤护理常规

子宫肌瘤是女性生殖系统常见的良性肿瘤。常见于 30~50 岁妇女。确切病因尚未明了，可能与女性性激素长期刺激相关。多无明显症状，仅在体检时偶然发现，症状与肌瘤部位、有无变性相关。常见症状有：经量增多及经期延长、下腹包块、白带增多、压迫症状等。手术是治疗子宫肌瘤最为有效的方法，小的子宫肌瘤一般不需治疗；有手术指征的患者，根据其具体情况，采用子宫肌瘤剔除术或全子宫切除术，手术途径有经腹、腹腔镜和宫腔镜等。

一、一 般 护 理

1. 执行妇科一般护理常规。

2. 病情观察

（1）评估阴道流血的性状、量、色、时间，收集会阴垫，评估使用前后的重量可推测出血量。

（2）了解有无乏力、心慌、气短等继发贫血症状。

（3）阴道大出血时，立即将患者置平卧位，氧气吸入，迅速建立静脉通路，密切观察生命体征的变化，协助医师完善各项实验室检查，备血，遵医嘱应用药物治疗等。

（4）发生浆膜下肌瘤蒂扭转、肌瘤红色变性时评估腹痛的程度、部位、性质，有无恶心、呕吐、体温升高征象，需剖腹探查时迅速做好术前准备。

3. 营养支持　长期出血的患者一般合并有不同程度的缺铁性贫血。鼓励患者摄入高蛋白、高维生素和含铁量丰富的食物，如瘦肉、肝、动物血、蛋黄、海带等。患者应忌烟酒，忌食辛辣食物。

4. 会阴护理　保持外阴清洁干燥预防感染，指导患者勤换内衣，使用消毒会阴垫。

5. 心理护理　介绍疾病相关知识，告知子宫肌瘤多为良性肌瘤，手术或药物治疗都不会影响健康和夫妻性生活，和患者及家属一起制订康复计划，消除患者顾虑，帮助患者以良好的心态接受手术。

二、手术护理

（一）术前护理

1. 根据手术途径，执行妇科手术前护理常规（详见第二章第三节妇科手术前后护理常规）。

2. 黏膜下肌瘤脱出者，应保持局部清洁，每日擦洗外阴 2 次，预防感染、为经阴道摘取肌瘤术做好准备。

（二）术后护理

根据手术途径，执行妇科腹部术后一般护理常规（详见第二章第三节妇科手术前后护理常规）。

（三）出院指导

1. 术后 3 个月内禁盆浴及性生活，每天清洗外阴，有异常分泌物或异味及时就诊。

2. 术后患者保证休息，注意腹部切口的护理，尽量避免增加腹压的动作，如提重物及蹲、骑动作及重体力劳动等。

3. 术后阴道流血的观察　行肌壁间肌瘤或黏膜下肌瘤剔除术者，子宫壁有切口，这会导致术后有少量的阴道流血，一般不会超过 10 天；行子宫次全切除术后一般不会出血，但如宫颈切缘部位高，可能每月于月经来潮的日子会有少许阴道流血，若出现大量的阴道流血，应立即去医院急诊检查；行子宫全切术后，10~15 天可能会有少量黄色分泌物或血性分泌物，可观察几天，自然消退，如出现脓性分泌物，应去医院诊治、查明原因，及时处理。

4. 出院后 1 个月到门诊复诊，了解术后康复情况。

（董胜雯）

第五节　子宫脱垂护理常规

子宫脱垂是指子宫从正常位置沿阴道下降，宫颈外口达坐骨棘水平以下，甚至子宫全部脱出于阴道以外，常伴有阴道前壁和后壁膨出。子宫脱垂是中老年妇女的常见疾病，也是盆腔器官脱垂常见的部位。分娩损伤是子宫脱垂的主要病因，阴道助产或第二产程延长、产后过早参加重体力劳动、多次分娩均会增加盆底组织受损的机会。长期慢性咳嗽、排便困难、长期蹲站等增加腹压的活动，也会增加子宫脱垂的风险。老年和长期哺乳的妇女因雌激素水平下降，盆底组织萎缩退化也可导致或加重子宫脱垂。

根据患者平卧用力向下屏气时子宫下降的程度，将子宫脱垂分为 3 度：

Ⅰ度　轻型：宫颈外口距处女膜缘小于 4cm，尚未达到处女膜缘；重型：

宫颈外口已达到处女膜缘,在阴道口能见到宫颈。

Ⅱ度 轻型:宫颈已脱出阴道口外,宫体仍在阴道内;重型:宫颈及部分宫体已脱出阴道口外。

Ⅲ度 宫颈及全部宫体已脱出阴道口外。

根据脱垂的程度,患者的处理可分为非手术治疗和手术治疗几种情况。对于无症状的轻度脱垂患者,可选择随诊观察;有症状的轻度脱垂患者及希望保留生育功能、不能耐受或不接受手术治疗的重度患者,非手术治疗可缓解症状,增加盆底肌肉的强度、耐力和支持力。手术治疗的原则是修补缺陷组织,恢复解剖结构,适当、合理地应用替代材料,体现微创化和个体化。

一、一般护理

1. 执行妇科一般护理常规。

2. 会阴部护理

(1)指导患者保持外阴清洁、干燥,穿棉质、清洁内裤,避免感染。

(2)及时回纳脱垂组织,避免组织被衣物损伤。

3. 心理护理

(1)详细了解患者发病时间、病因、主要临床表现及心理社会支持状况,评估患者目前存在的主要护理问题,予以具体的心理干预。

(2)理解患者,加强与患者的沟通,鼓励患者说出自己的疾苦,指导家属关心、理解患者的感受。

4. 健康指导 通过健康指导帮助患者改变生活方式,避免一过性或慢性的腹腔内压力增高的动作,如用力排便、慢性咳嗽或经常负重等。

(1)保持足够的水分摄入,并在规律的间隔时间内排空膀胱。

(2)便秘者增加膳食纤维的摄入,养成定时排便的习惯,使用缓泻剂避免用力排便。

(3)超重者鼓励减轻体质量。

(4)不可避免要负重时应采取正确的姿势,即弯曲膝盖背部挺直。

二、非手术治疗的护理

非手术治疗的方法包括应用子宫托、盆底康复治疗。

(一)子宫托

子宫托作为唯一特异的非手术治疗方法,适用于不愿或不耐受手术治疗,手术后复发者、孕期或未完成生育的患者。禁忌证包括:急性盆腔炎症性疾病、阴道炎、严重的阴道溃疡、对子宫托材料过敏、不能确保随访者。

1. 子宫托分为支撑型和填充型两种。子宫托的选择应当遵循个体化原则,类型的选择要依据病情严重程度、阴道口的完整性及性生活需求;型号的选择要依据阴道的长度和宽度,一般选择能时数佩戴的最大号子宫托。

2. 子宫托合适的标准为放置后脱垂部位复位,子宫托与阴道之间容1指,患者佩戴舒适,站立做 Valsalva 动作(深吸气后屏气,再用力做呼气动作,呼气时对抗紧闭的会厌)或咳嗽时不脱落,不影响行动,不影响大小便。

3. 子宫托试戴 1~2 周后要复查,以便及时调整型号和类型。

4. 健康指导

(1)指导患者学习并掌握正确放取子宫托的方法,应间断性地取出,如晨起放置,睡前取出,放置前排空大小便。避免放置过久压迫生殖道而发生糜烂、溃疡,甚至坏死而致生殖道瘘。

常用的喇叭形子宫托的取放方法:

1)放子宫托方法:患者蹲下,两腿分开,一手持子宫托盘呈斜位进入阴道,将托柄边向内推,边向阴道顶端旋转,直至托盘达子宫颈,然后将托柄弯度朝前,对正耻骨弓后面。

2)取子宫托方法:手指捏住子宫托的柄部,上下左右轻轻摇动,负压消失后向后外方牵拉,防止子宫托滑出阴道外。

(2)指导患者掌握子宫托的清洗、消毒方法。

(3)注意会阴部清洁卫生,经期禁用。

(4)鼓励患者持续使用,定期随诊。一般随诊时间为:上托后 1~2 周、1 个月、3 个月、6 个月时到医院检查一次,以后每 3~6 月检查一次。

(5)使用子宫托可能造成阴道刺激,常出现阴道分泌物少量增多、便秘、阴道流血或轻度溃疡,新发压力性尿失禁或原有的尿失禁症状加重,症状轻者耐受即可,如发生取出困难、可疑感染、出血量多等症状应及时就诊。

(二)盆底康复治疗

主要是进行盆底肌训练,即 Kegel 运动,可加强薄弱的盆底肌肉的力量,增强盆底支持力,改善并预防轻、中度脱垂及其相关症状的进一步发展。

1. 方法　患者仰卧,两膝屈曲,左、右腿分开,双足平放床上,两臂置身体两侧,用力将腿向内合拢,同时收缩肛门,然后将两腿分开,放松肛门;也可在床上随时做收缩肛门和憋尿的运动。

2. 训练时间　持续收缩盆底肌不少于 3 秒,松弛休息 2~6 秒,连续 15~30 分钟,每天 3 次,或每天做 150~200 次,持续 8 周以上。

3. 对于训练效果不满意者可辅以生物反馈治疗或电刺激等方法来增强锻炼效果。

三、手术治疗的护理

手术治疗的方法可分为重建手术和封闭性手术,手术途径主要有经阴道、经腹和腹腔镜三种。

(一)术前护理

1. 根据手术途径,执行妇科手术前护理常规(详见第二章第三节妇科手术前后护理常规)。

2. 遵医嘱术前 3 日阴道冲洗后,局部涂 40% 紫草油或含抗生素的软膏及局部涂雌激素软膏。

3. 休息与活动　注意卧床休息,减少活动,避免脱出组织的损伤。

(二)术后护理

1. 根据手术途径,执行妇科手术后护理常规(详见第二章第三节妇科手术前后护理常规)。

2. 术后体位　如行阴道前后壁修补或盆底修补术后应以平卧位为宜,禁止半卧位以降低外阴、阴道张力。

3. 饮食指导　术后 6 小时后遵医嘱进食少量流质,但禁食奶制品及甜食,防止肠胀气,待肠蠕动恢复后给予无渣流质饮食,控制过早排便,一般 5 日后给予正常饮食;首次排便干结者遵医嘱予口服开塞露或大黄片 3 片 / 次,3 次 / 日,以后适当增加纤维素类食物,保持大便通畅。

4. 会阴部护理　除常规护理外,绝经后阴道黏膜萎缩者建议术后开始局部使用雌激素制剂,每周 2 次。

5. 出院指导

(1)术后休息 3 个月,避免增加腹压及负重。

(2)经医师检查确认切口愈合后,方可进行性生活,一般为 3 个月后。

(3)阴道黏膜萎缩者局部雌激素制剂治疗,延续每周 2 次,至少半年以上。

(4)建议规律随访终生,及时发现复发,处理手术并发症。

(尹雪梅)

第六节　外阴癌护理常规

外阴癌以原发性为主,最常发生在大阴唇,其次是小阴唇、阴道前庭及阴蒂等处。外阴癌平均发病年龄为 50~60 岁,近年来发病有年轻化趋势。绝大多数外阴癌是鳞状细胞癌。其主要症状是外阴部有结节和肿块,常伴有疼痛或瘙痒史。部分患者表现为外阴溃疡,经久不愈,晚期患者还有脓性或血性分泌物增多,尿痛等不适。扩散方式以局部蔓延和淋巴扩散为主,极少血行转移。外阴癌的治疗以手术为主,强调个性化和多学科综合治疗。

一、一般护理

1. 执行妇科一般护理常规。

2. 病情观察

(1)观察外阴局部有无丘疹、硬结、溃疡或赘生物,局部有无疼痛、瘙痒、恶臭分泌物。

(2)观察是否存在尿频、尿痛或排尿困难。

3. 会阴护理 指导患者保持会阴部清洁,穿柔软的棉质内裤,经常更换,避免搔抓,以免局部和感染。

4. 心理护理 向患者及家属讲解外阴肿瘤疾病的相关知识,与患者沟通,及时进行心理疏导,消除紧张、恐惧心理,以取得理解,并积极配合治疗。

二、手术护理

手术方式是广泛的全外阴切除及腹股沟淋巴结清扫术,有时还包括盆腔淋巴结清扫术。

(一)术前护理

1. 执行妇科会阴部及经阴道手术前护理常规(详见第二章第三节妇科手术前后护理常规)。

2. 外阴需植皮者,供皮区皮肤应在术前脱毛、消毒后用无菌巾包扎备用。

3. 备好患者术后用的消毒棉垫、绷带、引流设备。

4. 健康指导

(1)向患者及家属说明各项术前准备的目的、时间以及可能出现的感受,并告知术后将重建切除的会阴,以使其增强手术治疗的信心,积极配合治疗。

(2)告知外阴癌根治术因手术范围大,术后反应会较重,可能的并发症以及应对措施,指导患者正确的翻身、咳嗽、床上肢体活动、床上使用便器等方法。

(二)术后护理

1. 执行妇科会阴部及经阴道手术后护理常规(详见第二章第三节妇科手术前后护理常规)。

2. 病情观察

(1)密切观察切口渗血及引流液的量、颜色、性状。

(2)严密观察切口皮肤有无红、肿、热、痛等感染征象及皮肤的湿度、温度、色泽等。

（3）正确判断植皮瓣愈合情况。

3. 体位与活动

（1）取平卧位，帮助双腿外展并屈膝、膝下垫软枕，以减少腹股沟及外阴部张力，有利于切口愈合和减轻患者的不适感。

（2）鼓励并指导患者进行上半身及上肢活动以防止压疮发生，活动时注意保持引流管通畅。

4. 饮食和排便护理　术后 6 小时可进流质或少渣饮食，同时遵医嘱应用抑制排便药，如复方樟脑酊，每日 3 次，3ml/ 次，根据手术范围，尽量控制在外阴切口愈合后（手术 3~5 天）后排便。经检查外阴切口愈合良好，可排便前，遵医嘱予以液状石蜡 30ml，每天 1 次，连服 3 天，使粪便软化。

5. 外阴护理　保持外阴部清洁干燥，遵医嘱予药液擦洗会阴，每日 2 次。便后及时用温水清洁会阴，并按无菌操作更换切口敷料，重新包扎。

6. 切口护理　术后第 2 天开始遵医嘱予红外线照射会阴部及腹股沟切口，每日 2 次，20 分钟 / 次，以促进愈合。但要特别注意避免烫伤。

7. 切口拆线

（1）外阴切口 5 天开始间断拆线。

（2）腹股沟切口 7~10 天拆线。

（3）阴阜部切口 7~10 天拆线。

三、放射治疗护理

放射治疗是外阴癌有效的辅助治疗手段。对身体不能耐受手术或无法手术治疗的患者可行放射治疗；术前放疗可减小肿瘤体积、降低肿瘤细胞活性、增加手术切除率及保留尿道和肛门括约肌功能。外阴癌以腔外放射治疗为主。

（一）一般护理

1. 心理护理。

2. 放疗前评估患者血象、生命体征、阴道流血、不适症状等，若体温超过 37.5℃，白细胞计数小于 4.0×10^9/L，通知医师，并遵医嘱确定是否继续放疗。严格执行放射治疗方案，保证照射方式、部位、剂量准确且体位安全、舒适。

3. 腔外照射皮肤护理

（1）保持照射野皮肤的清洁干燥，避免局部刺激，防止局部感染。

（2）不可在放射部位涂用含金属的药膏及氧化锌的胶布，也不可在局部进行注射等治疗。

（3）随时观察照射区皮肤颜色，结构及完整的变化。

4. 指导放疗患者治疗后静卧 30 分钟，以减轻放射反应，并鼓励多饮水，以促进毒素排泄。

5. 健康指导

（1）告知患者及家属因放射线在破坏癌细胞的同时也会损伤正常组织细胞，故在治疗期间，要加强营养，注意休息，适当活动。

（2）保护照射区皮肤，避免感染，注意观察大小便情况，如有异常，及时通知医师。

（3）指导患者注意清洁卫生，预防感染。

（二）放射治疗并发症

1. 近期反应（多发于放疗中或放疗后的3个月内）

（1）皮肤反应

1）临床表现：放疗者常在照射后8~10天开始出现皮肤反应。轻度者表现为皮肤红斑，然后转为干性脱屑；中度者可出现水泡、溃烂或组织表层丧失；重度则表现为局部皮肤溃疡。

2）处理：可采用可的松软膏等减轻局部反应，并根据皮损程度认真做好皮肤护理。轻度反应者可在保护皮肤情况下继续放疗，而出现中度或重度放疗反应者应停止放疗。

（2）全身反应

1）临床表现：表现为乏力、恶心、食欲缺乏等，合并化疗者全身反应较重。

2）处理：一般对症处理，可继续放疗。

（3）直肠反应

1）临床表现：多发生在放疗开始2周后，表现为里急后重、腹泻、便血等。

2）处理：应予高蛋白、高维生素的易消化饮食，用止泻药，严重者暂停放疗。

（4）膀胱反应

1）临床表现：多发于术后，表现为尿路刺激征。

2）处理：应予抗炎、止血治疗，严重者暂停放疗。

2. 远期反应 患者合并糖尿病、高血压或有盆腔疾病手术史者可能增加远期并发症的发生率。

（1）放射性直肠炎、乙状结肠炎

1）临床表现：多发于放疗后半年至一年后，主要表现为腹泻、黏液便、里急后重等。

2）处理：以对症治疗为主，如出现梗阻、穿孔等需手术治疗。

（2）放射性膀胱炎

1）临床表现：多发于放疗后一年，尿路刺激征明显。

2）处理：以保守治疗为主，抗炎、止血，行药物膀胱灌注。严重者需手术治疗。

（3）放射性小肠炎

1）临床表现：主要表现为稀便、腹痛等。

2）处理：予对症治疗，如出现梗阻、穿孔等需手术治疗。

（4）外阴、盆腔纤维化

1）临床表现：严重者继发肾功能障碍、下肢水肿。

2）处理：可行中药活血化瘀治疗，若出现输尿管狭窄、梗阻需手术治疗。

四、出　院　指　导

1. 遵医嘱服药，建议复查间隔为第 1 年，每 1~3 个月 1 次；第 2、3 年，每 3~6 个月 1 次；3 年后，每年 1 次。

2. 外阴部有硬结、肿物，或出现瘙痒、疼痛、破溃、出血等异常情况应及时到医院就诊。

3. 平常休息时适当抬高下肢，如发现有下肢肿胀或疼痛时，及时就诊。

4. 出院康复期间发现患者身体有不适等异常情况，应随时来院就诊。

（尹雪梅）

第七节　宫颈癌护理常规

宫颈癌是指发生在子宫阴道部及宫颈管的恶性肿瘤，好发于子宫颈口鳞状上皮和柱状上皮交界处，最常见的是鳞癌。原位癌高发年龄为 30~35 岁。浸润癌为 50~55 岁。确切病因尚未完全明了，可能与性行为、分娩次数及病毒感染等因素相关。转移途径主要为直接蔓延和淋巴转移，血行转移极少见。常见症状包括：阴道流血、阴道排液，晚期症状有邻近组织器官及神经受累压迫症状及恶病质。早期患者以手术治疗为主，中晚期患者以放化疗治疗为主，对不宜手术的早期患者也可采用放化疗治疗。

一、一　般　护　理

1. 执行妇科一般护理常规。

2. 心理护理　应建立良好的护患关系，鼓励患者说出对心理感受，给予心理支持。向患者介绍治疗概况和手术成功的病例，帮助患者增强信心和安全感，保持心情舒畅。

3. 饮食指导　宫颈癌出血的患者一般合并有不同程度的缺铁性贫血。鼓励患者摄入高蛋白、高维生素和含铁量丰富的食物，如瘦肉、肝、动物血、蛋黄、海带等。患者应忌烟酒，忌食辛辣食物。

4. 保持外阴清洁干燥预防感染　指导患者勤换内衣，使用消毒会阴垫，应保持局部清洁,预防感染。

5. 病情观察

(1)严密观察患者生命体征,评估阴道流血的性状、量、色、时间,若患者表现为面色苍白,出冷汗,血压下降甚至晕厥,应立即报告医师,及时进行阴道填塞压迫止血。

(2)如阴道出现血量多,出血速度快,应配合医师做好抢救工作,立即建立静脉通道。应用止血剂,必要时配血、输血等。

(3)嘱阴道流血患者卧床休息,注意保暖。

二、手 术 护 理

根据临床分期、患者年龄、生育要求和全身情况,选择不同手术方式和手术途径。

(一)术前护理

根据手术方式和途径,执行妇科手术前护理常规(详见第二章第三节妇科手术前后护理常规)。

(二)术后护理

1. 根据手术方式和途径,执行妇科手术后护理常规(详见第二章第三节妇科手术前后护理常规)。

2. 密切观察患者生命体征及出入量,尤其是广泛全子宫切除术等涉及范围广的手术患者,每 15~30 分钟观察并记录 1 次,平稳后再改为每 4 小时观察 1 次。

3. 保持引流管通畅 注意保持腹腔引流管及阴道引流通畅,严密观察引流液量、性状及颜色。按医嘱于术后 48~72 小时拔除引流管。

4. 协助恢复膀胱功能 宫颈癌根治术患者手术范围广泛,对机体损伤较大,一般留置尿管 7~14 天,期间应指导患者做盆底肌肉锻炼。拔管前 3 天,每 2~3 小时定时间断开放尿管,以锻炼膀胱促进功能恢复;拔除尿管后 1~2 小时协助患者自行排尿,如不能自解应及时处理,必要时重新留置尿管。拔除尿管后 4~6 小时测残留尿量,若超过 100ml 则需继续留置尿管,少于 100ml 者每日测 1 次,2~4 次均正常者说明膀胱功能已恢复。

5. 健康指导

(1)术后 3~6 个月内禁止性生活。

(2)出院后每个月到门诊复诊,连续 3 个月后,可按照宫颈癌的随访时间要求进行复诊。

三、放射治疗护理

放射治疗适用于宫颈癌部分ⅠB2期、ⅡA2期和ⅡB~Ⅳ期A期患者；全身情况不适宜手术的早期患者；宫颈大病灶的术前化疗；手术后辅助。早期病例以局部腔内照射为主，体外照射为辅，晚期以体外照射为主，腔内照射为辅。

1. 心理护理 治疗前让患者及家属充分了解放疗的目的，毒副作用及应对措施，消除其对疾病和治疗的恐惧紧张心理，介绍治愈病例，增强抗癌信心，使其主动配合治疗和护理。

2. 病情观察 密切观察患者生命体征及出入量。

3. 营养和饮食护理 宫颈癌放疗最易损伤的脏器是直肠，可出现不同程度的腹痛、腹泻等。患者最宜进高蛋白、高维生素、少渣、低纤维饮食，避免吃易产气的食物，如糖、豆类、碳酸类饮料、忌辛辣、刺激性食物。

4. 预防感染 嘱患者注意休息，多饮水；保证充足睡眠，适当锻炼，保持乐观情绪，避免与感冒患者接触，注意天气变化，及时增减衣服。每周检查血常规。

5. 腔内照射的阴道护理 每日用冲洗液，如1：5000高锰酸钾溶液冲洗1~2次；对大出血者禁冲洗。冲洗时动作要轻柔，冲洗压力不宜过高，温度要适宜，严格执行消毒隔离制度及无菌技术，防止交叉感染。

6. 并发症的观察及处理

（1）放射治疗一般并发症的观察及处理，详见本章第六节外阴癌放射治疗并发症。

（2）阴道狭窄处理：行阴道冲洗半年，间隔2~3天或每周1次。必要时佩戴阴道模具，定期复查。鼓励放疗后3个月复查肿瘤治愈者开始性生活。

四、宫颈癌患者化疗护理

1. 按妇科一般护理常规护理。

2. 热情接待患者，做好患者的心理护理，鼓励患者树立战胜疾病的信心。正视现实，忍受暂时的痛苦，只有及时、足量、正规的化疗才能缩短病程，尽快治愈。

3. 做好健康宣教及生活护理 护士要向患者讲解化疗会出现哪些不良反应，化疗期间多食高蛋白、高维生素、易消化饮食，指导患者饮前后漱口，软毛刷刷牙，经常擦身更衣，注意休息，保持充足睡眠。

4. 化疗前和疗程过半时，准确测量体重。

5. 严格三查八对，遵医嘱严格用药，保证剂量准确，避免药物的浪费。用药做到现用现配,严格遵守给药时间,速度和给药途径。

6. 保护血管,选择较粗直、以固定的血管,避免使用有炎症、硬结、关节处、前臂内侧的血管,如发生渗漏应及时处理。建议化疗患者 PICC 置管、输液港置入。

7. 加强巡视,随时调整补液速度。注意患者主诉,观察用药后的不良反应。

8. 准确记录出入量,观察出入量是否平衡,及时补充液体。监测电解质水平,遵医嘱及时补充电解质。

9. 遵医嘱定期监测白细胞计数。监测血象,若出现骨髓Ⅳ度抑制,需实施保护性隔离。

五、宫颈癌放化疗术后的出院指导

1. 指导患者保持良好心态,给予合理饮食,增加营养。

2. 嘱患者避免进行剧烈运动及重体力劳动,注意休息,适当活动。

3. 指导患者正确的阴道冲洗,保持会阴清洁,每天 1 次或隔天 1 次,坚持 2 年,防止阴道粘连。

4. 继续做好照射野皮肤的护理。

5. 做好性生活指导 宫颈癌患者在放疗后 3~6 个月可恢复性生活。告知患者出院随访的重要性及间隔时间。

（张清梅）

第八节 子宫内膜癌护理常规

子宫内膜癌是发生在子宫内膜层的一组上皮性恶性肿瘤,以来源于子宫内膜腺体的腺癌最常见,为女性生殖道三大恶性肿瘤之一。高发年龄 50~60 岁,年轻患者有增多趋势。子宫内膜癌的发病病因不十分清楚,目前认为子宫内膜癌有两种发病类型,一种类型是雌激素依赖性,占子宫内膜癌的大多数,均为子宫内膜样腺癌,肿瘤分化好,雌孕受体阳性率高,预后好,患者年轻,常伴有肥胖、高血压、糖尿病、不孕或不育及绝经延迟;另一类型是非雌激素依赖性,发病与雌激素不明确关系,多见于老年体瘦妇女,肿瘤恶性度高、分化差,预后不良。子宫内膜癌主要以直接蔓延、淋巴转移为主,晚期可经血行转移。主要表现为绝经后阴道流血、流液、下腹胀痛及痉挛样疼痛,晚期可出现贫血、消瘦及恶病质等症状,主要治疗方法为手术、放疗及药物(化学药物及激素)治疗。

一、术　前　护　理

1. 根据手术途径,执行妇科手术前护理常规。

2. 评估阴道流血和排液的性状、量和气味;晚期可触及宫旁包块、或肉眼见癌肿突出宫口,质脆易出血,合并感染时有脓液流出,应保持外阴清洁干燥,预防感染。

3. 心理护理　评估患者的心理状态,讲解手术的必要性。熟练运用心理学知识,实施个性化的心理疏导。用通俗的语言向患者和家属讲解有关注意事项、过程及可能发生的并发症等,使患者及家属消除紧张情绪,向患者介绍手术成功的病例,帮助患者增强信心和安全感,保持心情舒畅。

4. 阴道准备　用 0.2% 碘附溶液进行阴道冲洗或擦洗,每天 1 次,连用 3 天,操作时动作要轻。

5. 肠道准备　术前 3 天进半流食,术前 1 天进流食,而在术前的 8 小时则给予禁食水,减轻胃肠道负担,促进手术后肠蠕动的恢复。术前 1 天遵医嘱口服和爽或甘露醇等缓泻剂清洁肠道的药物,术前 1 日晚对患者进行清洁灌肠,认真听取患者的主诉,给予适宜的体位,详细讲解相关注意事项和灌肠的意义,肠内积气和粪便要排空。

二、术　后　护　理

1. 执行妇科手术后护理常规。

2. 引流管的护理　保持腹腔引流管通畅,密切观察引流液的量、颜色和性质,引流量不得 > 100ml/24h。发现异常及时通知医师。

3. 根据手术范围大小,术后一般留置尿管 2~14 天,对留置尿管时间超过 7 天者,尿管拔除前 3 天开始夹管,每 2 小时开放 1 次,尿管拔除后常规测残余尿,如超过 50ml,则应重新留置 3~5 天尿管。

4. 并发症的预防护理

(1)密切注意患者切口、阴道有无出血;术后 6~7 天阴道残端肠线吸收或感染时可致残端出血,需严密观察并记录出血情况,嘱患者在此期间减少活动。

(2)注意患者有无腰酸、腹痛等主诉;密切观察患者有无呼吸困难、胸痛,观察患者的呼吸和神志情况,防止高碳酸血症和酸中毒的发生。患者一旦出现不良状况,及时汇报给医师。

三、术后放疗护理

1. 提供放疗的相关知识。

2. 接受腔内放疗者,应使直肠、膀胱空虚,必要时放疗前要灌肠、留置尿管,避免治疗损伤。腔内治疗期间,指导患者绝对卧床,学会在床上运动的方法,避免发生长期卧床的并发症,放射源取出后,渐进性增加活动量,逐渐完成生活自理。

四、药物治疗的观察及护理

1. 对孕激素治疗的患者,使之了解到此药应用剂量大,时间长,需 8~12 周才能评价疗效,需要耐心的配合;治疗期间出现的水、钠潴留及药物性的肝炎,停药后会缓解,不必紧张。

2. 对雌激素治疗的患者,患者会出现类似绝经综合征的症状,如潮红、潮热、急躁等,部分患者有胃肠道反应及不规则阴道流血等。严重时需对症处理。

五、出 院 指 导

1. 加强营养 患者应该食用高热量、高蛋白质、高维生素含量的饮食,以保证营养的供应。

2. 注意休息,适当运动 患者要保证每天的充足休息,进行适当体育锻炼,增强体质,预防感冒。术后 3 个月内禁止提重物、骑车等行为。

3. 定期检查、复诊时间 术后 2 年内,每 3~6 月 1 次;术后 3~5 年,每 6~12 月 1 次。内容:盆腔检查、阴道细胞学涂片检查及胸片(6~12 个月)。

4. 保证会阴部的清洁 应该勤换内衣,术后 2 个月禁止盆浴和性生活,必须预防感染的发生。

5. 术后如果有腹痛、发热、阴道流血等状况要立刻来院就诊。

(张清梅)

第九节 卵巢恶性肿瘤护理常规

卵巢肿瘤是指发生于卵巢上的肿瘤,分生理性和病理性两类,病理性又可分为良性肿瘤和恶性肿瘤两种。卵巢恶性肿瘤是女性生殖器常见的恶性肿瘤之一,卵巢上皮性肿瘤好发于 50~60 岁的妇女,卵巢生殖性肿瘤多见于 30 岁以下的年轻女性。由于卵巢位于盆腔深部,早期病变不易发现,一旦出现症状多为晚期,其死亡率为妇科恶性肿瘤首位,是严重威胁妇女生命和健康的主要肿瘤。

恶性卵巢肿瘤的临床表现:早期多无自觉症状,晚期肿瘤短期内迅速生长,腹胀,出现腹水及压迫症状或发生周围组织浸润,功能性肿瘤可产生相应雌激素或雄激素过多症状。晚期患者出现衰弱、消瘦、贫血等恶病质现象。

并发症：①肿瘤破裂；②恶性变；③感染；④蒂扭转：较常见，为妇科急腹症之一。

一、一 般 护 理

1. 执行妇科一般护理常规。

2. 病情观察

（1）动态观察生命体征和一般情况变化。

（2）密切观察病情变化，关注患者的主诉，发现有腹痛、腹胀等异常情况应及时报告医师，并记录。

3. 体位指导 卵巢肿瘤伴有心悸、气促、呼吸困难、腹水等压迫症状的患者，应卧床休息，取半坐卧位，以减轻不适压迫症状。

4. 饮食指导 进食富含蛋白质、维生素 A 的饮食，避免高胆固醇饮食。

5. 放腹水治疗护理

（1）备好腹腔穿刺用物，协助医师完成操作。

（2）放腹水速度不宜过快，每次放腹水一般不超过 3000ml。

（3）放腹水期间，注意观察患者的生命体征、面色、腹水的性质与量等。若出现异常情况，及时报告医师，并协助处理。

二、手术护理常规

（一）手术前护理

根据手术途径，执行妇科手术前护理常规。

（二）手术后护理

1. 根据手术途径，执行妇科手术后护理常规。

2. 巨大肿瘤手术后者，遵医嘱用砂袋进行腹部加压，以防腹压骤降引起休克。

三、健 康 指 导

1. 心理护理

（1）向患者及家属讲解卵巢肿瘤疾病的相关知识，告知手术是卵巢肿瘤最主要的治疗方法之一，说明手术经过及手术后可能出现的并发症，以取得理解与配合。

（2）耐心解答患者及家属的询问，解除其思想顾虑，帮助患者树立战胜疾病的信心。

2. 增强妇女预防保健意识，重视定期妇科检查，宣传恶性卵巢肿瘤的高危因素。

（1）高危妇女应预防性口服避孕药。

（2）已婚妇女每年行1次妇科检查。

（3）少女如出现腹胀、腹痛、腹部增大者应看妇科，排除卵巢恶性肿瘤的可能。

（4）高危人群建议每半年检查1次。

（5）乳腺癌、子宫内膜癌、胃肠癌等患者术后应定期接受妇科检查。

3. 向患者及家属告知出院有关事宜

（1）严格遵医嘱服药。

（2）卵巢癌易复发，出院后须长期随访和监测：

1）术后1年内，每月1次。

2）术后第2年，每3个月一次。

3）术后第3年，每6个月一次。

4）3年以上者，每年1次。

（3）化疗期间，严格遵医嘱定期来院复查白细胞及肝肾功能。以便早期发现转移癌征兆，早期得到处理。

（4）出院康复期间发现患者身体有不适异常情况，应随时来院就诊。

（尹雪梅）

第十节　妊娠滋养细胞疾病护理常规

妊娠滋养细胞疾病是一组来源于胎盘绒毛滋养细胞的疾病，根据组织学可将其分为葡萄胎、侵蚀性葡萄胎、绒毛膜癌、胎盘部位滋养细胞肿瘤及上皮样滋养细胞肿瘤。除葡萄胎为良性疾病外，其余统称妊娠滋养细胞肿瘤。

葡　萄　胎

葡萄胎是一种滋养细胞的良性病变，主要为组成胎盘的绒毛滋养细胞增生，间质水肿变性，各个绒毛的乳头变为大小不一的水泡，水泡间有细蒂相连成串，形如葡萄。可分为完全性葡萄胎和部分性葡萄胎两类。葡萄胎一经临床诊断，应及时清宫，清宫过程应严密注意并发肺栓塞。

一、一　般　护　理

1. 执行妇科一般护理常规。

2. 病情观察

（1）动态贯彻生命体征及一般情况变化。

（2）观察阴道流血（量、颜色、性质）情况，若阴道流出物排出物中有水泡状组织,应保留会阴垫,收集标本送病理学检查。

(3)观察呕吐物的性质。

(4)行清宫术前需观察有无休克、子痫前期、甲状腺功能亢进、水电解质紊乱及贫血等情况,如有及时报告医师,待病情稳定后再行清宫。

3. 合并妊娠高血压综合征护理 遵医嘱做好相应的治疗及护理。

4. 呕吐护理 消除可能引起呕吐的因素,保持口腔卫生,每次呕吐后漱口。必要时遵医嘱应用镇静药。

5. 环境与休息

(1)提供舒适、安静、干净的病房环境,注意通风,保持空气清新与床单位整洁。

(2)卧床休息,适当运动,保证睡眠充足。

6. 饮食护理 少食多餐,进食高蛋白、高维生素、清淡、易消化饮食。

7. 会阴护理 保持外阴清洁。

8. 手术治疗护理

(1)清宫术的护理

1)清宫术前,应配血备用,做好各种应急抢救的药品和物品准备。

2)清宫术时,建立静脉通道,遵医嘱静脉滴注缩宫素,加强子宫收缩,防止术中子宫穿孔和大出血。

3)清宫术后,将刮出物送病理检查,葡萄胎清宫不易一次吸刮干净,一般于1周后再次刮宫。

(2)子宫切除术护理:执行腹部手术一般护理常规,完善术前术后的护理工作。

二、健 康 指 导

1. 心理护理 向患者及家属讲解"葡萄胎"疾病相关知识,及时提供相关治疗信息,并说明葡萄胎是良性病变,经过治疗后能恢复正常,让患者减轻焦虑及恐惧心理,增强战胜疾病的信心。

2. 避孕指导 在随访期间可靠避孕1年。首选用安全套避孕。宫内节育器可混淆子宫出血原因,故不宜使用。含有雌激素的避孕药可促进滋养细胞生长,也不宜采用。

3. 卫生指导

(1)保持身体清爽,日常沐浴应洗淋浴,不宜洗盆浴。

(2)保持外阴清洁,及时更换会阴垫和内裤,排便后清洗会阴。以防感染。

4. 向患者及家属告知出院事宜

(1)遵医嘱服药,定期来院复查。

（2）随访时间及内容：葡萄胎清宫术后,应监测 HCG。第一次测定应在清宫术后 24 小时内,以后每周一次,直至连续 3 次阴性,以后每个月一次共 6 个月,然后每 2 个月一次共 6 个月,自第一次阴性后共计 1 年。每次随访时除 HCG 测定,还要检查月经是否规则,有无异常阴道流血,有无咳嗽、咯血等症状,并做妇科检查。每 3~6 个月或出现 HCG 异常或有临床症状或体征时行 B 超、X 线胸片或 CT 检查。

（3）刮宫术后禁性生活和盆浴 1 个月。注意经期卫生,流血期间禁性生活。

（4）出院治疗期间,出现阴道流血、咳嗽、咯血等症状应随时来院就诊,以免延误病情。

侵蚀性葡萄胎

葡萄胎组织侵入子宫肌层或转移到邻近及远处器官者称侵蚀性葡萄胎。多在葡萄胎清除后 6 个月内发生,可穿破子宫肌层或转移至肺、阴道、外阴等器官,造成局部破坏出血。其具有恶心肿瘤特点,但治疗效果及预后均较绒癌为好,治疗主要是化疗或化疗加手术治疗。

一、一 般 护 理

1. 执行妇科一般护理常规。

2. 急救护理

（1）阴道大出血的患者应取平卧位,并给予吸氧、保暖。

（2）迅速建立静脉通道、留取血、尿标本,遵医嘱合血、输血、输液,确保输注速度。

（3）配合医师尽快完善清宫手术前的准备工作。

3. 病情观察

（1）动态观察生命体征和一般情况变化。

（2）阴道转移

1）密切观察阴道有无破溃出血,禁作不必要的检查和窥阴器检查。

2）准备做好各种抢救物品（输血、输液用物、长纱条、止血药物）。

3）如发生溃破大出血时,应立即报告医师并配合抢救。

4）取出纱条未见继续出血,仍须严密观察阴道流血情况、有无感染及休克征兆。

（3）肺转移

1）观察有无咳嗽、吐血痰或反复咯血、胸痛及呼吸困难等情况。

2）大量咯血时有窒息、休克甚至死亡的危险,如发现应立即通知医师,同时即予给氧、头低侧卧位,轻击背部,排除积血,保持呼吸道的通畅。

（4）脑转移

1）记录24小时出入量，观察有无电解质紊乱的症状。

2）瘤栓期：表现为一过性脑缺氧症状，如暂时性失语、失明、突然跌倒等。脑瘤期：表现为头痛、喷射性呕吐、偏瘫、抽搐甚至昏迷。脑疝期：表现为颅内压升高，脑疝形成，压迫生命中枢而死亡。

3）重视早期症状，并采取必要的护理措施预防跌倒、咬伤、吸入性肺炎、角膜炎、压疮等并发症的发生。

（5）肝转移：预后不良。表现为上腹部或肝区疼痛，若病灶穿破肝包膜可出现腹腔内出血。

（6）昏迷、偏瘫：按相应的护理常规实施护理。

4. 用药护理　遵医嘱准确、及时应用止血、脱水、镇静、抗生素及化疗等药物，并注意观察用药后的疗效与不良反应。

5. 环境与休息

（1）提供舒适、安静、干净的病房环境，注意通风，保持空气清新与床单位整洁。

（2）卧床休息，适当运动，限制走动减轻消耗，有呼吸困难者予半卧位并吸氧。

（3）严格控制探视，避免交叉感染。

6. 饮食护理　少量多餐，进食高营养、高蛋白、高维生素、清淡、易消化的饮食。

7. 化疗护理　遵医嘱予以化疗护理。

二、健　康　指　导

1. 心理护理

（1）向患者及家属讲解"侵蚀性葡萄胎"疾病的相关知识，及时提供相关治疗信息，以消除恐惧和焦虑情绪。

（2）耐心解答患者及家属的询问，鼓励患者表达内心感受，针对其心理问题，及时予以干预与疏导。保持与患者家属的联系，鼓励家属给予爱的表达，使患者树立战胜疾病的信心。

2. 避孕指导　在随访期间应节制性生活，可靠避孕1年，首选安全套避孕。宫内节育器可混淆子宫出血原因，故不宜使用。含有雌激素的避孕药可促进滋养细胞生长，也不宜采用。若有生育要求者，化疗停止1年后可以妊娠。

3. 健康指导

（1）遵医嘱服药，定期来院复查。

（2）随访时间：第1年内每月随访1次，1年后每3个月1次，持续3年，再每年1次至5年,此后每两年1次。

（3）注意保暖,避免着凉,告知患者勿去人多的公共场所,以预防感染。

（4）出院治疗期间,出现阴道流血、头痛、胸痛、咳嗽、咯血等症状应随时来院就诊,以免延误病情。

绒 毛 膜 癌

绒毛膜癌,为一种高度恶性的肿瘤,继发于葡萄胎、流产或足月分娩以后,其发生比率约为2:1:1,少数可发生于异位妊娠后,患者多为生育年龄妇女,少数发生于绝经以后,这是因为滋养细胞可隐匿(处于不增殖状态)多年,以后才开始活跃,原因不明。

一、一 般 护 理

1. 执行妇科一般护理常规。

2. 病情观察

（1）动态观察生命体征和一般情况变化。

（2）严密观察阴道流血(量、颜色、体质)及腹痛情况,发现阴道流血量明显增多或者腹痛加剧等异常情况,应及时报告医师,并记录。

（3）转移病灶观察:同侵蚀性葡萄胎。

3. 环境与休息

（1）提供舒适、安静、干净的病房环境,注意通风,保持空气清新与床单整洁。

（2）卧床休息,适当运动,限制走动减轻消耗,有呼吸困难者予半卧位并吸氧。

（3）严格控制探视,避免交叉感染。

4. 饮食护理 少量多餐,鼓励进食高营养、高蛋白、高维生素、清淡易消化的饮食,提供患者喜欢的食谱。

5. 手术治疗护理

（1）手术前准备:执行妇科腹部手术一般护理常规,落实手术前的护理工作。

（2）手术后护理:护行妇科腹部手术一般护理常规,落实手术后的护理工作。

6. 化疗治疗护理 遵医嘱予以化疗护理。

二、健 康 指 导

1. 心理护理

（1）向患者及家属讲解"绒毛膜癌"疾病的相关知识,及时提供相关治疗信息以消除恐惧和焦虑情绪。

（2）耐心解答患者及家属的询问,鼓励患者表达内心感受,针对其心理问题,及时予以干扰与疏导。保持与患者家属的联系,鼓励家属给予爱的表达,使患者树立战胜疾病的信心。

2. 告知患者及家属坚持巩固化疗治疗的重要性

(1)绒癌近期治愈后巩固化疗1~3个疗程,以后每周测定血β-HCG1次,正常者3个月后再巩固化疗1次,以后每半年化疗1次,2年不复发者不再化疗。

(2)绒毛膜癌治愈后对要求生育期的妇女严格避孕2年,为防止β-HCG值受避孕因素影响,最好采取男用避孕套和女用阴道隔膜双方避孕法。

(3)良性滋养细胞肿瘤的恶变机会,据目前文献报道约为12%~20%,故随诊工作持续至少2年,有条件者应长期随诊。

3. 向患者及家属告知出院事宜

(1)遵医嘱服药,定期来院复查。

(2)随访时间:第1年内每月随访1次,1年以后每3个月1次并持续3年,再每年1次至5次,以后每2年1次。

(3)有转移灶症状出现时,应卧床休息,等病情缓解后再适当活动。

(4)节制性生活并落实避孕措施,有阴道转移者严禁性生活。

(5)出院治疗期间,出现阴道流血、头痛、胸痛、咳嗽、咯血等症状应随时来院就诊,以免延误病情。

(尹雪梅)

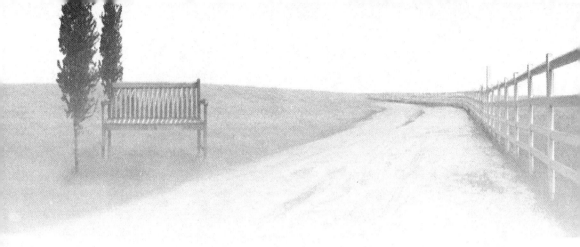

第二部分

儿科护理常规

第一篇 总论

第七章

一般护理常规

第一节 入院护理常规

1. 一般患儿持住院证在住院部办理住院手续后入住病房,护士热情接待,根据患儿病种、病情和年龄,合理安排好床单位及用品。

2. 急诊危重患儿由急诊室护士通知病房,病房做好相应抢救准备,根据患儿病情由急诊室医护人员送入病房,并与病房做好交接。

3. 入院后戴腕带,测体温、脉搏、呼吸、血压、体重、身高,做好记录。

4. 责任护士主动为患者填写好住院病历、床头卡及患儿一览表等各项记录,通知主管医生收治新患儿。

5. 责任护士主动向患儿做自我介绍,做好入院介绍,包括病室环境、设施、作息时间、安全须知、探视陪伴,膳食管理等制度,并讲解病房设施的使用。向家长讲解医保相关信息。

6. 按照入院评估单评估患儿,根据患儿情况完成各类风险管理记录。根据评估结果为患儿实施医学照顾、心理支持等。

7. 及时准确执行医嘱,完成各种检查、治疗和护理。指导和协助正确留取大小便标本。

8. 遵医嘱分级护理,按分级护理要求严密观察病情变化,各班加强巡视,发现病情变化及时通知医生,并协助处理。

9. 饮食护理　根据医嘱给予饮食,根据病情进行饮食指导。

10. 健康教育和心理护理　根据不同疾病提供有针对性的健康教育和心理护理。

11. 安全护理　按儿科安全护理常规做好安全护理。

12. 基础护理

（1）每周剪指甲 1~2 次、测体重 1 次。

（2）晨晚间护理：每天各 1 次。

（3）口腔护理：禁食、鼻饲、昏迷等患儿口腔护理每天 2~3 次或遵医嘱。

（4）臀部护理：保持臀部清洁、干燥，臀红者按相应护理常规护理。

13. 保持病室清洁、整齐、舒适、安静、安全，光线柔和，空气新鲜流通，温度 18~22℃，湿度 50%~60%。每天通风两次，每次 30 分钟。

（邹　萍）

第二节　出院护理常规

1. 接到患儿出院医嘱后，通知患儿及家属，详细制定做好出院准备工作，告知出院流程及注意事项。

2. 护士及时处理出院医嘱，停止治疗医嘱，结算账目、结清费用。

3. 出院后仍需服药治疗时，通知药房确认出院带药。告知正确办理出院手续的方法，有医保需及时结报者告知家长带相关资料到住院部办理及时结报。

4. 完善护理记录、护理计划单、各种风险管理记录及健康教育单，注销患儿所有治疗卡，按出院病历排列顺序整理病历。

5. 结合患儿健康情况和个体化需求，做好出院指导和健康教育工作。根据病情进行出院指导，包括饮食、休息与活动、功能锻炼、用药、疾病预防、复诊随访指导等。

6. 征求患儿家长意见。

7. 为患儿提供帮助和支持，热情送家长及患儿离开病房。

8. 根据患儿疾病需要，提供延续性护理服务。

9. 做好床单位的终末处理和消毒。

（邹　萍）

第三节　儿内科疾病护理常规

1. 按整体护理程序要求做好入院患儿评估。

2. 保证患儿的休息与睡眠，根据不同的护理等级给予不同的生活照顾。危重患儿绝对卧床休息。

3. 遵医嘱给予饮食，观察食欲情况，做好记录。

4. 做好晨晚间护理，保持床单位整齐，每日定时开窗通风两次。

5. 体温、脉搏、呼吸、血压（T、P、R、BP）监测

（1）一般要求：特级护理患者每日监测 T、P、R4 次（6：00、10：00、14：00、

18：00），一级护理患者每日测量 T、P、R2 次（6：00、14：00），二级护理、三级护理患者每日测量 T、P、R1 次（14：00），如患者发生病情变化应随时监测。

（2）特殊要求：

1）高热患者（T＞39℃）：6 次／日（q4h）（2：00、6：00、10：00、14：00、18：00、22：00），连测三天。体温正常并平稳后，按照护理级别要求监测。

2）发热患者（37℃＜T≤39℃）：4 次／日，连测三天，体温正常并平稳后，按照护理级别要求监测。

3）特殊病情按需进行 T、P、R、BP 监测。

4）新入院患者当日应当测量并记录血压，住院期间每周测量一次或按医嘱准确测量并记录。

5）根据医嘱测血氧饱和度。

6. 每周测体重 1 次，并记录在体温单上。

7. 禁食患儿每日做口腔护理 2 次，观察胃肠减压患儿减压液的量，性质，颜色。

8. 新入院患儿24 小时内留大小便常规。3 天无大便者，通知医生给予处理。

9. 无陪伴的患儿，昏迷的患儿，每次做完护理后将床栏拉起，以防坠床，如需要约束患儿时，做好家属的解释工作。

10. 按照分级护理的要求定时巡视患儿，特级护理患儿严密观察病情变化；一级护理患儿每 30 分钟巡视患儿病情变化；二级护理患儿每 1~2 小时巡视患儿病情变化；三级护理患儿每 3 小时巡视患儿病情变化。做好护理记录。

11. 做好健康宣教，如：疾病护理知识，护理方法，喂养知识，对婴幼儿家属进行母乳喂养知识与技能的宣教。

12. 做好心理护理，减轻患儿及家长的焦虑，恐惧心理，满足其生理心理的需求，营造温馨的住院环境，以利早日康复。

13. 出院时做好出院指导，如：服药方法，病情观察，饮食，睡眠，休息，活动等家庭护理方法。

（邹 萍）

第四节 儿外科疾病护理常规

1. 按整体护理程序要求做好入院患儿评估。

2. 保证患儿的休息与睡眠，根据不同的护理等级给予不同的生活照顾。危重患儿绝对卧床休息。

3. 遵医嘱给予饮食，观察食欲情况，做好记录。

4. 做好晨晚间护理，保持床单位整齐，每日定时开窗通风两次。

5. 体温、脉搏、呼吸、血压(T、P、R、BP)监测

(1)一般要求:特级护理患者每日监测 T、P、R4 次(6:00、10:00、14:00、18:00),一级护理患者每日测量 T、P、R2 次(6:00、14:00),二级护理、三级护理患者每日测量 T、P、R1 次(14:00),如患者发生病情变化应随时监测。

(2)特殊要求

1)新入院患者、中小手术术后患者:2 次/日,连测三天,体温正常以后按照护理级别要求监测直至出院。术前 1 日患者:2 次/日。

2)大手术患者、发热患者(37℃<T≤39℃):4 次/日,连测三天,体温正常并平稳后,按照护理级别要求监测。

3)高热患者(T>39℃):6 次/日(q4h)(2:00、6:00、10:00、14:00、18:00、22:00),连测三天。体温正常并平稳后,按照护理级别要求监测。

4)特殊病情按需进行 T、P、R、BP 监测。

5)新入院患者当日应当测量并记录血压,住院期间每周测量一次或按医嘱准确测量并记录。

6)根据医嘱测血氧饱和度。

6. 禁食患儿每日做口腔护理 2 次,观察胃肠减压患儿减压液的量,性质,颜色。

7. 新入院患儿 24 小时内留大小便常规。3 天无大便者,通知医生给予处理。

8. 无陪伴的患儿,昏迷的患儿,每次做完护理后将床栏拉起,以防坠床,如需要约束患儿时,做好家属的解释工作。

9. 手术前一日备皮,更衣,保持术野皮肤清洁。

10. 执行医嘱做术前肠道准备。

11. 更换床单位,备好麻醉床,根据麻醉方式不同准备抢救,监护物品。

12. 按照分级护理的要求定时巡视患儿,特级护理患儿严密观察病情变化;一级护理患儿每 30 分钟巡视患儿病情变化;二级护理患儿每 1~2 小时巡视患儿病情变化;三级护理患儿每 3 小时巡视患儿病情变化。做好护理记录。

13. 做好健康宣教,如:疾病护理知识,护理方法,喂养知识,对婴幼儿家属进行母乳喂养知识与技能的宣教。

14. 做好心理护理,减轻患儿及家长的焦虑,恐惧心理,满足其生理心理的需求,营造温馨的住院环境,以利早日康复。

15. 出院时做好出院指导,如:伤口复查,服药方法,病情观察,饮食,睡眠,休息,活动等家庭护理方法。

(邹　萍)

第五节 新生儿疾病护理常规

足月新生儿是指胎龄满 37 周至不满 42 周的活产新生儿。

1. 入院护理，收集资料，做好患儿的入院评估及各项风险评估，并记录。落实腕带管理制度。做好入院卫生处置，沐浴、更衣、剪指甲。测量体温、体重。

2. 病情观察

（1）体温监测：每日测量 2 次体温；体温超过 37.5℃ 或低于 36℃ 时每 4 小时测量体温一次；暖箱内或置辐射台或光疗箱内患儿每 4 小时测量体温 1 次。

（2）呼吸、心率监测：危重患儿遵医嘱监测并记录，注意保持呼吸道通畅，观察有无呼吸困难，及时清除口鼻分泌物。

（3）及时巡视患儿面色、皮肤颜色、哭声、精神反应、大小便、活动力、睡眠及吃奶情况，应立即通知医生处理。

3. 做好皮肤黏膜护理，每日全浴 1 次。注意臀部、皮肤皱褶处的清洁和干燥。每次便后用湿巾或温水洗净擦干，必要时用油剂或遵医嘱涂臀，预防臀红。

4. 营养　遵医嘱定时、定量喂奶，保证营养供给，吸吮能力不全者遵医嘱采取滴管或鼻饲喂养。喂奶后排出嗳气后右侧卧位，注意观察，方可离去，防止呕吐物吸入性窒息。

5. 用药护理　遵医嘱执行各种治疗及等级护理，操作中注意患儿的保暖及安全，遵医嘱严格控制输液速度，观察药物疗效及副作用。输液期间密切观察局部皮肤情况及有无输液反应。

6. 脐部护理　注意脐部护理，脐带未脱落者用安尔碘消毒，保持脐带干燥，避免大小便污染。有脓液、渗血时通知医生，遵医嘱涂药。特殊患儿按医嘱处理。

7. 足月儿每周测量体重 2 次，特殊患儿按医嘱。

8. 环境　病室温度应保持在 22℃~24℃，相对湿度为 55%~65%，室内光线充足，早晚各通风 1 次，保持空气新鲜，避免对流。每天空气消毒 2 次或空气清毒机 24 小时动态消毒。

9. 防止医院感染的发生　感染性与非感染性患儿，重症患儿与轻症患儿分区安置，有传染性疾病患儿放置于隔离区。认真执行消毒隔离制度，做好手卫生，防止交叉感染发生。

10. 按规定时间和地点探视。合理组织医生与护士接待患儿家长。探视时进行健康教育，家长须按科室管理要求进行卫生和消毒隔离规范处置后才能与患儿交流。患呼吸道感染的家长禁止探视患儿,有条件者定时开放电视探视,以稳定家长情绪。

11. 健康教育 介绍抚触、喂养、沐浴、病情观察及预防等家庭护理方面的知识。新生儿随诊复查及婴幼儿健康查体宣传教育。

（邹　萍）

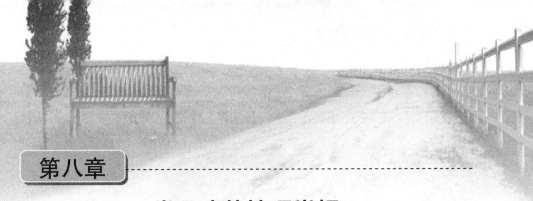

第八章

常见症状护理常规

第一节　发热护理常规

发热是机体在致热原的作用或不同原因导致体温调节中枢功能障碍,体温升高超过正常范围,称为发热。

1. 执行儿内科疾病护理常规。

2. 病情观察

(1)观察患儿体温、脉搏、呼吸、意识、面色,必要时监测血压。

(2)注意有无水电解质酸碱平衡紊乱。

(3)观察有无头痛、呕吐、惊厥、皮疹、出血点、黄疸等伴随症状。

3. 休息与体位　高热时卧床休息,治疗护理尽量集中进行。

4. 营养　婴幼儿继续乳类喂养,年长患儿给予高热量、高维生素、易消化的清淡饮食,少量多餐,鼓励多饮水,长期发热者应补充充足的蛋白质。

5. 专科护理

(1)高热时每 4 小时测体温 1 次,超高热者或有惊厥史者,1~2 小时测量体温一次,必要时每 30 分钟测量 1 次。高热时遵医嘱予以物理或药物降温,半小时至 1 小时复测体温。有高热惊厥史者,应提前预防,降温过程中防止体温骤降,出汗过多而导致虚脱,发生虚脱者予以保暖,饮温开水。严重者静脉输液。

(2)对原因不明的发热者慎用药物降温,以免影响对热型及临床症状的观察。

(3)高热惊厥者,按惊厥护理常规护理。

(4)血培养标本应在高热时采集,疑为传染病者予以隔离。

6. 基础护理　保持皮肤清洁干燥,及时擦干汗液并更换内衣,防止受凉。

保持床单位清洁、干燥、平整。口腔护理2~3次/天。

7. 健康教育

（1）告知家长鼓励患儿多饮水。告知患儿穿透气、棉质衣服，寒战时应给予保暖。

（2）教会家长测量体温及简单的物理降温方法。

（3）讲解发热与病情的关系，消除患儿及家长的焦虑情绪，积极配合治疗。

（4）教会家长在家自我观察病情简单方法，如出现四肢冰凉或寒战、面色苍白或潮红、四肢及口角抖动应及时就诊。

（邹　萍）

第二节　惊厥护理常规

惊厥是四肢、躯干与颜面骨骼肌非自主的强直与阵挛式抽搐，引起关节运动，常为全身性、对称性，伴有或不伴有意识丧失。

1. 执行儿内科疾病护理常规。

2. 病情观察

（1）观察患儿生命体征、意识、瞳孔、囟门及四肢肌张力，注意有无头痛、呕吐等症状。

（2）观察抽搐发作时面色，有无意识改变及呼吸暂停等表现，注意持续的时间、发作次数、有无舌咬伤、尿失禁等。

（3）注意惊厥先兆及有无诱因。

3. 休息与体位　惊厥发作时，应让患儿立即平卧，头偏向一侧，婴儿颈部或肩下垫小毛巾使颈部处于伸展位，以畅通呼吸道。

4. 营养　发作时不能喂水、进食，以免发生窒息和吸入性肺炎。

5. 专科护理

（1）积极止惊：①遵医嘱使用止惊药；②解除引起惊厥的原因和诱因，高热者应及时松解衣被以利散热并采用物理降温；同时注意调节室温，可采用空调等方式降低室温；③伴颅内高压者，遵医嘱给予脱水、利尿药。

（2）保持呼吸道通畅，及时清除口、鼻、咽喉内的分泌物或呕吐物，以防窒息。一旦发生窒息，立即畅通呼吸道，吸痰，必要时行人工呼吸。

（3）遵医嘱给氧，根据病情选择头匣给氧、口罩给氧、鼻塞给氧等给氧方式和给氧浓度。

（4）惊厥发作时应专人守护，松解衣领裤带，适当约束四肢，但不可强行按压肢体，以免骨折。

（5）避免强声、强光等刺激,各种治疗护理集中进行。

6. 基础护理 保持皮肤、口腔清洁,不能自动变换体位者,定时翻身拍背,防止压疮、肺炎、肺不张的发生。

7. 健康教育 ①告知家长惊厥发作时,就近求治,切忌自行长距离跑去大医院,可以电话求助120或当地附近医院;②告知患儿及家属惊厥的相关知识,寻找并避免诱因;③向家长介绍惊厥发生时的家庭紧急处理方法,指导家长了解患儿惊厥的各种诱发因素。

（邹 萍）

第三节 昏迷护理常规

昏迷是严重的意识障碍,其主要特征为随意运动丧失,对外界刺激失去正常反应并出现病理反射活动。

1. 执行儿内科疾病护理常规。

2. 病情观察

（1）动态监测生命体征,评估昏迷程度,注意有无抽搐。

（2）观察有无皮肤压伤及继发感染。

3. 休息与体位 取侧卧或平卧,头偏向一侧,定时翻身,疑有脑部疾患时,头部应制动。

4. 营养 保证足够的营养和水分,根据病情予以鼻饲牛奶、匀浆及要素饮食,必要时给予静脉营养。

5. 专科护理

（1）备齐抢救物品和药品。

（2）注意保持呼吸道通畅,及时清除呼吸道分泌物,有舌后坠者,放置口咽通气管以利呼吸道通气,必要时气管切开或用人工呼吸机辅助通气。

（3）遵医嘱给氧,根据病情选择合适的给氧方式和氧浓度。

（4）体温不升者做好保暖,高热者给予降温,防止烫伤或冻伤。

（5）留置各种管道者做好标识,按相应管道护理常规护理。

6. 安全护理 按儿科安全护理常规护理,防止坠床、烫伤等发生。

7. 基础护理 做好口腔、眼部、皮肤、大小便等各项基础护理,预防护理并发症发生。

8. 心理护理 为昏迷患儿做护理、治疗、检查时,应像对待清醒患儿一样,与之亲切交流,以唤醒患儿和促进患儿的康复。

9. 康复护理 保持肢体功能位,防止垂腕、垂足、关节变形等并发症。病情稳定后,协助肢体被动运动,以防肌肉失用性萎缩、关节强直。

10. 健康教育

(1)意识逐渐恢复或意识清醒后的患儿,指导患儿家属对其每一细小的进步和变化给予肯定和鼓励,激发患儿康复的欲望和信心。

(2)指导家长经常给患儿按摩肢体,有后遗症者,指导出院后的家庭康复训练。

(3)指导家长在保暖或降温时,防止烫伤或冻伤。

(邹　萍)

第四节　窒息护理常规

窒息是人体的呼吸过程由于某种原因受阻或异常,所产生的全身各器官组织缺氧,二氧化碳潴留而引起的组织细胞代谢障碍、功能紊乱和形态结构损伤的病理状态称为窒息。

1. 执行儿内科疾病护理常规。

2. 病情观察

(1)观察患儿生命体征、意识。

(2)注意患儿面色、口唇、指(趾)端皮肤颜色等。

(3)注意有无诱因及伴随症状。

3. 专科护理

(1)患儿发生窒息时,应立即报告医生,查找窒息的原因。

(2)针对导致窒息的原因采取相应的护理措施:

1)咯血导致的窒息:应立即清除呼吸道内的血液等,有效解除呼吸道阻塞,保持呼吸道通畅。若发现咯血过程中咯血突然减少或停止,患儿烦躁、表情恐惧、发绀等窒息先兆时应立即用吸引器吸出咽喉及支气管中的血块。

2)头颈部手术或器官切开术后窒息:应迅速报告医生,协助医生进行紧急处理。

3)幼儿喉部异物:现场人员应沉着冷静,迅速抓住幼儿双脚将其倒提,同时用空心掌击拍其背部,如异物不能取出,应做好紧急气管切开或手术取出异物的准备。

4)婴幼儿窒息:立即畅通呼吸道,清理呼吸道分泌物。

(3)呼吸困难者应立即吸氧,必要时行气管内插管、气管切开术或呼吸机辅助呼吸。

（4）出现意识丧失、心跳呼吸停止时，立即进行心肺脑复苏。

4. 健康教育

（1）指导患儿家属避免使用容易引起误吸的玩具和食物；指导家属选择合适的食物，3岁以下小儿不吃果仁、梅子等易致窒息的食物，进食过程中避免谈笑、责骂、哭泣等情绪波动。

（2）向家长介绍窒息发生时的家庭紧急处理方法。

（邹　萍）

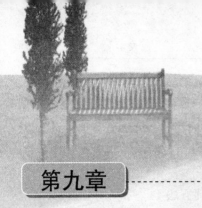

第九章

麻醉护理常规

第一节　全麻护理常规

全身麻醉是指凭借药物或其他方式产生中枢神经系统抑制的作用,从而可逆的改变中枢神经系统中的某些功能,达到(手术时)无痛的目的,并使之能满足手术时的特异要求,如肌肉松弛、反射抑制等。

1. 术前护理

(1)缓解焦虑和恐惧,给予适当的心理安慰。

(2)告知患者或家属有关麻醉须知和配合方面的知识。

(3)告知禁食、禁饮的时间和目的。

(4)注意保暖,防止着凉。

(5)遵医嘱术前用药。

2. 术中护理

(1)病情观察,预防并发症的发生。

(2)准备好急救物品和药品,保证患儿出现意外时及时抢救。

(3)保证气管导管通畅,密切监测患儿的血氧饱和度。

3. 术后护理

(1)病情观察:

1)生命体征监测:严密监测患儿的脉搏、呼吸、血压、血氧饱和度。每30~60分钟记录1次,直到病情稳定。

2)维持正常体温:全麻患儿注意保暖,测体温,发现异常及时报告医生,及时处理。

3)观察患儿麻醉苏醒情况,防止苏醒延迟。

(2)休息与体位:麻醉未醒时取平卧位,头偏向一侧;麻醉清醒后,若无禁忌,可取斜坡卧位。

（3）营养：全麻非胃肠道手术者，完全清醒4~6小时后，可试饮水，若无呕吐，可给流质饮食，以后根据病情改半流或普食。胃肠手术待肛门排气后开始进少量流质，以后根据医嘱给全量流质、半流质或普食。

4. 专科护理 遵医嘱给氧，保持呼吸道通畅。

5. 安全护理 麻醉未清醒或躁动的患儿，加强看护，必要时给予约束，防止患儿坠床或管道脱落。

6. 基础护理 做好基础护理，鼓励患儿咳嗽和深呼吸，防止各种并发症发生。

7. 健康教育

（1）饮食指导：术前按照手术要求和患儿年龄进行禁食、禁饮，术后根据手术部位指导患儿禁食、禁饮时间和进食种类。

（2）卧位指导：告知患儿及家长术后体位的目的和意义，根据麻醉方式和手术部位指导患儿采取正确的卧位。

（3）安全指导：加强看护，防止意外伤害。

（4）告知患儿及家长仪器使用注意事项。

（5）告知患儿及家长可能出现的麻醉后反应，缓解家长紧张焦虑的情绪。

（邹 萍）

第二节 硬膜外阻滞护理常规

硬膜外阻滞是指将局部麻醉药注入患儿的硬膜外腔内，阻滞数支脊神经根，使相应节段内的神经传导发生暂时性、可逆性的阻滞，从而使患儿在一定时间内对手术刺激没有疼痛感觉。

1. 术前护理 ①确认穿刺部位的皮肤完整无损伤；②向年长患儿或家长告知麻醉的相关知识，缓解患儿的焦虑和恐惧；③遵医嘱术前用药。

2. 术中护理 ①安置正确的体位，配合医生进行硬膜外穿刺，避免药物注入蛛网膜下腔；②密切观察患儿生命体征，准备抢救仪器和药品。

3. 术后护理

（1）病情观察：①生命体征监测：严密监测患儿的脉搏、呼吸、血压、血氧饱和度，每30~60分钟记录1次，直到病情稳定；②观察患儿躯干、下肢感觉有无异常，运动有无障碍，发现异常及时通知医生；③术后8小时如未排尿，应及时通知医生处理。

（2）休息与体位：去枕平卧4~6小时，生命体征平稳后即可采取半卧位。

（3）营养：禁食6小时，胃肠道手术者，肠蠕动恢复前禁食。

（4）专科护理：保持硬膜外穿刺点敷料清洁、干燥，如有污染及时更换。

如留置硬膜外导管,要防止脱出和折弯。

4. 健康教育

(1)向家长说明硬脊膜外阻滞麻醉的目的,术后体位的目的,进食原则和时间。

(2)告知家长仪器使用注意事项。

(3)告知家长可能出现麻醉后反应,缓解其紧张焦虑情绪。

(4)保持患儿穿刺点皮肤清洁、干燥。

（邹　萍）

第二篇　各论

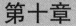

第十章

消化系统疾病护理常规

第一节　婴幼儿腹泻护理常规

　　婴幼儿腹泻是一组由多病原、多因素引起的大便次数增多和大便形状改变为特点的消化道综合征,是我国婴幼儿常见的疾病之一,6个月至2岁的婴幼儿发病率高,是造成儿童营养不良、生长发育障碍甚至死亡的主要原因之一。引起腹泻病的病因分为感染性及非感染性原因,临床分型可分为急性腹泻、迁延性腹泻和慢性腹泻,临床表现与病因相关,主要为胃肠道症状如呕吐、腹泻,严重者可明显脱水、电解质紊乱和全身感染中毒症状如发热或体温不升、精神烦躁或萎靡、嗜睡,面色苍白,意识模糊甚至昏迷、休克。治疗原则为调整饮食、预防和纠正脱水、合理用药及预防并发症的发生。

一、一 般 护 理

　　1. 执行儿内科疾病护理常规。

　　2. 加强臀部护理,防止臀红。小婴儿便后及时清洗、勤更换尿布,保持皮肤清洁,必要时局部可使用保护剂。

二、休息和卧位

　　一般患儿可进行适当活动,存在呕吐、严重脱水者应卧床休息,呕吐时应侧卧位,防止呕吐物误吸造成窒息的发生。

三、饮 食 护 理

　　1. 轻度腹泻的患儿,母乳喂养者,适当限制哺喂次数或缩短每次哺乳时间,人工喂养者可喂食易消化的低脂饮食如米汤、稀释牛奶或脱脂奶,糖类食物慎用。较大患儿给予清淡易消化的流质或半流质饮食。

2. 呕吐严重的患儿应禁食 4~6 小时，之后少量喂水或口服补液盐，症状减轻或消失后采用由稀到稠、由少到多的顺序逐步恢复到正常饮食。

四、用 药 护 理

1. 口服微生态调节剂，调节胃肠道菌群，应饭后服用并与抗生素分开服用，以免降低疗效。

2. 保证输液量的准确供给，根据病情和需要量及时调整输液速度。

五、病 情 观 察

1. 密切监测生命体征，观察患儿精神状态、皮肤弹性，前囟和眼眶有无凹陷等脱水症状。

2. 详细记录出入量、观察大便的次数、量及性质，有无腹胀、腹痛等表现，做好大便标本的留取。

3. 观察有无精神弱，腹胀，抽搐等低钾、低钠、低钙等电解质紊乱的表现及呼吸急促、口唇樱红等酸中毒的表现，并及时给予补钾、补钠、补钙、纠正酸中毒等护理措施。

六、纠正水、电解质紊乱

1. 保证输液通畅，根据年龄合理调节输液速度，遵循补液原则：先快后慢、先盐后糖、先晶体后胶体、见尿补钾。

2. 遵医嘱取血查电解质。

七、健 康 指 导

1. 注意饮食卫生和习惯　母乳喂养者哺乳前做好乳房的清洁，可用清水擦洗，人工喂养者注意乳品的保存和奶具、食具的消毒。

2. 避免接触腹泻的患儿，预防交叉感染。

3. 避免长期滥广谱抗生素，预防肠道菌群紊乱而致腹泻。

（李　霞）

第二节　消化性溃疡护理常规

消化性溃疡主要是指发生在胃和十二指肠的慢性溃疡，即胃溃疡和十二指肠溃疡，各年龄儿童均可发病，以学龄儿童多见。婴幼儿多为急性、继发性溃疡，常有明确的发病原因，胃溃疡与十二指肠溃疡发病率相近。年长儿多为慢性、原发性溃疡，以胃溃疡多见，男孩多于女孩，可有明显的家族史。临床表现因年龄不同而存在差异,年龄越小、症状越不典型,新生儿期常急性起病,表现为呕血和黑便;婴儿期发病急,首发症状可为消化道出血和穿孔;幼儿期常见进食后呕吐,间歇发作脐周及上腹疼痛;学龄前及学龄期主要表现为反复发作脐周及上腹部胀痛、烧灼感。严重病例均可出现呕血、黑便甚至穿孔,治疗方法为一般治疗、药物治疗和手术治疗。

1. 执行儿内科疾病护理常规。

2. 休息与卧位　急性发作、疼痛、呕吐或存在消化系统出血的患儿,应卧床休息;病情稳定后可适当进行活动。

3. 饮食护理　少食多餐,进食无渣、易消化、营养丰富的食物,禁食坚硬、辛辣、刺激性食物;呕吐、消化道出血患儿应按医嘱要求禁食,急性期应进食流质饮食,待病情稳定后逐渐过渡到正常饮食。

4. 用药护理　胃黏膜保护剂宜在饭后半小时服用;抗酸药物两餐之间和晚上临睡前服用;抗菌药物应在餐后服用,尽量减少药物对胃黏膜的刺激;抗幽门螺杆菌药物应严格按照治疗方案、疗程使用,以便达到良好的治疗效果。

5. 病情观察

(1)密切监测生命体征,如出现心律增快、血压下降、末梢循环不良等情况时,应警惕失血性休克的发生。

(2)观察腹痛的部位、性质、疼痛的程度和与进食的关系等。腹胀明显者给予胃肠减压。

(3)观察有无穿孔、幽门梗阻等并发症的表现。如出现剧烈腹痛,呕吐等应及时处理。

6. 并发症的观察和护理

(1)消化道出血:患儿出现呕吐、呕血和黑便,末梢循环差、心率增快、血压下降时,提示可能有出血的发生,此时患儿应严格卧床,积极进行消化道局部止血及全身止血,建立静脉通道,补充足够血容量,如失血严重时应及时输血。患儿出现烦躁时可给予适当镇静剂。

(2)穿孔:患儿突然出现疼痛加剧、被动体位、肠鸣音减弱或消失,考虑穿孔可能,应立即给予禁食、胃肠减压,做好紧急手术准备。

(3)幽门梗阻:患儿出现严重呕吐、腹胀、肠鸣音减弱等可能出现幽门梗阻,应给予禁食、胃肠减压,及时补液并准确记录减压液的颜色、性质及量等情况。

7. 心理护理　对患儿给予安慰、关心和爱护,疼痛明显时可用听音乐、讲故事、教会患儿深呼吸等方法转移患儿注意力,缓解疼痛,解除恐惧焦虑心理;禁食、胃肠减压患儿应避免在其周围进食,小婴儿可给予安慰奶嘴使用,减少哭闹。

8. 健康指导

（1）教育家长为患儿养成按时进食、不挑食、不吃不健康食品等良好的饮食习惯、培养健康的生活方式。

（2）教会家长缓解疼痛的方法，如聆听舒缓音乐、玩游戏等转移注意力的方法。

（3）对存在幽门螺杆菌感染的患儿，做好餐具的消毒，可采取煮沸消毒或消毒锅消毒。

（4）按疗程服药，坚持治疗已达到根治的目的。

（5）定期复查。

（李　霞）

第三节　急性出血性坏死性小肠炎护理常规

急性出血性坏死性小肠炎是一组病因不明的急性肠道节段性坏死性疾病，是与 C 型产气荚膜芽孢杆菌感染有联系的一种急性肠炎。本病病变主要在小肠，病理改变以肠壁出血坏死为特征。其主要临床表现为腹痛、便血、发热、呕吐和腹胀。严重者可有休克、肠麻痹等中毒症状和肠穿孔等并发症。全年均可发病，但以夏秋季多见。

1. 执行儿内科疾病护理常规。

2. 密切观察病情变化，防止并发症发生。

（1）监测生命体征，观察意识、周围循环，有脉搏细速、血压下降、肢端冰冷等中毒性休克表现时，配合医生抢救。

（2）观察患者腹胀、腹痛、腹泻、便血和呕吐情况及脱水程度，注意大便次数、颜色、性状、量并做好记录。

（3）注意有无腹膜刺激征，观察腹部情况，如腹痛部位、程度、性质、有无肌紧张等。若发生严重腹膜炎、完全性肠梗阻、肠穿孔等外科急腹症，立即报告医生，做好术前准备。

3. 休息与体位　卧床休息，满足患者生理、心理需要，避免外界刺激，操作尽量集中进行，保证患者休息。呕吐患者应侧卧，防止呕吐、误吸引起窒息。

4. 营养

（1）禁食至大便隐血试验连续阴性 3 次，禁食期间给予静脉营养。

（2）腹胀消失、腹胀减轻后，可试喂少量 5% 葡萄糖水，2~3 次后无腹胀、呕吐，可开始喂食流质饮食，由少量稀释奶开始，逐渐过渡到半流质、少渣饮食，直至恢复正常饮食。

（3）新生儿患者从喂水开始，再喂稀释奶逐渐增加奶量和浓度。

5. 专科护理

（1）保持静脉通畅，维持电解质平衡，准确记录24小时出入量。

（2）有腹胀者尽早安置胃肠减压，保持胃肠减压通畅，观察引流物的性质、颜色，并记录引流量。

（3）腹痛者遵医嘱给予解痉药，有休克者按休克护理常规护理。

（4）需转外科手术治疗者，做好术前准备。

6. 健康指导

（1）介绍本病发生的高危因素、治疗与预后，严格禁食，不能擅自喂食预防肠穿孔。

（2）注意饮食卫生，养成良好的饮食习惯。提倡母乳喂养，人工喂养者按说明正确配制牛奶，勿喂食高渗奶及高渗液体。

（3）避免受凉，天气变化时及时增减衣服，以免引起肠道感染。按医嘱随诊。

（王 蓓）

第四节 阑尾炎护理常规

阑尾炎为小儿常见急腹症，随着年龄增长而发病率逐渐增高，6~12岁达到高峰。5岁以下的发病率相对减少，3岁以下特别是1岁以内的阑尾炎很少见，但误诊率高，穿孔率可达40%；引起小儿阑尾炎的病因是多方面的，主要为阑尾腔梗阻、细菌感染、血流障碍及神经反射等因素相互作用、相互影响的结果；患儿急性阑尾炎的特点是以渗出为主。临床常分为急性单纯性、急性化脓性、坏疽性、穿孔性阑尾炎及阑尾周围脓肿。其主要表现为：转移性右下腹痛、恶心呕吐、发热等。

新生儿阑尾炎极为罕见，由于诊断困难，穿孔率及死亡率均高；临床表现以哭闹、拒乳、发热、呕吐为主；腹部体征为腹胀，全腹压痛，易形成腹膜炎；术前不易确诊，往往以腹膜炎剖腹探查于术中证实。

小儿阑尾炎不论何种类型，均应早期手术治疗。在下列情况可试行非手术治疗：病程3天甚至更长，右下腹已有炎性包块，有阑尾脓肿形成者。但应密切观察病情的发展，如局部炎性包块不断扩大或软化，体温持续升高，感染中毒症状日趋严重应迅速手术治疗。阑尾炎的早期发现和及时治疗非常重要，如果延误治疗，即可引起其他并发症。

一、非手术治疗的护理

1. 执行儿外科疾病护理常规。

2. 病情观察

（1）观察患儿体温、脉搏、呼吸、血压等生命体征，注意有无恶心、呕吐、腹泻等症状。

（2）观察腹痛的部位、性质和程度，注意有无腹膜炎体征，如患儿腹痛停止，有可能阑尾穿孔，应引起重视。

3. 体位与休息　限制活动、卧床休息，以防脓肿破裂引起急性腹膜炎；血压平稳者取半卧位，右膝屈曲放松腹肌。

4. 入院禁食、禁饮24~48小时，减少肠蠕动，利于炎症吸收。

5. 专科护理　诊断尚未明确前，禁用止痛药，以免掩盖病情；遵医嘱准确、及时给予抗感染、补液治疗。

二、术前护理

1. 执行儿外科疾病护理常规。

2. 术前检查　协助医生完成各项化验检查；必要时做影像学检查以便与其他外科急腹症进行鉴别。

3. 禁食、水，静脉输液以纠正水电解质紊乱及酸碱失衡。

4. 病情观察

（1）术前重点观察患者腹痛的特点、部位、程度、性质、疼痛持续的时间以及腹痛的诱因、有无缓解和加重的因素等。如腹痛加剧且范围扩大，或出现腹膜刺激征（压痛、反跳痛、肌紧张），说明炎症加重出现化脓、坏疽、穿孔等病理变化。

（2）观察呕吐物的性质、量、颜色；必要时给予胃肠减压，并保持减压通畅。

（3）密切观察体温变化，如有高热，遵医嘱采取降温措施。

5. 专科护理　诊断未明确前，禁止使用镇痛药物，禁止导泻及灌肠。

6. 皮肤准备　按腹部手术常规备皮，年长儿注意会阴部备皮。

三、术后护理

1. 执行儿外科疾病护理常规。

2. 病情观察

（1）生命体征监测：如脉搏加快或血压下降，则考虑有出血，应及时观察伤口，遵医嘱采取必要措施。

（2）密切观察体温、大便情况，若体温较高，大便次数多，应考虑阑尾脓肿的可能，需及时通知医生，遵医嘱给予温盐水保留灌肠。

（3）观察腹部情况，注意有无腹泻、里急后重、尿频等盆腔刺激症状，警惕盆腔脓肿的发生。

（4）腹腔镜术后，注意观察有无肩部放射性疼痛及双肋痛，如有上述症状应及时通知医生给予处理。

（5）观察术后有无腹胀、腹痛、呕吐、便秘、高热等肠梗阻表现，应立即通知医生并配合处理。

3. 专科护理

（1）胃肠减压者保持胃管引流通畅，观察引流量、颜色和性质，并做好记录；加强口腔护理。

（2）腹腔引流者，应保持引流通畅，记录引流物的性质。

（3）腹腔镜术后患儿遵医嘱每日晨给予开塞露射肛。

4. 体位 麻醉未清醒给予去枕平卧，头偏向一侧，肩下垫软枕，保持呼吸道通畅；清醒后给予半坐位，使炎症局限于盆腔。

5. 饮食护理 术后需禁食，禁食期间遵医嘱静脉补液，维持水电解质平衡。待肠功能恢复、肛门排气排便、肠鸣音恢复后，遵医嘱开始进水 - 流食饮食 - 半流质饮食 - 普通禁食，但1周内忌牛奶或豆制品，以免腹胀。

6. 伤口护理

（1）保持伤口清洁干燥，如有渗血渗液通知医生及时更换辅料。

（2）防止大小便污染伤口，给予激光照射伤口促进伤口愈合。

（3）避免患儿抓挠伤口，给予适当约束。

（4）遵医嘱使用抗生素，防止切口感染。

（5）避免用力咳嗽增加腹内压引起切口疼痛，咳嗽时可用手按压保护伤口，以减轻疼痛。

7. 活动 术后根据病情鼓励及协助患儿下床活动，重症患者应在床上多翻身、活动四肢，促使肠蠕动功能恢复，防止肠粘连。

四、健 康 指 导

1. 适当休息，学龄儿童可上学，但1个月内勿做剧烈体育活动。

2. 保持良好的饮食、卫生及生活习惯，餐后不做剧烈运动。

（房爱敏）

第五节 肠套叠护理常规

肠套叠是指某段肠管及其相应的肠系膜套入邻近肠腔内引起的肠梗阻，是婴儿期最常见的急腹症之一，2岁以内多见（4~10个月婴儿最多）。主要表现为阵发性腹痛、呕吐、果酱样血便、腹部腊肠样肿块。腹部超声作为检查的首选方法。小儿急性肠套叠若经空气灌肠未复位或晚期合并有其他肠道疾患、多次复发、慢性肠套叠者均宜手术。手术方法包括单纯手法复位、肠切除吻合术。

一、非手术治疗(空气灌肠复位法)护理

1. 执行儿外科疾病护理常规。
2. 病情观察
(1)观察复位后患儿腹痛、呕吐是否停止,腹部包块是否消失,有无果酱样便或血便,有无腹膜炎体征。
(2)复位成功后,若患儿仍有哭闹不安、呕吐或血便,可能肠管再次套入,应及时通知医生。
3. 休息与体位　生命体征稳定可取平卧位。
4. 营养与饮食　复位后禁食、禁饮。B超检查无异常后遵医嘱试饮水,喂少许流质饮食,逐步改为半流质饮食、普食;需要手术者禁食、禁饮,做好手术准备。

二、术 前 护 理

1. 执行儿外科疾病护理常规。
2. 术前检查　协助医生完成术前各项检查。
3. 心理护理　向患儿家属介绍疾病相关知识,消除患儿家属顾虑,取得配合,正确的面对手术;各项治疗护理操作注意动作轻柔、集中进行,尽量减少对患儿的刺激,保持安静。
4. 饮食与营养　禁食禁饮,必要时安置胃肠减压。及时纠正患儿脱水,电解质紊乱。

三、术 后 护 理

1. 执行儿外科术后护理常规。
2. 病情观察
(1)密切观察肛门有无排气、排便等肠功能恢复情况。
(2)观察大便性质、次数及量,术后1~2天,可能有陈旧性血便或大便次数增加,若大便次数过多,应及时通知医生。
(3)肠切除早期注意有无肛门排气排便停止、腹胀、伤口等吻合口瘘症状。
3. 休息与体位　血压平稳后给予半卧位。注意经常变换体位,以防肠粘连的发生。
4. 营养与饮食
(1)术后禁食,胃肠减压期间应遵医嘱正确的给予静脉补充水电解质,应

准确记录出入量,保证出入平衡。

（2）肠套叠手术复位者,术后 2~3 天无腹胀及呕吐,肛门排气后可拔除胃管,试喂奶；行肠切除肠吻合术者,术后 5~7 天待肠蠕动功能恢复后,可试饮水,无呕吐,再喂奶,逐渐增加饮食量。

（3）营养不良患儿输血或给予人血白蛋白,以促进伤口愈合。

5. 专科护理

（1）管道护理：行胃肠减压者,执行相应的护理常规。

（2）伤口护理：哭闹厉害、腹胀明显的患儿,必要时术后可加用腹带,防止伤口裂开。

6. 并发症的观察及处理

（1）肠穿孔：主要表现为患儿剧烈腹痛、腹胀、呕吐,X 片检查有膈下游离气体。一旦确诊肠穿孔应给予禁食胃肠减压,积极完善术前准备进行手术治疗。

（2）肠坏死：主要表现为剧烈腹痛、腹胀及消化道出血倾向,患儿一般情况往往较差,给予对症治疗,准备手术治疗。

7. 健康指导

（1）告知家长患儿进食后 30 分钟内勿做剧烈活动。

（2）指导自我观察病情,出院后患儿如突然出现哭闹不安、出汗、面色苍白、呕吐、腹胀、便血等情况,应警惕再次肠套叠,需及时到医院就诊。

（3）注意饮食卫生,要有规律,进食易消化少刺激含纤维高的饮食,少量多餐,婴幼儿先暂缓添加辅食。

（4）如做肠切除的患儿,注意有无肠粘连,肠梗阻的症状,如：呕吐、便秘、腹痛、腹胀等。

（5）多吃蔬菜、水果,保持大便通畅。

（房爱敏）

第六节　先天性巨结肠护理常规

先天性巨结肠又称希尔施普龙病。由于结肠缺乏神经节细胞导致肠管持续痉挛,粪便淤滞于近端结肠,近端结肠肥厚、扩张,是小儿常见的先天性肠道疾病之一。本病的病因目前尚未完全清楚,多数学者认为与遗传有密切关系,本病的发病机制是远端肠管神经节细胞缺如或功能异常,使肠管处于痉挛狭窄状态,肠管通而不畅,近端肠管代偿性增大,壁增厚。本病有时可合并其他畸形。

一、术前护理

1. 执行儿外科疾病护理常规。

2. 肠道准备　入院后遵医嘱每日洗肠1次。灌肠过程中应不断调整肛管的深度和位置,灌肠速度应缓慢,同时做腹部按摩,重复灌洗,要求排出量与灌注量基本相等,以防水中毒。粪便干结灌肠困难时,遵医嘱可用1、2、3灌肠液20~30ml保留灌肠。巨大粪块报告医生给予处理。

3. 饮食与营养　遵医嘱给予高蛋白、高热量、少渣饮食。

4. 病情观察　注意观察有无巨结肠危象,如:腹胀迅速加剧、高热、全身发绀、呕吐、烦躁、血压下降,并及时报告医生抢救。

5. 术前一日准备

(1)术前1日遵医嘱改流质饮食。

(2)术前1日晚及术日晨,清洁洗肠至清水无粪渣、呈舟状腹为止。

(3)术日晨遵医嘱给予静脉输液及胃肠减压。

二、术后护理

1. 执行儿外科疾病护理常规护理。

2. 术后平卧位,清醒后给蛙式位。

3. 病情观察

(1)观察腹胀情况及有无血便。

(2)观察胃肠减压的颜色、量及性质。

4. 管路的护理　妥善固定各种管路,做好标识固定,并适当约束患儿,保持管路通畅,严防脱出。

5. 专科护理

(1)留置肛塞者,注意肛塞脱落时间,观察肛门有无渗出,以及渗出液的颜色、性状及量。

(2)保持肛周清洁,便后用生理盐水棉球清洁肛门,不能兜尿布。

(3)禁止试肛表,以免肠吻合口破裂。

(4)行结肠造瘘术者,做好造瘘口的护理。

(5)术后两周开始扩肛治疗。

6. 并发症的观察与处理

(1)小肠结肠炎:术后的患儿易发生结肠炎,轻者出现腹胀、大便次数增加、颜色呈绿色或茶色;重者出现酱色大便、呕吐、腹胀、发热、精神差、脱水等中毒症状。密切监测生命体征变化,并及时通知医生,必要时行肠造瘘术。

(2)肠穿孔:观察患儿有无剧烈腹痛、腹胀、面色苍白、脉搏细速及心率增快应及时通知医生并做好手术的准备。

（3）出血：表现为伤口敷料持续有新鲜血液渗出，血便，大便次数较多，患儿面色苍白，生命体征改变心率增快等。应及时通知医生，遵嘱静脉使用止血药物或由医生局部使用油纱填塞，必要时需进行手术治疗。

（4）伤口感染：表现为发热、伤口红肿，有脓性分泌物排出。注意保持患儿会阴部肛门清洁，每日采用温盐水坐浴 3 次，合理使用抗生素及红外线治疗仪照射伤口。

7. 健康指导

（1）卫生宣传与饮食护理，注意饮食卫生，避免腹泻，养成良好的卫生习惯，合理添加辅食，给予富含纤维素、多渣食物。

（2）对于保守治疗的患儿，必须向家长示教，掌握正确的灌肠方法，以便日常由家长操作，以解除腹胀，便秘。使患儿获得正常发育。

（3）训练定时排便习惯，养成良好排便习惯，注意大便性状。

（4）如需扩肛者，指导操作方法及时间，定时扩肛，一般在术后两周起每日一次，坚持 3~6 个月，在此期间应定期复查，遵医嘱更改扩肛器的型号，由细到粗。

（5）做好造瘘口的护理指导。

（房爱敏）

第七节　先天性胆道闭锁护理常规

先天性胆道闭锁是一种肝内外胆管出现阻塞，并可导致淤胆性肝硬化，最终发生肝功能衰竭的疾患，是小儿外科领域中最重要的消化外科疾病之一，也是小儿肝移植中最常见的适应证。其病因可能与遗传、环境和其他因素有关，也可以与新生儿肝炎同时存在或者先为肝巨细胞性变而后发展为胆道闭锁。胆道闭锁的主要症状是持续性黄疸、陶土色粪便、浓茶样尿和肝脾肿大；晚期可表现为胆汁性肝硬化、腹水、甚至肝衰竭。手术是治愈的唯一方式，手术方式为葛西手术，包括三部分：肝门纤维块的剥离，可能是最重要的部分；空肠回路重建；肝空肠吻合。葛西手术后约 67% 的儿童在成人之前仍需要进行肝移植救治，由此，葛西手术成为了患者在接受肝移植以前的一种过渡性治疗。

一、术 前 护 理

1. 执行儿外科疾病护理常规。

2. 术前检查　协助医生完成各项化验检查及血清胆红素的动态观察。

3. 心理护理　向患儿家属介绍疾病相关知识,介绍临床成功治愈的典型病例,消除其顾虑,建立其战胜疾病的信心。

4. 病情观察

(1)观察患儿有无意识淡漠,警惕肝性脑病发生。

(2)观察患儿腹部体征,患儿有无腹胀。有腹水的患儿应记录24小时出入量,每日测量腹围1次并记录。

(3)观察并记录患儿的黄疸程度及部位,观察患儿有无出血倾向,如皮下有无出血点等。

(4)观察大、小便颜色有无异常。

(5)晚期肝功能损伤患儿注意出入量和电解质观察。

5. 饮食护理　母乳喂养,人工喂养者应进食低脂奶。

6. 遵医嘱合理应用抗生素,预防身体其他部位的感染;保肝治疗,口服和静脉输入保肝药物。

7. 术前遵医嘱给予白蛋白、支链氨基酸等支持治疗,纠正营养不良和水、电解质紊乱,改善全身状况。另外要注意适度补充维生素 K_1,改善凝血功能。

8. 注意皮肤瘙痒的护理,瘙痒时用温水擦洗皮肤,勤更换内衣。保持床单位清洁干燥,勤修剪指甲以防抓破皮肤而引起感染。

9. 术前特殊准备

(1)术前一日晚遵医嘱予39~41℃温盐水清洁灌肠。

(2)术日晨遵医嘱安置胃管接胃肠减压。

二、术 后 护 理

1. 执行儿外科疾病护理常规。

2. 体位与活动

(1)全麻清醒后,给予半坐位。

(2)病情平稳后逐步增加患儿的活动量,促进肠蠕动。

3. 病情观察

(1)持续心电监护监测患儿血氧饱和度、体温、心率、呼吸变化。

(2)关注患儿肠蠕动恢复情况,观察患儿腹部体征,患儿有无腹胀,腹肌紧张等。

(3)观察患儿黄疸消退情况,比较大小便性状较术前有无改变。

4. 呼吸管理

(1)术后常规给予鼻导管吸氧 0.5~1L/min 或暖箱开放吸氧 5~6L/min,维持血氧饱和度在95%以上即可停止吸氧。

(2)保持呼吸道通畅,及时清理呼吸道分泌物,保持室内及暖箱湿度在

65% 左右,痰液黏稠者遵医嘱雾化吸入。

5. 管道护理

(1)胃肠减压:注意保持胃肠减压有效,注意颜色、量及性质变化,术后 24 小时内可引出咖啡色液,以后引流液逐渐清亮,多为淡黄色、白色泡沫样液,通常术后 3~5 天拔除胃管,留置期间遵医嘱输入止血药、抑酸剂及胃黏膜保护剂。

(2)保持尿管通畅,观察尿量、颜色及性质,遵医嘱测量尿比重,尽早拔除尿管。

(3)保持腹腔引流管通畅,观察引流液性质、颜色及量,减轻腹腔内压力,使用高举平抬法妥善固定。术后引流液多为腹水,呈淡黄色略带少许血性液,一般术后 3~5 天 24 小时引流液不超过 100ml。随着肝功能恢复,引流量逐渐减少。如患儿出现血性腹水则提示腹腔内有活动性出血,应及时通知医生紧急处理。

(4)胆囊引流管:葛西手术通常不安置胆囊引流管,部分胆汁淤积伴胆道发育不良患儿安置。通常于术后 2 周左右拔除,拔管前可试行夹管 1~2 天,观察患儿有无恶心、呕吐、腹胀、腹痛、发热、黄疸等不良反应。

6. 切口护理

(1)腹带加压包扎手术切口,激光照射手术切口 2 次 / 天,每次 20 分钟,以促进手术切口的血液循环。

(2)保持手术切口干燥清洁,同时注意观察引流管周围皮肤情况,如有渗液及时通知医生给予换药,避免胆汁浸渍周围皮肤导致皮肤发红、破损。

7. 体温管理　年龄较小的患儿,术后应将患儿其置于暖箱给予保暖,随时根据患儿体温调节暖箱温度,一般维持在 30~32℃,注意观察末梢循环。

8. 禁食期间严格记录 24 小时出入量,遵医嘱合理补液,防止水、电解质失衡。肝功能异常患儿恢复进食后应继续记录出入量。

9. 饮食护理　肠功能恢复后遵医嘱进行人工喂养。

(1)一般拔管当天进食 5% 葡萄糖水,每次 10~15ml,每 3 小时一次。

(2)无呕吐腹胀等不良反应,于拔管后第 1 天进食 1/2 稀释奶,每次 30ml,每 3 小时一次。

(3)无不良反应于拔管后第 2 天进食配方奶或母乳喂养。

10. 术后并发症观察及处理

(1)胆管炎:早期胆管炎一般表现不典型,多于术后一周左右发生,表现为无诱因哭闹、精神萎靡或烦躁,皮肤黄疸加深或退而复升,大便颜色变浅,血胆红上升,肝功能差。遵医嘱预防性应用抗生素、大剂量激素、熊去氧胆酸有效治疗术后胆道感染,预防和控制术后胆管炎的发作。

(2)消化道出血:注意观察患儿有无精神萎靡、面色苍白、恶心和血压下降注意观察胃肠减压管引流液颜色,遵医嘱给予止血治疗。

（3）漏胆汁:为术后常见并发症,表现为高热、腹痛、伤口周围皮肤大量渗液。发生后应密切观察患儿腹部体征变化,保持腹腔引流管通畅,营养支持,应用抗生素等治疗措施,多数患儿可自愈。

（4）切口裂开:由于手术切口长及营养差,表现为到拆线时间切口未愈合或突然切口大量活动性出血,应注意加强营养支持,一旦出现大量活动出血应行急诊手术。

11. 健康指导

（1）加强患儿营养,合理喂养患儿。

（2）注意个人卫生,预防感冒、腹泻。增强患儿免疫力,避免服用对肝功能有损害的药物。

（3）继续服用保肝、退黄药物,定期复查肝功能,如患儿有腹胀黄疸应立即复查。

（4）加强患儿皮肤护理,防抓伤。

（5）加强疾病宣传,避免患儿错过手术最佳时机,达到早诊断、早治疗。

（房爱敏）

第八节　腹股沟斜疝护理常规

凡疝囊从腹壁下动脉外侧的内环突出,向内、向下、向前斜行经过腹股沟管,再穿出皮下环并可进入阴囊者称为腹股沟斜疝。斜疝是最多见的腹外疝,发病率约占全部腹外疝的90%,或占腹股沟疝的95%。男性占绝大多数,右侧比左侧多见。腹股沟斜疝有先天性和后天性两种。前者的发病原因为腹膜鞘状突未闭,后者的发病原因除了腹股沟部有先天性缺损外,腹内斜肌和腹横肌的发育不全起主要作用。

一、术 前 护 理

1. 执行儿外科疾病护理常规。

2. 病情观察

（1）观察疝气有无嵌顿,如患儿哭闹不安,局部明显疼痛、疝块增大、紧张发硬,且疝块不能回纳腹腔,提示可能为嵌顿疝。

（2）观察患儿有无咳嗽、腹胀、便秘等可能引起腹压增高的病症,指导患儿积极接受治疗。

3. 饮食与营养　进食易消化、粗纤维食物,保持大便通畅,预防因便秘引起腹压增高致疝囊突出。

4. 体位与活动　对于巨大疝患儿,应多卧床休息,避免腹腔内容物脱出,防止嵌顿疝。

5. 心理护理　注意安抚患儿情绪,动作轻柔,尽量缩短护理操作过程,避免患儿哭闹,如哭闹严重必要时遵医嘱给予镇静药。

6. 专科护理　对急性嵌顿性腹股沟疝不能徒手复位者,给予禁食,行胃肠减压,取平卧位并抬高臀部,做好术前准备。

二、术 后 护 理

1. 执行儿外科疾病护理常规。

2. 病情观察

(1)严密观察伤口有无渗血、渗液,保持伤口敷料清洁,避免大小便污染伤口,腹腔镜手术注意观察伤口周围有无皮下积气。

(2)腔镜手术及嵌顿疝手术应注意观察腹部体征,有无腹痛、腹胀,嵌顿疝术后应注意观察肠功能恢复情况。

(3)注意观察阴囊有无肿胀、青紫,必要时给予阴囊抬高。

3. 饮食与营养　麻醉清醒后6小时可进水,如无恶心、呕吐可进食,嵌顿疝手术后禁食至消化道功能恢复后逐渐进食。嘱进食易消化、高营养的半流质食物。

4. 体位与活动　术后3天内取平卧位,膝下垫软枕可减轻伤口张力,术后3~5天可下床活动,但应避免剧烈活动,复发疝、绞窄性疝、巨大疝者,应适当延迟下床活动时间。

5. 并发症观察及处理

(1)伤口感染:一般疝修补术很少发生伤口感染。而绞窄性疝行肠切除、肠吻合术易污染,感染机会增加。术后要注意观察伤口有无红肿、疼痛,避免尿液污染,一旦发现伤口感染,立即处理。

(2)阴囊血肿:因阴囊比较松弛,且位置低,渗血易积聚于此。为避免阴囊内积血和促进淋巴回流,术后可托起患儿阴囊。

(3)疝复发:避免引起腹内压增高因素,及时治疗患儿呼吸道感染,预防便秘。

6. 健康指导

(1)出院后逐渐增加活动量,3个月以内应避免剧烈活动,尽量避免增加腹压,如长期慢性咳嗽、便秘、提重物等,以防复发。

(2)给予易消化、多纤维食物,保持大便通畅。

(3)遵医嘱门诊复查,如疝复发及早诊治。

(房爱敏)

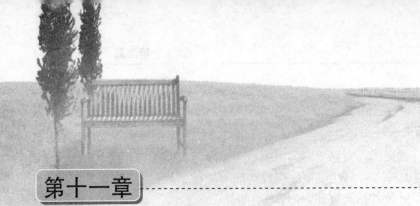

第十一章

呼吸系统疾病护理常规

第一节　急性上呼吸道感染护理常规

　　急性上呼吸道感染是由各种病原引起的上呼吸道的急性感染,俗称"感冒"简称上感,是小儿最常见的疾病,该病主要侵犯鼻、鼻咽和咽部。90%以上由病毒引起。病毒感染后也可继发细菌感染。全年均可发病,冬春季多见。局部症状:鼻塞、流涕、喷嚏、干咳、咽部不适和咽痛等。全身症状:发热、烦躁不安、头痛、全身不适、乏力等。婴幼儿起病急,以全身症状为主,常有消化道症状,局部症状较轻。

　　1. 执行儿内科疾病护理常规。

　　2. 一般护理　室内每日定时通风,保持室内空气新鲜,但应避免对流风,调节适宜的温湿度。注意休息,高热者应卧床休息,适当限制活动量;各种治疗和护理操作集中进行,以保证患儿有足够的休息时间。

　　3. 饮食的护理　保证充足的营养及水分,鼓励患儿多饮水,给予清淡、易消化、高热量、高维生素的流质或半流质饮食,必要时给予静脉补充营养及水分。

　　4. 药物的护理　应用解热药后注意补充水分,并观察降温效果。高热惊厥者应用镇静药应观察镇静效果及药物的不良反应。抗感染药物,注意观察有无变态反应,并及时处理。

　　5. 呼吸道的护理　保持呼吸道通畅,应及时清理鼻腔内分泌物,鼻塞严重者可用 0.5% 麻黄碱滴鼻 2~3 次 / 天,1~2 滴 / 次;对于鼻塞严重影响患儿吸吮的,应在哺乳前 15 分钟给予滴鼻,保持鼻腔通畅,使患儿正常进食。咽部不适可给予雾化吸入及咽喉喷雾剂,做好口腔护理。

　　6. 高热的护理　密切观察患儿体温变化,如患儿持续高热在 38℃ 以上可给予物理降温,如头部冷湿敷、温水擦浴或冷盐水灌肠;或按医嘱给予药物降温,防止高热惊厥的发生。

7. 并发症的预防 嘱患儿及家属不要用力擤鼻,以免炎症经咽鼓管蔓延引起中耳炎。

8. 病情观察

(1)注意体温变化,警惕高热惊厥地发生。

(2)观察患儿有无口腔黏膜斑及皮疹,以便早期发现急性传染病。

(3)注意观察咽部充血、水肿、化脓情况,在疑有咽后壁脓肿时,防止脓肿破溃后脓液流入气管引起窒息。

(4)备好急救药品和物品。

9. 健康指导

(1)指导家长学习预防上感的知识,掌握相应的处理措施。

(2)增强体质,提倡母乳喂养,营养平衡,纠正偏食,按时预防接种,加强体育锻炼,提高抵抗力,多做户外活动。

(3)根据天气变化及时增减衣服,有流行趋势应少带儿童到公共场所,避免交叉感染。

(王欲清)

第二节 支气管哮喘护理常规

支气管哮喘简称哮喘,是儿童期最常见的慢性呼吸道疾病。哮喘是多种细胞(嗜酸性粒细胞、肥大细胞、T淋巴细胞、中性粒细胞及气道上皮细胞等)和细胞组分共同参与的气道慢性炎症性疾病。这种慢性炎症导致气道反应性增加,通常出现广泛多变的可逆性气流受限,并引起反复发作性喘息、气促、胸闷或咳嗽等症状,常在夜间(或)清晨发作或加剧,多数患儿可经治疗缓解或自行缓解。儿童哮喘如治疗不及时,随病程的延长可产生气道不可逆性狭窄和气道重塑。因此,早期防治至关重要。治疗原则为长期、持续、规范和个体化治疗。急性发作期治疗重点为抗炎、平喘,以便快速缓解症状;慢性持续期应坚持长期抗炎,降低气道反应性,防止气道重塑,避免危险因素和自我保健。

1. 执行儿内科疾病护理常规。

2. 一般护理 病室环境应安静、舒适,保持空气流通。室温维持在18~22℃,湿度在50%~60%,室内避免有害气体、花草、地毯、皮毛、尘土飞扬等诱因。护理操作尽可能集中进行。

3. 呼吸道管理

(1)哮喘发作时应坐位或半坐位,以利于呼吸。

（2）氧疗：一般情况给予鼻导管吸氧，流量为 1~2L/min。但哮喘急性发作或发生危重状态时患儿均存在低氧血症，需密闭面罩或双鼻导管提供湿化吸氧，初始氧浓度以 40% 为宜，流量为 4~5L/min，并监测血氧饱和度的变化以便随时调整氧流量，监测动脉血气分析值，作为治疗效果的评价。

（3）保持呼吸道通畅：给予雾化吸入，以解除支气管痉挛；观察效果和不良反应。对痰液多而无力咳出者及时吸痰。

4. 饮食护理　给予营养丰富、高维生素、清淡流质或半流质饮食，避免食用鱼、虾、蛋等可能诱发哮喘的食物。

5. 药物的护理

（1）遵医嘱正确用药。根据哮喘的不同分期遵医嘱给予支气管舒张剂、糖皮质激素、镇静剂、抗菌药物等的使用。静脉用药时，根据患儿的年龄、病情和药物性质调整合适的输液速度，必要时使用输液泵控制速度。

（2）吸入疗法为首选疗法，吸入治疗时在按压喷药于咽部的同时深吸气，然后闭口屏气 10 秒，吸药后清水漱口，以防引起真菌性口炎。

（3）应注意观察拟肾上腺素类药物的不良反应主要是心动过速。肾上腺素糖皮质激素是目前治疗哮喘最有效的药物，长期使用可产生较多的不良反应，如二重感染、肥胖等。当患儿出现身体形象改变时要做好心理护理。

6. 观察病情

（1）注意观察发作前驱症状：刺激性干咳、打喷嚏、流涕、鼻痒、咽痒痛、胸闷等症状。

（2）密切观察患儿的哮喘的一般发生情况，重点观察喘息、咳嗽和胸闷等症状出现频度、程度。

（3）观察哮喘危重状态发作情况，是否出现持续咳嗽、喘息、呼吸困难、大汗淋漓和烦躁不安，甚至表现出端坐呼吸、语言不连贯、严重发绀、意识障碍及心肺功能不全的现象。

7. 心理护理　哮喘发作时，守护并安抚患儿，尽量满足患儿的需求。指导家长以平和的态度对待患儿，并发挥患儿的主观能动性，减少焦虑、促使患儿放松，尽量缓解患儿的恐惧心理。

8. 健康指导

（1）指导患儿哮喘发作的病因和过敏原，避免诱发因素（吸烟、呼吸道感染和气候变化等）。

（2）哮喘患儿的教育与管理是提高疗效、减少复发、提高患儿生活质量的重要措施。通过对患儿及家长进行哮喘基本防治知识的教育，调动其对哮喘防治的主观能动性，提高依从性，避免各种危险因素，巩固治疗效果，提高生活质量。

（3）指导家长给患儿增加营养，多进行户外活动，增强体质，预防呼吸道感染。

（王欲清）

第三节　小儿肺炎护理常规

肺炎是指不同病原体或其他因素（如吸入羊水、油类或过敏反应等）所引起的肺部炎症。主要临床表现为发热、咳嗽、气促、呼吸困难和肺部固定性中、细湿啰音。重症患者可累及循环、神经及消化等系统而出现相应的临床症状，如心力衰竭、中毒性脑病及中毒性肠麻痹等。采用综合治疗，原则为改善通气、控制炎症、对症治疗、预防和治疗并发症。

1. 执行儿内科疾病护理常规。

2. 一般护理　室内空气要流通，环境清洁、室温 18~22℃，相对湿度在 55%~60% 之间。每日进行空气通风，防止病原扩散。急性期患儿应卧床休息，各项护理操作集中进行，经常变换体位，以减少肺部淤血，促进炎症吸收。

3. 饮食护理　给予营养丰富、易消化的流质或半流质饮食，应少量多餐，给婴儿喂奶时应抬高头部，以免呛入气管发生窒息。重症患儿进食困难，可给予肠道外营养。鼓励患儿多饮水使呼吸道黏膜湿润，利于痰液的咳出。

4. 用药护理　静脉输液时，根据患儿年龄、病情、药物性质调整合适的输液速度，必要时使用输液泵控制速度。重症患儿应准确记录 24 小时出入量。

（1）应用洋地黄制剂时注意给药方法、剂量、密切观察有无洋地黄中毒症状。每次用药前测量脉率、必要时听心率、心律；婴儿心率 < 90 次 / 分，年长儿心率 < 70 次 / 分时，需暂停用药并报告医师。给药时间、剂量准确，当出现恶心、呕吐、心律失常、黄视、绿视、视力模糊、头晕等洋地黄毒性症状时，应停用药物，及时通知医师并采取相应措施。

（2）应用血管扩张药时应现用现配，注意观察心率及血压变化，给药时避免药液外渗引起局部组织坏死。

（3）应用利尿药时注意观察有无四肢软弱无力、腹胀、心音低钝、心律失常等低血钾表现，一旦发现及时报告医师采取相应措施。

5. 氧疗的护理　有低氧血症如烦躁、气促、发绀等情况出现应尽早给氧。一般采用鼻导管给氧，经湿化的氧气流量为 0.5~1L/min，氧浓度不超过 40%；新生儿或婴幼儿可用面罩、鼻塞给氧，面罩给氧流量为 2~4L/min，氧浓度为 50%~60%；出现呼吸衰竭时，应使用人工呼吸器或机械通气给氧。

6. 高热的护理　卧床休息、温度适中、通风良好。衣被不可过厚。为保持皮肤清洁，避免汗腺阻塞，可用温水擦浴，并及时更换被汗液浸湿的衣被，加强口腔护理。密切监测体温变化，每4小时测量体温一次，并准确记录，必要时采取降温措施。体温超过38.5℃时，给予药物降温并配合物理降温。若伴烦躁不安、可遵医嘱给予镇静剂。

7. 气道的管理

（1）根据病情采取合适的体位：指导患儿进行有效地咳嗽，排痰前协助转换体位，帮助清除呼吸道分泌物。

（2）协助翻身拍背以助排痰：方法为五指并拢、稍向内合掌，呈空心状，由下向上、由外向内的轻拍背部，边拍边鼓励患儿咳嗽，拍背力量应适度，拍背时间为10分钟，一般在餐前或餐后2小时进行。

（3）及时清除鼻痂、鼻腔分泌物和吸痰，以保持呼吸道通畅，改善通气功能。气道的湿化非常重要，有利于痰液的排出。对于痰液黏稠者给予雾化吸入，有助于解除支气管痉挛和水肿，每日2~3次。每次约20分钟，指导患儿呼吸以达最佳雾化效果；必要时予以吸痰，吸痰不宜在患儿进食1小时内进行，以免引起恶心、呕吐。分泌物堆积于下呼吸道，经湿化和雾化仍不能排除，使呼吸衰竭加重时，应行气管插管以利于清除痰液，严重者宜短期使用机械通气，接受机械通气者尤应注意气道湿化，变换体位和拍背，保持气道湿度和通畅。

8. 病情观察　密切观察生命体征的变化。必要时使用心电监护仪检测心率和心律。发现呼吸困难及发绀加重、烦躁、心率加快、肝脏在短时间内增大，提示心力衰竭；若出现双吸气、呼吸暂停，提示呼吸衰竭；出现嗜睡、惊厥或昏迷提示中毒性疾病，应及时通知医生，同时做好抢救配合。

9. 健康指导

（1）儿童居室经常开窗通风，保持室内空气新鲜，室内应采取湿式清扫。

（2）指导家长合理喂养，提倡母乳喂养，及时添加辅食。

（3）多做户外活动，进行体育锻炼，增强体质。注意保暖，避免受凉；养成良好的个人卫生习惯。

（4）在呼吸道感染的高发季节，婴幼儿应少到公共场所，减少呼吸道感染的发生。

（5）教会家长一般呼吸道感染的处理方法，使患儿在疾病早期得到及时处理，针对某些常见细菌和病毒病原，预防接种疫苗可有效降低儿童肺炎患病率。

（王欲清）

第四节　先天性膈疝护理常规

先天性膈疝是在膈肌形成过程中后外侧胸腹膜未能愈合，形成缺陷。左侧胸腹裂孔疝多见，进入胸腔的内容物主要是小肠，其次是胃、结肠和脾脏。

肺发育不良是膈疝的主要病理改变。小儿出生后不久即出现进行性呼吸困难、明显三凹征、桶状胸及舟状腹,患侧呼吸音消失,可闻及肠鸣音。幼儿和儿童表现为咳嗽、气促、随体位变动有呼吸困难。先天性膈疝的治疗方法为手术治疗。

一、术 前 护 理

1. 执行儿外科疾病护理常规。

2. 体位与活动　患儿入院后给予半卧位,减轻疝内容物对心、肺的压迫,改善呼吸困难。

3. 心理护理　向家属交代病情,说明手术的必要性及预后,减轻家属的焦虑情绪。

4. 病情观察

(1)观察有无呼吸困难、憋气、发绀等现象,有无"三凹征"。

(2)观察患儿呕吐物的量、颜色、性质。

(3)观察腹部有无凹陷呈现舟状腹。

5. 专科护理

(1)婴儿常出现突发的严重呼吸困难、发绀、呕吐等现象,故喂奶时要慢,勿过饱,防止胃内容物反流误吸和胃肠道积气膨胀加重呼吸困难。

(2)对于呼吸困难的患儿给予氧气吸入,流量1~2L/min。

(3)半坐位防止患儿呕吐。

(4)建立静脉通道,遵医嘱给予禁食、胃肠减压、静脉补液。

二、术 后 护 理

1. 执行儿外科疾病护理常规。

2. 为使患儿患侧肺膨胀,预防并发症,定时翻身拍背,雾化吸入,及时清除呼吸道分泌物,保持呼吸道通畅。

3. 采取有效半卧位,使膈肌下降,尤其饭后2小时避免平卧。

4. 病情观察

(1)观察心率、呼吸、血氧饱和度等呼吸循环症状。

(2)观察腹胀、呕吐、肠蠕动及排便情况。

(3)观察体温变化、精神状态、哭声变化。

5. 引流管的护理　做好评估,妥善固定,严格无菌操作,观察引流液的颜色、性质、量,做好相关记录。

6. 准确记录24小时出入量,为输液提供依据。

7. 患儿消化道功能恢复后,饮食要少量多餐,以免进食过多致胃扩张而使腹内压增高。观察患儿进食后消化道症状，并保持大便通畅。

8. 避免剧烈的哭闹，必要时给镇静剂，防止腹内压增高。同时注意预防切口感染、裂开、肺部感染、硬肿症的发生。

9. 健康指导

（1）告知家长耐心、细致照顾患儿，注意保暖，预防感冒，按时预防接种。

（2）多做户外活动，增强体质。

（3）科学喂养，及时添加辅食，饮食以高蛋白、高维生素、易消化的饮食为宜。继续观察患儿有无呕吐、呕血等症状，注意贫血及营养不良有无改善。

（4）术后1个月及半年应回医院复诊。

（房爱敏）

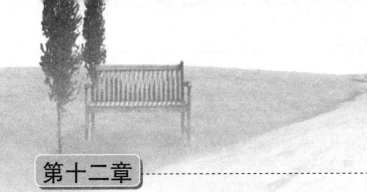

第十二章

循环系统疾病护理常规

第一节 先天性心脏病护理常规

先天性心脏病(congenital heart disease,CHD)是胎儿期心脏及大血管发育异常所致的先天性畸形,是小儿最常见的心脏病。任何影响胎儿心脏发育的因素都可以使心脏的某一部分出现发育停滞和异常。先天性心脏病的病因尚未完全明确,目前认为心血管畸形的发生主要由遗传和环境因素及其相互作用所致。根据左右心腔或大血管间有无直接分流和临床有无青紫,可分为:潜伏青紫型、青紫型和无青紫型。各类先天性心脏病的发病情况以室间隔缺损最多,其次为房间隔缺损、动脉导管未闭和肺动脉瓣狭窄。近30多年来,由于心导管检查、心血管造影术和超声心动图的应用,介入性导管术及在低温麻醉和体外循环下心脏直视手术的发展,术后监护技术的提高,许多常见的先天性心脏病得到准确的诊断,多数患者获得彻底根治,先天性心脏病的预后大为改观。但仍为儿童因先天发育异常致死的重要原因。

一、一 般 护 理

1. 执行儿内科疾病护理常规。
2. 使用输液泵严格控制输液速度和输液量,防止发生心衰或加重心衰。
3. 详细记录出入量,每周测体重2次。
4. 做好保护性隔离,避免医源性交叉感染。

二、病 情 观 察

1. 注意体温、脉搏、呼吸、心率、血压变化,测心率、脉搏时要测足1分钟,脉搏短绌者注意有无面色苍白、青紫、呼吸困难、心率异常,及时通知医生,配合抢救。

2. 应用心电监护，严密监测心率、心律、心音强弱，心律不齐者应描记心电图并通知医生，同时注意观察血压、呼吸、面色、精神状态，监测氧饱和度以了解缺氧程度及末梢循环等。

3. 准确记录24小时出入量，每周测体重2次。

4. 鼻饲患者做好口腔护理。

5. 保持大便通畅，必要时给开塞露射肛或灌肠。

三、呼吸道管理

保持呼吸道通畅，遵医嘱给予雾化吸入及吸痰。缺氧、呼吸困难者给氧气吸入，左心衰竭致肺水肿者用20%~30%的乙醇湿化氧气吸入，并保持患者安静，避免哭闹、烦躁，必要时遵医嘱给予镇静剂。

四、休息与体位

保持患者安静，使其得到充分休息。有心功能不全的患者应绝对卧床休息，取半坐位。恢复期限制活动3~6个月。

五、营　　养

给易消化、富含维生素、高蛋白饮食，少食多餐，避免饱餐和刺激性食物。有心功能不全者应给予低盐或无盐饮食。为婴幼儿喂奶时应慢慢哺喂，必要时可于喂奶前后吸氧。

六、用 药 护 理

1. 使用洋地黄药物时，应密切观察疗效、副作用及毒性反应，每次用药前测心率1分钟，给药剂量要准确，需双人核对，水剂药物要用1ml空针抽吸，直接口服，避免与影响药物疗效的其他药物同时服用。观察洋地黄类药物的中毒反应：胃肠道反应为食欲缺乏、恶心、呕吐、腹泻；神经精神反应为头晕、嗜睡、黄视、复视；心血管反应为房室传导阻滞、房性期前收缩（早搏）及室性期前收缩（早搏）、室速、室颤等心律失常症状，应及时与医生联系停药。

2. 应用利尿剂期间，应准确记录尿量，常规监测电解质，注意有无四肢无力、精神萎靡、腹胀、心音低钝等低钾表现或其他水、电解质紊乱的表现。

3. 使用血管活性药物时，应注意观察血压改变，出现血压过低，应立即报告医生。密切观察输液局部有无红肿，防止药物外渗。

4. 使用抗心律失常药物，注意心率、心律有无改变，有无低血压及休克发生。

七、心 理 护 理

消除患者各种思想顾虑,避免情绪激动、烦躁,安慰患者,给予爱抚或哄抱,减少刺激。

八、健 康 指 导

详细介绍病情,按时、按量服药。保持情绪稳定,减少精神负担。随季节变化及时增减衣服,预防呼吸道感染,避免过度劳累,定期到门诊复查。

（王 蓓）

第二节 病毒性心肌炎护理常规

病毒性心肌炎指病毒侵犯心肌,引起心肌细胞变性、坏死和间质炎症。除心肌炎外,部分病例可伴有心包炎和心内膜炎。本病临床表现轻重不一,轻者预后大多良好,重者可发生心力衰竭、心源性休克甚至猝死。本病发病机制尚不完全清楚,一般认为与病毒及其毒素早期经血液循环直接侵犯心肌细胞有关。另外,病毒感染后的变态反应和自身免疫也与发病有关。本病为自限性疾病,目前尚无特效治疗,主要是减轻心脏负担,改善心肌代谢和心功能,促进心肌修复。

1. 执行儿内科疾病护理常规。

2. 休息与体位 安排好患者作息时间,保证睡眠、休息,根据病情安排适当的活动量,减少心脏负担。集中护理,保持患者情绪稳定,避免紧张、激动和哭闹。重症患者心脏扩大者、有心力衰竭者,应延长卧床时间,待心衰控制、心脏情况好转后再逐渐开始活动。

3. 供给充足营养 给予高蛋白、高热量、高维生素、易消化饮食。少食多餐,勿暴饮暴食。心功能不全有水钠潴留者,应根据病情,采用无盐饮食或低盐饮食。

4. 严密观察病情,及时发现和处理并发症。

（1）密切观察和记录患者精神状态、面色、心率、心律、呼吸、体温和血压变化。有明显心律失常者应进行连续心电监护,发现异常时应立即报告医生,采取紧急处理措施。

（2）观察患者有无头昏、面色苍白、胸闷、心悸、气短及心前区隐痛等心肌缺血的表现,警惕严重心律失常、心力衰竭或心源性休克的发生。

（3）胸闷、气促、心悸时应休息,必要时给予吸氧。烦躁不安者可根据医嘱给予镇静剂。有心力衰竭时置患者于半卧位,尽量保持其安静。

（4）心源性休克使用血管活性药物和扩张血管药时，要准确控制滴速，使用输液泵，以避免血压过大的波动。

5. 用药护理　静脉给药应注意滴注的速度不要过快，以免加重心脏负担。使用洋地黄时剂量应偏小，注意观察有无心率过慢，出现新的心律失常和恶心、呕吐等消化系统症状时应暂停用药并及时与医生联系，避免洋地黄中毒。使用强心利尿药时，定期监测电解质，必要时记录24小时尿量。

6. 心理护理　对患者关心爱护、态度和蔼，建立良好的护患关系，消除患者的紧张情绪。

7. 健康指导

（1）对患者及家长介绍本病的治疗过程和预后，减少患者和家长的焦虑和恐惧心理。

（2）强调休息对心肌炎恢复的重要性，使其能自觉配合治疗。保持情绪稳定，避免情绪紧张及激动。饮食应少量多餐，避免暴饮暴食。

（3）告知家长预防呼吸道感染和消化道感染的常识，疾病流行期间尽量避免去公共场所。

（4）带抗心律失常药物出院的患者，应让患者和家长了解药物的名称、剂量、用药方法及其副作用。

（5）嘱咐患者出院后定期到门诊复查。

（王　蓓）

第三节　心包炎护理常规

心包炎是指各种原因引起的心包肌层和壁层急性炎症，常为全身性疾病的一部分或由邻近组织蔓延而来。在新生儿期急性心包炎的主要原发病为败血症，在婴幼儿期常为肺炎、脓胸，但也以败血症为多。有时并发于风湿热、类风湿病及其他结缔组织病、白血病、恶性淋巴瘤、尿毒症、肺吸虫病、局部创伤、食管异物等。该病最重要的体征为心包摩擦音，较大儿童可自诉心前区刺痛或压迫感，平卧时加重，坐起或前俯位可减轻。应针对病因进行治疗。

1. 执行儿内科疾病护理常规。

2. 休息与体位　患者给予半卧位，呼吸困难时给予氧气吸入。如有胸痛或烦躁，给予适量镇静剂。

3. 饮食　给予高热量、高蛋白、高维生素、易消化的半流质饮食，有水肿者给予低盐饮食。

4. 病情观察

（1）监测患者体温、呼吸、心率、心音、血压、心尖搏动等情况，询问有无心前区疼痛或压迫感、气闷、眩晕等表现。

（2）特别注意有无呼吸困难加重、发绀、面色苍白、烦躁不安、颈静脉怒张、肝大、下肢水肿、动脉压下降、脉压小、奇脉（吸气时脉搏减弱或消失）、心搏消失、心音遥远等心包填塞表现，立即报告医生。

（3）心包积液有填塞征象者，协助心包穿刺抽液，抽液过程中观察患者精神、面色、脉搏、呼吸、出汗等情况。记录抽出液体的性质和量，及时送检标本。穿刺完毕，回病房后，观察患者面色、脉搏、呼吸的变化。

5. 协助进行病因治疗，观察疗效及药物反应。

6. 出院宣教 不吃生螃蟹，定期随访心脏彩超，按时服药。

（王 蓓）

第四节　先天性心脏病手术护理常规

先天性心脏病是胎儿期心脏及大血管发育异常所致的先天性畸形，是小儿最常见的心脏病。各类先天性心脏病的发病情况中以室间隔缺损最多，其次为房间隔缺损、动脉导管未闭和肺动脉瓣狭窄。法洛四联症是存活的发绀型先天性心脏病中最常见者。

根据左右两侧及大血管之间有无分流将先天性心脏病分为：左向右分流（潜伏青紫型）如室间隔缺损、动脉导管未闭和房间隔缺损。右向左分流型（青紫型）如法洛四联症和大动脉转位。无分流型（无青紫型）如肺动脉狭窄和主动脉狭窄。

先天性心脏病可经 X 线检查、超声心动检查、心电图检查、心导管检查确立诊断。确诊后有手术指征的患儿应尽早进行手术治疗。体外循环、深低温麻醉下心脏直视手术的发展使大多数先天性心脏病根治手术的效果大为提高，先天性心脏病的预后也大为改观。随着科技的发展，先天性心脏病的介入治疗，如关闭动脉导管、房间隔缺损和室间隔缺损，应用球囊导管和支架扩张等技术的发展为先天性心脏病的治疗开辟了崭新的途径。

一、术前护理

1. 执行儿外科疾病护理常规。

2. 热情接待家长，做好患儿的心理护理。消除患儿及家长的焦虑、恐惧心理，取得患儿的合作。

3. 饮食 给予营养丰富、易消化饮食。应注意少食多餐，忌饱食。青紫型心脏病宜适当多饮水，防止血黏度增高及血栓形成。

4. 做好术前的呼吸道管理 保持病室清洁，定时开窗通风，减少家属探视,预防呼吸道感染。鼓励患儿进行深呼吸,可进行胸部叩击等物理治疗。

5. 协助医生完成各项化验检查及必要的影像学检查。

6. 病情观察

(1)观察患儿有无气促、发绀、呼吸困难、乏力、蹲踞等缺氧症状。应限制活动量,遵医嘱吸氧,卧床休息,降低耗氧量。

(2)如术前口服洋地黄制剂,应注意心率的变化,防止洋地黄中毒。

常用洋地黄制剂(地高辛)用于治疗急慢性心功能不全,控制伴有快速心室率的房颤、房扑及室上性心动过速。洋地黄中毒的常见表现:新出现的心律失常、恶心呕吐、下腹痛、无力软弱;少见表现:黄视或绿视,视力模糊、腹泻;罕见表现:嗜睡、头痛、皮疹。

(3)服用利尿剂的患儿,应观察尿量,必要时遵医嘱记录出入量。常用利尿剂(呋塞米):用于治疗充血性心衰等水肿性疾病。

(4)观察口腔黏膜、皮肤有无溃破,勤更换衣裤,保持皮肤清洁干燥,预防导致术后发生感染的潜在因素。

7. 并发症的观察

(1)充血性心力衰竭:呼吸浅促、烦躁多汗;颜面部、眼睑部位水肿,严重时鼻唇三角区呈现青紫。

(2)支气管肺炎:发热、咳嗽(早期为刺激性干咳)、气促、精神不振、食欲减退、烦躁不安、轻度腹泻或呕吐。

二、体外循环术后护理

1. 执行儿外科疾病护理常规。询问麻醉师手术情况、术中尿量及特殊药物的浓度。

2. 交接患儿,连接呼吸机和监护仪,测中心静脉压和有创动脉压,观察心率、呼吸、血氧饱和度,听诊双肺呼吸音。

3. 呼吸系统的监测及护理

(1)使用呼吸机辅助呼吸时,随时观察呼吸频率、节律是否与呼吸机同步,每班记录呼吸机的参数一次,有变化随时记录,同时记录气管插管的外管长度。

(2)加强呼吸道管理,保持呼吸道通畅,随时吸痰并观察分泌物的性质、颜色及量,加湿装置温度适宜。

(3)监测患者生命体征,血氧饱和度及血气分析的动态变化。

(4)听诊双肺呼吸音,检查通气效果。

(5)拔除气管插管后,给予患儿雾化吸入、指导患儿正确有效咳痰。

4. 循环系统的监测及护理

（1）中心静脉压监测

1）患儿回 ICU 后每小时测量一次，平稳后 4 小时测量一次并记录。

2）测量前应调整至零点，传感器置于腋中线第四肋间与右心房同一水平。

3）测量时停止通过在中心静脉插管给药，中心静脉测压通路应避免输注血管活性药物，以防引起血压波动。

4）避免打折、扭曲保持测压管道的通畅，标识清楚。

5）每天检查穿刺部位皮肤有无红肿、脓性分泌物，定期更换辅料、管路、压力套装和冲洗液。

6）注意影响中心静脉压数值的因素，如患儿的体位，机械通气、腹内压等。

7）观察有无心率失常、出血和血肿、气胸、血管损伤等并发症的发生，股静脉插管时，注意观察置管侧下肢有无肿胀，静脉血流受阻等下肢静脉栓塞的表现。

（2）动脉压监测及护理

1）穿刺针管道及三通应连接紧密，防止脱开出血，标识醒目。

2）将盐水置于加压袋中，连接一次性压力套袋，加压袋充气加至 150~200mmHg，防止血压凝固，保持通畅。

3）测压时患儿取平卧位，将传感器置于腋中线第 4 肋间（右心房水平）平齐的位置，调整测压零点后开始持续测压，体位改变时，应重新调试零点，传感器的高度应在左心室水平。

4）测压及取血时，防止空气进入引起血栓，测压前先调整至零点。

5）应持续监测每 1~2 小时记录一次。

6）观察并记录动脉置管远端肢体血供及皮温情况。

（3）应用监护仪密切观察心率变化，如有异常及时通知医生。

（4）引流管的护理

1）心包及纵隔引流，连接并妥善固定好心包、纵隔引流管，标识清楚，按时挤压引流管防止血块堵塞，预防心包填塞；密切观察引流液的性质及量，出血量多于 5ml/(kg·h)，呈鲜红色，有血凝块，提示有活动性出血的可能应及时通知医生。

2）引流瓶低于胸壁引流口平面 60~100cm，水封瓶长管没入灭菌生理盐水中 3~4cm，并保持直立。

3）术后一日给予半坐位，引流装置保持密闭和无菌，保持胸壁引流口处的敷料清洁干燥，敷料渗出液较多应及时通知医生更换。

4）引流瓶内无菌生理盐水及胸瓶每天更换，床旁备好管钳，更换时必须夹闭引流管，防止空气进入胸膜腔引起气胸。

5）水封瓶破裂或接头滑脱时，要立即夹闭或反折近胸端引流管。

6）引流管自胸壁伤口脱出，立即用手顺皮肤纹理方向捏紧引流口周围皮肤（注意不要直接接触伤口），并立即通知医生处理。

7）拔管后注意观察患儿有无胸闷、憋气、皮下气肿，伤口渗液及出血等症状，有异常及时通知医生。

（5）保持静脉通畅：使用血管活性药物时应使用微量泵控制速度，并观察用药后效果。

（6）观察外周及末梢循环情况，注意有无血压低、心率快、面色苍白、口唇发绀、四肢湿冷、尿少等低心排血量综合征现象。

（7）如术后安置临时起搏器需妥善固定起搏装置，观察起搏功能是否正常，患儿心率与起搏频率是否一致。

（8）严格出入量管理：每24小时总结并记录一次。

5. 消化系统监测及护理

（1）观察胃肠功能恢复情况，腹胀者可行胃肠减压。

（2）观察有无呕吐、腹胀、腹泻及明显胃潴留现象，发现异常及时通知医生。

（3）术后根据医嘱给予饮食。长期插管者，肠蠕动恢复后可给予鼻饲。

6. 泌尿系统监测及护理

（1）保持尿管通畅，标识清楚，妥善固定，避免导管受压、扭曲、牵拉、堵塞；遵医嘱测量尿量、尿比重；维持尿量在 1ml/（kg·h）以上；尿少时遵医嘱使用利尿剂。

（2）每日给予会阴擦洗，按时更换引流装置，预防尿路感染。

7. 体温的观察与护理：手术当日应持续监测直肠温度，密切观察体温变化，每4小时记录一次；使用变温毯使肛温控制在 37.5℃左右。

8. 神经系统的观察及护理：注意观察患儿有无躁动、表情淡漠、失语、肢体功能障碍及意识等异常表现，发现异常及时通知医生。

三、健康指导

1. 告知家长耐心、细致照顾患儿。交代患儿活动量、活动范围、强调活动由少到多，逐渐适应正常活动，3个月内不可过度活动或过劳等，防止心力衰竭。

2. 注意气候变化，避免呼吸道感染，半年内尽量避免到公共场所。

3. 告知家属不宜采取侧卧位，以免影响胸骨的正常愈合。

4. 食用营养价值高、易消化的食物，适当限制盐的摄入，少量多餐，适量不可过饱、避免加重心脏负担。

5. 严格遵照医嘱服药，不可随意增减剂量。

（房爱敏）

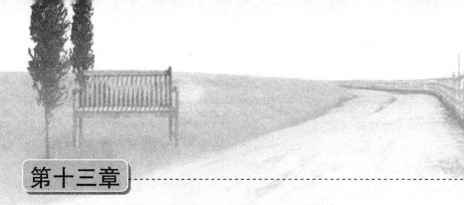

第十三章

泌尿系统疾病护理常规

第一节　肾病综合征护理常规

　　小儿肾病综合征(nephrotic syndrome,NS)简称肾病,是一组多种原因所引起的肾小球基底膜通透性增高,导致大量血浆蛋白自尿丢失引起的一种临床综合征。肾病综合征在儿童肾脏疾病中发病率仅次于急性肾炎。肾病综合征按病因可分为先天性、原发性和继发性三种类型。原发性肾病综合征约占儿童时期肾病综合征总数的90%,是儿童常见的肾小球疾病。按其临床表现又分为单纯性肾病和肾炎性肾病两型,其中以单纯性肾病多见,发病年龄多为学龄前儿童,3~5岁为发病高峰,临床具有4大特点:①大量蛋白尿;②低蛋白血症;③高脂血症;④明显水肿。以上第①、②两项为必备条件。

　　糖皮质激素为治疗肾病综合征较有效的首选药物,免疫抑制剂治疗适用于激素部分敏感、耐药、依赖及复发的病例。

　　1. 执行儿内科疾病护理常规。

　　2. 一般护理

　　(1)准确记录24小时出入量,在水肿显著,伴有胸腔积液、腹水及应用利尿剂期间遵医嘱每天测量腹围、体重,遵医嘱按时测血压并做好记录。

　　(2)每周送尿常规2~3次,应在清晨收集新鲜尿液,及时送检。留取24小时尿液时收集标本的容器应当清洁,必要时加防腐剂。

　　(3)肾穿刺活检者,按肾穿刺活检护理常规护理。

　　3. 休息和卧位　除水肿显著或并发感染,或严重高血压外,一般不需卧床休息。即使卧床也应在床上经常变换体位,以防血管栓塞等并发症,病情缓解后可逐渐增加活动量,但不要过度劳累,以免病情复发,在校儿童肾病活动期应休学。

　　4. 预防感染

（1）首先向患儿及家长解释预防感染的重要性，肾病患儿由于免疫力低下，易继发感染，而感染常使病情加重或复发，严重感染可危及患儿生命，避免到人多的公共场所去。

（2）做好保护性隔离，肾病患儿与感染性疾病患儿分室收治，病房每日通风，保持空气新鲜，减少探视人员。

（3）加强皮肤护理，应注意保持皮肤清洁干燥，及时更换内衣；保持床单清洁、整齐，被褥松软，经常翻身；保持会阴部清洁，水肿严重时，臀部和四肢受压部位衬棉圈，或用气垫床，水肿的阴囊可用棉垫或吊带托起，皮肤破损可涂碘附预防感染。

（4）严重水肿者应定时翻身，尽量避免肌内注射，以防药液外渗，导致局部潮湿、糜烂或感染。

（5）注意监测体温、血象等，及时发现感染灶，发现感染及时给予敏感抗生素治疗。

5. 饮食护理

（1）热量：为减轻高脂血症应少食动物脂肪，以植物性脂肪为宜，可增加富含可溶性纤维的饮食如燕麦、米糠及豆类等。

（2）蛋白质：大量蛋白尿期间蛋白摄入量不宜过多，主张儿童蛋白供给量为 $1.5\sim2g/(kg\cdot d)$，以高生物效价的动物蛋白（乳、蛋、鱼、禽、牛肉等）为宜，防止出现负氮平衡。

（3）水和盐：水一般不必限制，但显著水肿和严重高血压时应短期限制水、钠的摄入，病情缓解后不必继续限盐。水肿期应限制钠的摄入，一般为 $1\sim2g/d$，严重水肿时则应 $< 1g/d$，待水肿明显好转应逐渐增加食盐的摄入量。

（4）维生素及微量元素：肾病综合征患儿在应用糖皮质激素期间易引起骨质疏松，并常有低钙血症倾向，应每日补充维生素 D400U 及适量钙剂。

（5）肾病综合征患儿在应用激素过程中食欲增加者应控制饮食量。

6. 用药护理

（1）激素治疗期间注意观察尿量、尿蛋白变化及血浆蛋白恢复等情况，注意观察激素的副作用，如库欣综合征、高血压、消化道溃疡、骨质疏松等。遵医嘱及时补充维生素 D 及钙剂，以免发生手足搐搦症。

（2）对糖皮质激素耐药或未使用糖皮质激素而水肿较重伴尿少者可配合使用利尿剂，但需密切观察出入量、腹围、尿量、体重变化及电解质紊乱。

（3）使用免疫抑制剂治疗时，注意白细胞数下降、脱发、胃肠道反应、出血性膀胱炎及肝功能损害等，用药期间要多饮水和定期查血象。

（4）在使用肝素、尿激酶等抗凝剂时，注意观察有无出血倾向，监测凝血功能。

7. 病情观察

（1）监测体温，注意有无感染征象，肾炎型肾病遵医嘱监测血压变化。

（2）观察水肿部位、程度及进展情况，注意尿量、尿色的变化，有无腹水及阴囊水肿等。

（3）观察有无水、电解质平衡紊乱的表现如面色苍白、无力、食欲下降、心音低钝、腹胀、手足搐搦症等。

（4）注意有无腰痛、肢体麻木等静脉血栓症状。

8. 并发症的观察与护理

（1）感染：是本病最常见的并发症，常见为呼吸道感染、皮肤感染、泌尿道感染和原发性腹膜炎等，其中上呼吸道感染最多见，占50%以上，避免到公共场所，做好保护性隔离，加强皮肤和会阴部清洁，定时监测体温、血象等，及时发现感染灶，一旦发现感染及时治疗。

（2）电解质紊乱和低血容量：常见的电解质紊乱有低钠、低钾、低钙血症。可出现厌食、乏力、懒言、嗜睡、血压下降甚至出现休克、抽搐等，还可出现低血容量性休克。定时监测血钠、血钾、血钙及血压变化。

（3）高凝状态和血栓形成：肾静脉血栓可发生腰痛或腹痛，肉眼血尿或急性肾衰；下肢动脉血栓可出现下肢疼痛伴足背动脉搏动消失等症状；肺动脉栓塞可出现不明原因的咳嗽，咯血或呼吸困难而无明显肺部阳性体征等，发现异常及时报告医生。

9. 健康指导

（1）关心、爱护患儿，应使父母和患儿很好地了解肾病的有关知识，并且教会家长或较大患儿学会用试纸检验尿蛋白的方法。

（2）活动时注意安全，避免剧烈运动、奔跑、打闹以防摔伤、骨折的发生。

（3）讲解激素治疗对本病的重要性，使患儿及家属主动配合并坚持按计划用药，不可随意减量或停药，避免使用肾毒性药物。

（4）感染是本病最常见的并发症及复发诱因，指导家长采取有效措施预防感染的发生。

（5）预防接种需在病情完全缓解且停用糖皮质激素6个月后才进行。

（6）出院后定期复查随访。一旦发现皮肤、上呼吸道感染，及时到正规医院就诊。

（刘丽莎）

第二节　急性肾小球肾炎护理常规

急性肾小球肾炎（acute glomerulonephritis，AGN）简称急性肾炎，是指一组不同病因所致的感染后免疫反应引起的急性弥漫性肾小球炎性病变,其中多数发生于溶血性链球菌感染之后,被称为急性溶血性链球菌感染后肾炎;而由其他感染后引起的急性肾炎,称为急性非溶血性链球菌感染后肾炎。通常临床所谓急性肾炎指前者而言。其主要临床表现为急性起病,多有前驱感染,以血尿为主、伴有不同程度蛋白尿,可有水肿、高血压或肾功能不全等特点的肾小球疾病。本病多见于儿童和青少年,以 5~14 岁多见,小于 2 岁者少见,男女比例 2∶1。

本病在小儿呈良性自限过程,无特异治疗,预后良好。主要是对症处理,控制链球菌感染和清除残留感染灶,用青霉素 10~14 天,避免使用肾毒性药物,注意观察和防止急性期并发症,保护肾功能。

1. 执行儿内科疾病护理常规。

2. 一般护理

(1)水肿严重者每日测体重及遵医嘱测量血压,准确记录尿量及 24 小时出入量。

(2)正确采集尿标本,及时送检,每周留晨尿标本检查 2 次。

(3)肾穿刺活检者,按肾穿刺活检护理常规护理。

3. 休息与体位　起病 2 周内应卧床休息,直到水肿消退、血压降至正常、肉眼血尿消失,即可下床作轻微活动或户外散步;1~2 个月内活动量宜加限制,3 个月内避免剧烈活动;尿内红细胞减少、血沉正常可上学,但需避免重体力活动;Addis 计数正常后恢复正常生活。

4. 饮食管理

(1)尿少水肿时期限制钠盐摄入,以低盐饮食为宜 [< 1g/d,或 < 60mg/(kg·d)],严重水肿或高血压者需无盐饮食。尿少期避免进食含高钾的食物,如香蕉、橘子等。

(2)有氮质血症时应限制蛋白质的入量,可给予优质动物蛋白 0.5g/(kg·d);供给高糖饮食以满足小儿热量的需要。

(3)除非有严重少尿或循环充血,一般不必严格限制水量。

(4)在尿量增加、水肿消退、血压降至正常后,可恢复正常饮食,以保证小儿生长发育的需要。

5. 用药护理

(1)应用利尿剂前后注意观察体重、尿量、水肿变化,并做好记录,尤其静脉注射呋塞米后要注意有无大量排尿、脱水和电解质紊乱等现象,一般忌用保钾利尿剂和渗透性利尿剂。

(2)高血压脑病时遵医嘱立即应用降压药,硝普钠要现用现配,放置 4 小时后即不能再用,整个输液系统须用黑纸或铝箔包裹遮光。快速降压时严密监测血压、心率和药物的副作用。

（3）观察药物疗效及副作用，硝普钠的主要副作用有恶心、呕吐、情绪不安定、头痛和肌肉痉挛。

6. 并发症的观察与护理

（1）严重循环充血：注意有无呼吸困难、端坐呼吸、心率增快、频咳、咳粉红色泡沫痰、甚至出现奔马律、肝大而硬、水肿加剧等，如发生循环充血将患者安置于半卧位，吸氧，严格限制水、钠入量，遵医嘱及时给药。

（2）高血压脑病：密切观察血压变化，定时监测血压并记录，若出现血压突然升高、剧烈头痛、呕吐、眼花等，提示高血压脑病，除降压外需给予镇静止惊，脑水肿时给脱水剂。

（3）急性肾功能不全：密切观察有无少尿或无尿，头痛、恶心、呕吐以及电解质紊乱和代谢性酸中毒等，警惕急性肾功能衰竭的发生，除限制水、钠入量外，应限制蛋白质及含钾食物的摄入，并绝对卧床休息，作好透析前的心理护理。

7. 健康指导

（1）强调限制患儿活动的重要性，尤以发病后2周内最为关键，对活动的时间及强度进行指导。

（2）锻炼身体，增强体质，减少呼吸道和皮肤感染，对急性扁桃体炎，猩红热及脓疱疮应尽早彻底地给予青霉素或其他敏感抗生素治疗。

（3）出院后定期随访，检查尿常规。

（刘丽莎）

第三节　泌尿系统感染护理常规

泌尿系统感染（urinary tract infection，UTI）是指病原体直接侵入尿路，在尿液中生长繁殖，并侵犯尿路黏膜或组织而引起的损伤。主要症状有发热、寒战、腰痛、尿频、尿急、尿痛等症状。以细菌为最常见，革兰阴性杆菌为主，最常见的为大肠埃希菌，占首次感染的60%~80%。其次为变形杆菌，克雷伯杆菌，副大肠埃希菌等。少数为葡萄球菌和肠球菌，金黄葡萄球菌见于全身败血症。女孩高于男孩，本病易复发及反复感染，按病原体侵袭的部位不同，一般将其分为肾盂肾炎、膀胱炎、尿道炎。肾盂肾炎称为上尿路感染，膀胱炎、尿道炎合称为下尿路感染。本病治疗原则是控制症状，及早应用敏感抗菌药物消灭病原体，去除诱发因素，预测和防止再发。

1. 执行儿内科疾病护理常规。

2. 一般护理

（1）监测体温变化，高热者给予物理降温或药物降温。

（2）准确记录尿量、次数、尿的颜色，注意婴幼儿排尿时有无啼哭不安等现象。

（3）保持会阴部清洁，便后冲洗外阴，小婴儿勤换尿布，女孩应注意外阴的清洁卫生。

（4）遵医嘱及时留取清洁中段尿培养和药敏试验，严格无菌操作，标本及时送检。

3. 休息与体位　急性期需卧床休息，体温正常，症状明显减轻后适当活动，避免劳累。

4. 饮食护理

（1）发热患儿宜给予流质或半流质饮食，食物易消化，含足够热量、丰富的蛋白质和维生素，以增强机体抵抗力。

（2）鼓励患儿大量饮水，通过增加尿量起到冲洗尿道作用，减少细菌在尿道的停留时间，促进细菌和菌毒素排出。多饮水还可降低肾髓质及乳头部组织的渗透压，不利于细菌生长繁殖。

5. 用药护理

（1）根据医嘱选择敏感抗菌药物，注意药物的副作用及药物的疗效。

（2）口服抗菌药物可出现恶心、呕吐、食欲减退等现象，饭后服药可减轻胃肠道症状。

（3）服磺胺药时应鼓励多喝水，并注意有无血尿、尿少、尿闭等现象。

（4）及时正确留取尿液进行尿培养细菌学检查评估治疗效果。

6. 病情观察

（1）新生儿临床症状极不典型，多以全身症状为主，如发热或体温不升、面色苍白、吃奶差、呕吐、腹泻、黄疸较多见，部分患儿可有嗜睡、烦躁甚至惊厥等神经系统症状。

（2）婴幼儿临床症状常不典型，常以发热最突出。此外，拒食、呕吐、腹泻、精神萎靡、激惹甚至惊厥，3个月以上患儿可出现尿频、排尿困难、血尿、尿液浑浊等。细心观察可发现排尿时哭闹不安，尿布有臭味和顽固性尿布皮炎。

（3）年长儿以发热、寒战、腹痛等全身症状突出，常伴有腰痛和肾区叩击痛，肋脊角压痛等。尿路刺激症状明显，患儿可出现尿频、尿痛、尿急、尿液浑浊，偶有肉眼血尿等。

7. 健康教育

（1）向患儿及家长解释本病的护理要点及预防知识，如多饮水、勤排尿，幼儿不穿开裆裤，注意个人卫生，婴儿勤换尿布，便后洗净臀部以防细菌入侵。

（2）及时发现和处理男孩包茎、女孩处女膜伞、蛲虫等情况。及时矫正尿路畸形。

（3）指导按时服药,定期复查,防止复发与再感染。一般急性感染于疗程结束后每月随访一次,除尿常规外,还应做中段尿培养,连续三个月,如无复发可以认为治愈,反复发作者每3~6个月复查一次,共两年或更长时间。

（刘丽莎）

第四节　肾积水护理常规

尿液从肾脏排出受阻,造成肾内压升高、肾盂扩张、肾实质萎缩,称肾积水。先天性肾盂输尿管连接处梗阻所致的肾积水是小儿较常见的泌尿系畸形。其原因有:①肾盂输尿管连接处狭窄;②迷走血管压迫;③肾盂输尿管连接处瓣膜;④高位输尿管;⑤输尿管起始处扭曲折叠;⑥输尿管起始部息肉。临床上会出现:腹部囊性肿块、腰腹部间歇性疼痛、血尿、尿路感染、尿毒症、消化道功能紊乱;如厌食、恶心、呕吐、发育迟缓等症状。肾积水较轻,病情进展缓慢,肾功能已达平衡和稳定状态可观察,但应定期检查了解积水进展情况。肾积水进行性加重,临床症状明显,肾功能不断下降,梗阻病因明确,有并发症存在,应手术治疗。

一、术 前 护 理

1. 执行儿外科疾病护理常规。

2. 做好心理护理:做好家长思想工作解除家长的心理压力,取得家长的配合和支持,使家长在对疾病治疗和护理有所认识的基础上主动配合手术治疗和护理。

二、术 后 护 理

1. 执行儿外科疾病护理常规。

2. 密切监测生命体征变化,对高热的患儿给予物理或药物降温。

3. 保持伤口敷料清洁干燥,如敷料被渗血、渗液、尿液浸湿,及时更换敷料。

4. 严格控制输液速度,保持静脉入量,关注患儿进食及引流情况,保持出入量平衡。

5. 饮食护理　胃肠减压期间禁食,术后1~2天胃肠功能恢复即可拔除胃管。指导患者进食,先从流质饮食开始,无不适可逐渐恢复正常饮食,以高蛋白、高维生素饮食为主,以促进伤口愈合。

6. 休息　卧床休息,指导协助患儿翻身,保持皮肤清洁,防止压疮发生。待输尿管支架管拔出后方可下床活动。

7. 拔管指征　肾周引流管术后 2~3 天拔除,输尿管支架管术后 3~7 天拔除,拔除输尿管支架管后,从肾造瘘管注入亚甲蓝 2ml,夹闭肾造瘘管观察 1~2 天,有蓝色尿液从尿道排出,患儿无发热、腰部胀痛即可拔管。

8. 健康指导

(1)出院后 2 个月内避免剧烈活动。

(2)加强营养,合理饮食搭配,增强抵抗力。

(3)3 个月后,门诊随访 B 超,复查尿常规、肾功能情况。

(王欲清)

第五节　尿道下裂护理常规

尿道下裂是男性下尿路及外生殖器最多见的先天性畸形之一。是因前尿道发育不全,导致尿道外口的位置异常。临床可分为 4 型:Ⅰ型阴茎头型、Ⅱ阴茎体型、Ⅲ阴茎阴囊型、Ⅳ会阴型。治疗主要为手术矫正和尿道成形术。

一、术 前 护 理

1. 执行儿外科疾病护理常规。

2. 皮肤准备　遵医嘱泡洗阴茎每日 2 次,特别要清洗会阴及阴囊皮肤褶皱处及包皮内板处。

3. 胃肠道准备　术前一天进流质饮食,术前晚温肥皂水灌肠,晚 8 点以后禁食,凌晨零点开始禁饮。术晨给予开塞露射肛,减少因排便污染伤口引起继发感染。

4. 较大患儿在术前锻炼床上大小便,以适应术后排便。

5. 心理护理　小儿性别识别年龄约为 3~4 岁,此期,患儿对性别及外生殖器异常比较敏感,对手术矫治畸形的认可和承受能力比较高,可以和患儿进行必要的交流和沟通,争取其较好的配合手术及护理。通过与患儿家长交流,让其充分了解手术原理、伤口愈合过程中可能发生的问题、术后注意事项等,使家长对手术治疗能正确认识,有利于患儿顺利康复。

二、术 后 护 理

1. 执行儿外科疾病护理常规。

2. 术后麻醉未清醒时,取去枕平卧、头偏向一侧,适当约束四肢避免拔管。保持呼吸道通畅,给予氧气吸入,密切观察生命体征情况。

3. 麻醉清醒后给予平卧位，下腹部放支被架，保护阴茎伤口勿受压。

4. 妥善固定留置导尿管，保持尿管引流通畅，详细记录 24 小时尿量。密切观察引流出尿液的量、色、性质。更换尿袋时，严格无菌操作。如遇尿管引流不畅，及时给予膀胱冲洗，必要时通知医生调整尿管位置。

5. 术后保持伤口敷料清洁干燥，敷料被尿液浸湿后及时更换。随时观察患儿阴茎头部血运情况，若有颜色发紫、肿胀及时报告医生给予进一步处理。

6. 饮食护理　鼓励患儿进食高蛋白、高热量、高维生素类食物，同时注意进食蔬菜、水果，防止便秘。如有便秘，及时处理。鼓励患儿多饮水，饮水量应以尿色清亮为佳，以增加尿量，达到自然冲洗的作用。

7. 拔管后要穿着宽松、柔软的内衣，护士要主动观察排尿情况、尿线粗细、有无排尿困难、尿瘘等，必要时及时记录。

8. 健康指导

（1）避免剧烈活动，避免骑跨动作，穿宽松衣物。

（2）多饮水，勤排尿，夜间要保证叫起患儿饮水 1 次。

（3）教会患儿家长观察有无尿线变细、排尿困难、尿频、尿急、尿痛等情况，如有尿道狭窄，应定期做尿道扩张。

（4）术后 2 周复查。

（王欲清）

第六节　隐睾手术护理常规

隐睾也称睾丸未降，指睾丸未能按照正常发育过程从腰部腹膜后下降至阴囊。可合并附睾、输精管畸形，是一种常见的泌尿生殖性先天畸形。隐睾下降不全，可能与下列因素有关：①胚胎期将睾丸向下牵引的索状引带异常或缺如；②先天性睾丸发育不全；③母体妊娠期缺乏足量的促性腺激素。婴幼儿隐睾仍有自行下降可能，可暂时观察；如不能下降，则需进行睾丸松解固定术。

一、术 前 护 理

1. 执行儿外科疾病护理常规。

2. 大患儿有因发育畸形而产生自卑心理，在精神上应多予以关心，消除紧张与恐惧心理，注意保护患儿的隐私和自尊。

3. 做好会阴和阴囊处皮肤的清洁。

二、术 后 护 理

1. 执行儿外科疾病护理常规。

2. 术后麻醉未清醒前，取去枕平卧位 6 小时，头偏向一侧，氧气吸入，保持呼吸通畅，密切观察患儿的生命体征变化。

3. 患儿完全清醒后可进食清淡、易消化的食物。

4. 患儿烦躁，伤口疼痛者，遵医嘱使用镇痛、镇静剂。

5. 注意会阴部清洁，防止大小便污染伤口。保持伤口敷料清洁干燥，敷料污染后及时更换，防止伤口感染。

6. 观察阴囊及睾丸下降情况　观察阴囊血供情况，有无红、肿，颜色发紫，疼痛剧烈等情况，阴囊水肿剧烈者，报告医生并遵嘱给予适当抬高阴囊减轻水肿。阴囊伤口暴露时，保持伤口清洁干燥。

7. 健康指导

（1）1 个月内避免剧烈活动。

（2）术后 3 个月、青春期、成年后随访睾丸发育情况。

（王欲清）

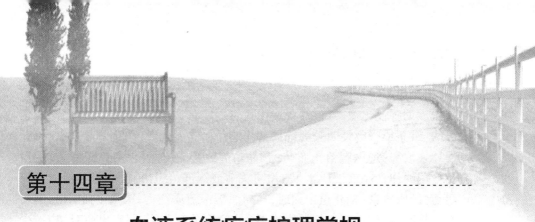

第十四章

血液系统疾病护理常规

第一节　免疫性血小板减少症护理常规

　　免疫性血小板减少症(immune thrombocytopenia, ITP),既往又称特发性血小板减少性紫癜(idiopathic thrombocytopenic purpura, ITP),是小儿最常见的出血性疾病。是由于外周血的血小板破坏过多及其寿命缩短,造成血小板减少。患儿在发病前常有病毒感染史。本病见于各年龄段小儿,以 1~5 岁小儿多见,男女发病率无差异,冬春季发病率较高。以自发性皮肤和黏膜出血为突出表现,多为针尖大小的皮内或皮下出血点,或为瘀斑和紫癜,少见皮肤血斑和血肿。分布不均匀,通常以四肢为多,在易于碰撞的部位更多见。常伴有鼻出血或齿龈出血,胃肠道大出血少见,偶见肉眼血尿。急性出血期以住院治疗为宜,尽量减少活动,避免外伤,明显出血时应卧床休息,忌用影响血小板功能的药物如阿司匹林等。严重出血者常用泼尼松冲击或大剂量丙种球蛋白治疗。

　　1. 执行儿内科疾病护理常规。

　　2. 饮食护理　有消化道出血时应禁食,无出血后逐渐给予清淡饮食,避免进食冷、硬、刺激性强的食物。

　　3. 病情观察

　　(1)观察皮肤瘀点、瘀斑变化,监测血小板数量变化,血小板 $< 50 \times 10^9$/L时可见自发性出血,血小板 $< 30 \times 10^9$/L 应警惕颅内出血,严密观察有无其他出血情况发生。

　　(2)监测生命体征,观察意识、面色,记录出入量。如面色苍白加重,呼吸、脉搏增快,出汗,血压下降提示出血性休克;若患儿烦躁、嗜睡、头痛、呕吐甚至惊厥、昏迷等提示颅内出血;若呼吸变慢或不规则,双侧瞳孔不等大,瞳孔对光反射迟钝或消失提示可能合并脑疝。如有消化道出血常伴腹痛、便血；肾出血伴血尿、腰痛等。

4. 及时控制出血　口、鼻黏膜出血可用浸有 1% 麻黄碱或 0.1% 肾上腺素的棉球、纱条或吸收性明胶海绵局部压迫止血。无效者，可请耳鼻喉科会诊，以油纱条填塞；遵医嘱给止血药；预防口腔或牙龈出血，保持口腔清洁，尽量避免食用油炸食品或硬质水果；预防关节或深部组织出血，一旦出血立即停止活动，卧床休息；消化道出血时，可进食温凉流质饮食，大量出血时应禁食，建立静脉通道，配血和做好输血准备，准确记录出入量；眼底出血时，应减少活动，嘱患儿不要揉眼。若患者突然视力模糊、头晕、头痛等提示颅内出血，应立即通知医生，去枕平卧，头偏向一侧，保持呼吸道通畅，吸氧，遵医嘱静滴甘露醇等，观察意识状态及瞳孔大小。

5. 避免损伤

（1）提供安全的生活环境：避免玩锐利的玩具或物品，限制有对抗性的运动或剧烈运动，以免损伤、刺伤、或摔伤出血。

（2）注意皮肤黏膜保护：保持皮肤清洁，沐浴或清洁皮肤时避免水温过高或过于用力擦洗；保持适度的房间湿度，避免鼻腔过于干燥，指导患儿勿用力擤鼻，避免挖鼻。

（3）休息要求：出血仅限于皮肤、黏膜且较轻者，原则上无需严格限制活动；急性期应减少活动，增加卧床休息时间；严重出血或血小板 $< 30 \times 10^9/L$，必须绝对卧床休息，协助做好各种生活护理。

（4）各项护理操作动作轻柔，尽量避免或减少肌内注射或静脉穿刺等操作，注射或穿刺后应延长压迫时间，必要时局部加压包扎，以免形成深部血肿；静脉穿刺时，避免用力拍打或揉搓患儿的肢体，止血带不宜扎得过紧、时间过长；注射穿刺部位交替使用。

（5）禁食坚硬、多刺的食物，防止损伤口腔黏膜及牙龈出血。

（6）保持大便通畅，防止用力大便时腹压增高而诱发颅内出血。

6. 预防感染　应与感染患儿分室居住。保持病室环境清洁，空气新鲜、温湿度适宜。保持出血部位清洁，注意个人卫生。

7. 心理护理　出血及止血技术操作均可使患儿产生恐惧心理，表现为不合作、烦躁、哭闹等而使出血加重。故应关心、安慰患儿，以便取得合作。

8. 健康指导

（1）指导预防损伤　不玩尖锐的玩具，不做剧烈的、有对抗性的运动，不搔抓皮肤，不挖鼻孔，选用软毛牙刷，饮水、食物、洗浴的温度不宜过高，约 40℃即可。

（2）指导进行自我保护，忌服阿司匹林类或含有阿司匹林类药物；服药期间不与感染患儿接触，去公共场所戴口罩，避免感冒，以防加重病情或复发。

（3）教会家长识别出血征象和学会压迫止血的方法，一旦发现鼻出血、牙龈渗血、皮肤出血，应立即通知医生，以免发生严重出血危及患儿生命。必须注意以下几点：①要限制活动，避免剧烈运动；②吃容易消化的食物，干的、硬的、带刺食物不要吃，以免损伤黏膜引起出血，有消化道出血时应禁食；③大便时不过度用力，要养成按时排大便的习惯，保持大便通畅，防止便秘。

（4）脾切除的患儿易患呼吸道疾病和皮肤化脓性感染，且易发展为败血症。在术后 2 年内，患儿应定期随诊，并遵医嘱应用长效青霉素每月 1 次或丙种球蛋白，以增强抗感染能力。

（唐铁军）

第二节　贫血护理常规

贫血是指外周血中单位容积内的红细胞数或血红蛋白量低于正常，婴儿和儿童的红细胞数和血红蛋白量随年龄不同而有差异，临床常见的贫血为营养性缺铁性贫血和营养性巨幼红细胞性贫血。

营养性缺铁性贫血护理常规

营养性缺铁性贫血是体内铁缺乏致血红蛋白合成减少而引起的一种贫血。患儿先天储铁不足、铁摄入不足、生长发育快、铁丢失过多、吸收减少等任何引起体内铁缺乏的原因均可导致贫血。任何年龄均可发病，以 6 个月至 2 岁最多。起病缓慢，一般表现为皮肤、黏膜苍白，以唇、口腔黏膜和甲床最明显。易疲乏、无力，不爱活动，常有烦躁不安或精神不振。体重不增或增长缓慢。年长儿可诉头晕、眼前发黑、耳鸣等。治疗要点为去除病因、合理喂养，及时添加辅食，纠正不良饮食习惯；积极治疗原发病。铁剂治疗是治疗缺铁性贫血的特效药。常用的铁质剂有硫酸亚铁，富马酸亚铁，葡萄糖酸亚铁等。口服不耐受或吸收不良者可采用注射铁剂如右旋糖酐铁。

1. 执行儿内科疾病护理常规。

2. 合理安排休息　评估患儿日常生活的耐力程度和活动能力，根据活动耐力情况制定活动强度、持续时间及休息方式，以不感到疲乏为宜，活动中或活动后要多安排适当的休息，细心观察患儿体力过度消耗的征象。尽量保持患儿心情愉悦，以减少烦躁、哭闹的耗氧。

3. 饮食护理

（1）协助纠正不良饮食习惯。

（2）多吃含铁丰富且易吸收的食物如：动物血、精肉、内脏、鱼类及大豆制品；维生素 C、稀盐酸、氨基酸、果糖等有利于铁的吸收。茶、咖啡、牛奶、蛋类、抗酸药物可抑制铁的吸收,避免与铁食品同食。

（3）婴儿提倡母乳喂养。

（4）指导家长对早产儿和低体重儿自2月左右给予铁剂预防。

4. 用药护理　指导正确应用铁剂,观察疗效与副作用:告知家长小儿每日需铁量,让家长掌握服用铁剂的正确剂量和疗程;口服铁剂可致胃肠道反应,宜从小剂量开始,逐渐加至足量,在两餐之间服用,可用吸管或滴管服之;铁剂可与维生素C、果汁等同服;注射铁剂应深部肌内注射,每次更换部位,减少局部刺激,并观察有无不良反应;观察疗效。

5. 专科护理　根据贫血程度遵医嘱给予吸氧及输血。

6. 康复护理　智力与动作发育落后者,加强训练与教育。

7. 健康指导　向家长讲解本病的有关知识和护理要点。指导父母保护患儿避开感染源。指导合理喂养,坚持正确用药,定期复查。强调贫血纠正后仍要坚持合理安排小儿饮食,防止本病复发。告知父母保证患儿正常生长发育的关键是坚持合理安排小儿饮食,培养良好的饮食习惯。对智力落后甚至倒退的患儿,指导家长耐心教育和训练。

营养性巨幼红细胞性贫血护理常规

营养性巨幼红细胞性贫血是由于缺乏维生素 B_{12} 或叶酸所引起的一种大细胞性贫血,主要临床特点为贫血、神经精神症状、红细胞数较血红蛋白量减少更明显,红细胞胞体变大,骨髓中出现巨幼红细胞,用维生素 B_{12} 或叶酸治疗有效。引起维生素 B_{12} 和叶酸缺乏的常见原因有:摄入量不足、吸收不良、需要量增加或长期服用某些药物等可致维生素 B_{12} 代谢障碍。临床以6个月~2岁多见,起病缓慢。轻-中度贫血,皮肤呈蜡黄,睑结膜、口唇、指甲等苍白。毛发细、稀黄,颜面轻度浮肿或虚胖。常有厌食、恶心、呕吐、腹泻、舌炎、口腔及舌下溃疡等消化道症状,常伴肝脾肿大,重者出现心脏扩大或心衰。患儿烦躁、易怒。维生素 B_{12} 缺乏者表情呆滞、目光发直、少哭不笑、反应迟钝、嗜睡、智力及动作发育落后,常有倒退现象。重者可见肢体、躯干或全身震颤,甚至抽搐、共济失调、踝阵挛及感觉异常。易发生感染和出血。治疗要点为去除诱因,加强营养,防治感染。维生素 B_{12} 肌内注射每次 $100\mu g$,每周 2~3 次或口服叶酸,每次 5mg,每日 3 次。连用数周,至临床症状好转,血象恢复正常为止。

1. 执行儿内科疾病护理常规。

2. 休息与活动　根据患儿的活动耐受情况安排其休息与活动。一般不需卧床休息。严重贫血者适当限制活动,协助其日常生活需要。烦躁、震颤、抽搐者遵医嘱用镇静剂,防止外伤,上下牙间需垫缠有纱布的压舌板,以防舌咬伤,影响呼吸者应给予吸氧。

3. 指导喂养,加强营养 改善哺乳母亲营养,及时添加辅食,注意饮食均衡,合理搭配患儿食物,年长儿防止偏食、挑食,养成良好的饮食习惯,以保证能量和营养素的摄入。

4. 病情观察 观察患儿面色及精神、食欲状态,注意有无头晕、乏力、烦躁等表现。重症患儿监测生命体征,注意有无充血性心力衰竭的发生。

5. 监测生长发育 评估患儿的体格、智力、运动发育情况,对发育落后者加强训练和教育。

6. 健康指导 介绍本病的表现和预防措施,强调预防的重要性,提供营养指导。积极治疗和去除影响维生素 B_{12} 和叶酸吸收的因素,合理用药。

(唐铁军)

第三节 白血病护理常规

白血病(leukemia)是造血组织中某一血细胞系统过度增生,浸润到各组织和器官,从而引起一系列临床表现的恶性血液病,是我国最常见的小儿恶性肿瘤,病因尚未完全明了。早期症状有面色苍白、精神不振、乏力、食欲低下、鼻出血或齿龈出血等,少数患儿以发热和类似风湿热的骨关节痛为首发症状。主要表现为发热、贫血、出血、白血病细胞浸润所致的肝、脾、淋巴结肿大和骨关节疼痛。治疗原则是早期诊断、早期治疗。应严格区分白血病的类型,按照类型选用不同的化疗方案和相应的药物剂量,采用早期连续适度化疗和分阶段长期规范治疗的方针。同时要早期防治中枢神经系统白血病和睾丸白血病,注意支持疗法。持续完全缓解 2~3 年者方可停止治疗。

1. 监测体温,观察热型及热度;如有发热可予温水擦浴,体温 > 38.5℃遵医嘱给降温药,观察降温效果。但忌用安乃近和乙醇擦浴以免降低白细胞和增加出血倾向。

2. 卧床休息,但一般不需绝对卧床。长期卧床者,应常更换体位,预防压疮。

3. 防治感染

(1)保护性隔离:与其他病种患儿分室居住,防止交叉感染,限制探视人数和次数,接触患儿前做好手卫生。

(2)基础护理:保持口腔清洁,宜用软毛牙刷,以免损伤口腔黏膜及牙龈;保持皮肤清洁,减少皮肤感染;保持大便通畅,便后用温开水清洁肛周,预防肛周感染。

(3)严格无菌操作,遵守操作规程。

4. 饮食要清淡可口,少量多餐,避免产气、辛辣和高脂食物。

5. 输注化疗药物的护理

（1）熟悉各种化疗药的药理作用和特性，了解化疗方案及给药途径，正确给药。

（2）严格执行中心静脉（PICC/CVC）化疗给药操作流程。

（3）带管期间护士应严密观察穿刺部位的局部反应及导管通畅情况，发现问题及时处理。严格执行 PICC 维护操作流程，及时处理并发症，并填写《PICC 监测记录表》。

（4）患者带管出院时，责任护士应做好 PICC 出院指导并提供与 PICC 维护相关的资料，指导患者须定期在具有资质的医疗机构进行导管维护。

6. 并发症的观察和护理

（1）观察感染早期征象：监测生命体征，观察有无牙龈肿痛，咽红、咽痛，皮肤有无破溃、红肿、肛周、外阴有无异常。发现感染先兆，及时告知医生，遵医嘱使用抗生素。

（2）观察有无出血倾向和贫血：血小板 $< 20 \times 10^9/L$，凝血功能异常或有活动性出血者应卧床或绝对卧床休息。

（3）观察有无骨髓抑制：监测血象，化疗后骨髓抑制期至最低点的时间为 7~14 天，恢复时间为之后的 5~10 天，化疗开始到停止化疗后 2 周要监测血象。

（4）肝肾功能损害

1）巯嘌呤、甲氨蝶呤、左旋门冬酰胺酶用药期间应观察患儿有无黄疸，定期监测肝功能。

2）环磷酰胺可引起出血性膀胱炎，用药期间应鼓励患儿多饮水，并注意观察尿的颜色和量。

3）糖皮质激素应用可出现满月脸及情绪变化，应告知家长停药后症状就会消失，做好患儿的心理疏导。

4）用药期间供给充足的水分，利于尿酸和化疗药降解产物的稀释和排泄防止尿酸性肾病的发生。

7. 严格遵守输血制度，观察输血疗效及有无输血反应。

8. 心理护理　提供情感支持和心理疏导，消除患儿心理障碍。

9. 健康指导　讲解白血病的有关知识，化疗药的作用、副作用。教会家长如何预防感染和观察感染及出血征象，如出现异常发热、心率呼吸加快、鼻出血或其他出血征象应及时就诊。让家长及年长儿明确坚持化疗的重要性。化疗间歇期可酌情参加学校学习，以利其生长发育。鼓励患儿参与体格锻炼，增强抗病能力。定期随访，监测治疗方案执行情况。重视患儿心理状况，正确引导，使儿在治疗疾病的同时，心理社会及智力也得以正常发展。

（唐铁军）

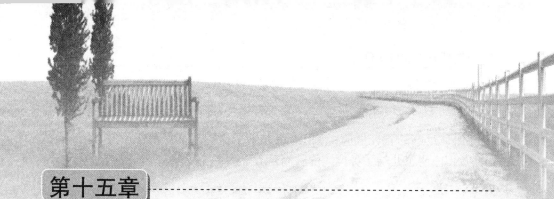

第十五章

神经系统疾病护理常规

第一节　颅内感染护理常规

颅内感染主要有脑膜炎，脑炎，脑脓肿等疾病，其中化脓性脑膜炎和病毒性脑炎是儿科最常见的颅内感染性疾病。

化脓性脑膜炎护理常规

化脓性脑膜炎是各种化脓性细菌引起的脑膜炎症，是小儿尤其是婴幼儿时期常见的中枢神经系统感染性疾病。临床上以急性发热、惊厥、意识障碍、颅内压增高和脑膜刺激征及脑脊液脓性改变为特征。常见并发症为硬膜下积液，脑室管膜炎和脑积水。治疗参照细菌药物敏感实验选择抗生素治疗、肾上腺皮质激素治疗和对症治疗等。

一、一般护理

1. 执行儿内科疾病护理常规。

2. 预防压疮的发生　做好压疮风险评估，认真落实压疮的防范措施，保持床单位的清洁、干燥、及时清除大小便，必要时使用气垫等抗压力器材，预防压疮的发生。

3. 做好口腔护理，呕吐后及时清除呕吐物，帮助患儿漱口，保持口腔清洁，减少不良刺激。

4. 呼吸道管理　保持呼吸道通畅，给予氧气吸入，雾化吸入和吸痰。

二、卧位护理

绝对卧床休息，保持病室安静，各种治疗护理集中进行，减少不必要的刺激。

三、饮 食 护 理

保证足够的营养供应,意识清患儿给予营养丰富易消化流质、半流质饮食,意识障碍患儿给予鼻饲或静脉高营养。

四、用 药 护 理

严格按医嘱执行给药,保证剂量、给药时间准确,使用脱水剂患儿防止药液外渗,并注意观察用药后疗效。

五、病 情 观 察

1. 观察体温变化　严密观察体温波动情况,高热患儿及时给予物理降温或药物降温处理。

2. 严密观察患儿的生命体征、面色、意识、前囟、瞳孔及肌张力的改变,观察有无烦躁不安、喷射状呕吐、抽搐、呼吸不规则或暂停等颅内压增高症状;双侧瞳孔不等大,对光反射迟钝等脑疝症状,并备好抢救药品及物品。

六、并发症的观察及护理

1. 硬膜下积液　如患儿出现发热不退或复升,前囟饱满、颅缝裂开、呕吐不止、频繁惊厥等首先应怀疑本病的可能性。

2. 脑室管膜炎　主要发生在治疗被延误的患儿。表现为患儿在有效抗生素治疗下发热不退、惊厥、意识障碍不改善、进行性加重的颈项强直甚至角弓反张。

3. 抗利尿激素异常分泌综合征　表现为低钠血症和血浆低渗透压,加剧脑水肿,惊厥和意识障碍加重,或直接因低钠血症引起惊厥发作。

4. 脑积水　患儿出现烦躁不安、嗜睡、呕吐、惊厥发作,头颅进行性增大,颅缝分离,前囟扩大饱满和头皮静脉曲张。

5. 各种神经功能障碍　如神经性耳聋、智力低下、脑性瘫痪、癫痫、视力障碍和行为异常等。

七、心 理 护 理

对患儿家长给予安慰、关心和爱护,使其接受疾病的事实,鼓励患儿及家长树立战胜疾病的信心,解除恐惧焦虑心理。

八、健 康 指 导

1. 康复指导　对恢复期患儿,应进行功能训练,指导家属根据不同情况给予相应护理,减少后遗症的发生。对已经出现的严重后遗症,可进行系统的康复治疗和训练,恢复或部分恢复各项功能。

2. 指导家长观察患儿复发的表现,如出现体温升高、烦躁哭闹、精神差、呕吐等症状及时就医。

3. 出院后定期复诊,进行脑脊液的检查和其他神经功能的检查。

病毒性脑炎护理常规

病毒性脑炎是指由多种病毒引起的颅内急性炎症性疾病,临床轻重差异很大,取决于脑膜或脑实质受累的相对程度。轻症者一般起病急,或先有上呼吸道感染或前驱传染性疾病。主要表现为发热、恶心、呕吐、嗜睡,病程大多1~2周。重症者可出现反复惊厥发作、不同程度意识障碍、颅内压增高症状,甚至出现昏迷、死亡。本病无特异性治疗,急性期正确的支持与对症治疗是保证疾病顺利康复,降低致残率和病死率的关键。

一、一 般 护 理

1. 执行儿内科疾病护理常规。

2. 预防压疮的发生 做好压疮风险评估,认真落实压疮的防范措施,保持床单位的清洁、干燥、及时清除大小便,必要时使用气垫等抗压力器材,预防压疮的发生。

3. 做好口腔护理,呕吐后及时清除呕吐物,帮助患儿漱口,保持口腔清洁,减少不良刺激。

4. 呼吸道管理 保持呼吸道通畅,给予氧气吸入,雾化吸入和吸痰。

二、卧 位 护 理

急性期患儿卧床休息,保持病室安静,避免声光刺激。颅内压增高时抬高床头15°~30°,以降低颅内压,保持瘫痪肢体功能位。

三、饮 食 护 理

保证足够的营养供应,意识清醒患儿给予高蛋白、高热量、高维生素易消化清淡流质、半流质饮食,意识障碍患儿给予鼻饲,呕吐频繁者给予静脉高营养。

四、用 药 护 理

严格按医嘱执行给药,保证剂量、给药时间准确,使用脱水剂患儿防止药液外渗,注意观察用药后疗效。

五、病 情 观 察

1. 观察体温变化　严密观察体温波动情况,高热患儿及时给予物理降温或药物降温处理。

2. 严密观察患儿的生命体征,注意呼吸的节律、频率及深浅度,有无呼吸减慢、节律不规整等中枢性呼吸衰竭的表现,出现时及时给予气管插管,呼吸机辅助呼吸。观察有无抽搐发生,抽搐时应有专人守护,头偏向一侧,给予口腔保护,防止舌咬伤、坠床的意外伤害,及时给予止惊药物。观察有无意识障碍,双侧瞳孔不等大,对光反射迟钝等脑疝症状,并备好抢救药品及物品。

六、心 理 护 理

对患儿家长给予安慰、关心和爱护,使其接受疾病的事实,鼓励患儿及家长树立战胜疾病的信心,解除恐惧焦虑心理。对家属或患儿进行疾病的发生、发展、治疗、护理及预后的宣教。

七、健 康 指 导

1. 康复指导　保持瘫痪肢体关节功能位,病情稳定后进行神经康复治疗。

2. 指导家长患儿生活护理。

3. 出院后定期复诊。

(李　霞)

第二节　癫痫护理常规

癫痫是以持续存在的反复癫痫发作的易感性和由此引起的神经生物学、认知、心理学及社会方面后果的一种脑部疾病。因累及的脑功能区不同,临床可有多种发作表现,包括意识、运动、感觉异常,精神及自主神经功能障碍,但都有短暂性、刻板性、间歇性和反复发作的特征。癫痫需要坚持长期治疗,治疗的目标是完全控制发作,少或无药物不良反应,尽量提高生活质量。

一、一 般 护 理

1. 执行儿内科疾病护理常规。

2. 避免情绪紧张、感染、饥饿、过饱、疲劳等诱发因素。

3. 安全护理　专人陪护,避免危险行为和运动,发作时立即采取相应措施,避免外伤。

二、休息与体位护理

卧床休息,保证睡眠、保持病室安静,各种治疗护理集中进行,避免声光刺激。

三、饮 食 护 理

给予高营养,高维生素、易消化饮食,忌饮浓茶、可乐等兴奋性饮料。

四、用 药 护 理

1. 抗癫痫药应按时、按剂量服用,服药到口,切忌漏服或停服。

2. 密切观察药物的不良反应,定期复查血常规、血小板及肝肾功能。

3. 在服药初期、病情反复、更换新药或联合用药时应监测血药浓度,保证药物的疗效。

五、病 情 观 察

1. 观察发作类型、持续时间及伴随症状。

2. 监测生命体征、意识、瞳孔的改变。

六、发作时护理

1. 将患儿平卧,抬高患儿肩颈部,使颈部处于伸展位,头偏向一侧,用拇指按压人中、合谷穴、同时清除口鼻腔分泌物,将牙垫或压舌板置于上、下磨牙之间。

2. 吸氧。

3. 保持呼吸道通畅。

4. 及时、准确遵医嘱给予止痉剂。

5. 观察发作的时间、频率、类型、瞳孔对光反射、四肢情况以及有无大小便失禁。

七、心 理 护 理

对患儿家长给予安慰、关心和爱护,向家属做好癫痫的发生、发展、用药、预后等相关宣教,使其接受疾病的事实,鼓励患儿及家长树立战胜疾病的信心,融入同伴集体之中,解除恐惧焦虑心理。

八、健 康 指 导

1. 告知家长癫痫发作时的紧急处理措施。

2. 强调抗癫痫药物长期、规律服用药的重要性,切勿私自改药、停药和增减药量。

3. 避免暴饮暴食、忌饮浓茶、可乐等兴奋性饮料。

4. 合理安排生活和学习，禁止剧烈运动，避免感染的诱发因素。

5. 告知家长患儿外出时应随身携带病情介绍卡，注明患儿的病情和家长的联系方式，以便发作时能够得到及时有效的治疗。

6. 出院后定期复诊。

（李　霞）

第三节　吉兰 - 巴雷综合征护理常规

吉兰 - 巴雷综合征又称急性炎症性脱髓鞘性多神经根病，目前认为是一种表现为迟发性过敏反应型的自身免疫性疾病。该病以肢体对称性弛缓性瘫痪为主要临床特征，病程呈自限性，大多在数周内完全恢复，严重者可以累及呼吸肌，急性期可死于呼吸肌麻痹。

一、一 般 护 理

1. 执行儿内科疾病护理常规。

2. 预防压疮的发生　做好压疮风险评估，认真落实压疮的防范措施，瘫痪患儿不能自行变换体位者，每 2 小时翻身一次，保持床单位的清洁、干燥、及时清除大小便，必要时使用气垫等抗压力器材，预防压疮的发生。

3. 呼吸道管理　保持呼吸道通畅，定时翻身、拍背、雾化吸入，必要时吸痰，防止坠积性肺炎、肺不张的发生。根据患儿的缺氧情况给予氧气吸入。

4. 安全管理　患儿有活动障碍时，应采取预防跌倒、坠床的防范措施，防止意外的发生。

二、卧 位 护 理

急性期卧床休息，恢复期适当自主活动。肢体功能障碍者，保持肢体功能体位。

三、饮 食 护 理

保证足够的营养供应，给予流质饮食或软食，进食时取半坐卧位，小口进食避免呛咳，对存在进食困难的患儿给予鼻饲。

四、用 药 护 理

严格按医嘱执行给药，保证剂量、给药时间准确，注意观察用药后疗效。

五、病 情 观 察

1. 密切观察患儿的生命体征,观察患儿的呼吸频率、节律、深度,注意有无声嘶、呛咳、吞咽困难等情况,年长儿询问有无胸闷、气促、呼吸困难等不适。定时监测血氧饱和度,必要时监测血气分析。对于呼吸困难者及时进行气管插管。

2. 观察患儿四肢肌力的变化。

六、康 复 护 理

1. 对于肢体功能障碍的患儿,急性期给予肢体被动运动。运动的幅度应由小到大,由大关节到小关节。

2. 病情稳定后,指导并督促患儿进行自主活动,按照床上自主运动到床边活动再到下床活动的顺序,循序渐进,并且注意强度适宜。

七、健 康 指 导

1. 对家属或患儿进行疾病的发生、发展、治疗、护理及预后的宣教。
2. 康复指导 督促患儿对自理生活能力的训练,指导家庭康复训练。
3. 出院后定期复诊。

(李 霞)

第四节 急性播散性脑脊髓炎护理常规

急性播散性脑脊髓炎是以中枢神经系统急性炎症脱髓鞘为特征,细胞免疫介导的自身免疫性疾病。本病可发生在任何年龄,通常发生于急性感染或疫苗接种后,根据临床特征可分为三型,脑脊髓型即脑与脊髓均受累,脑型即指脑症状突出,脊髓型即脊髓受累突出。临床表现多样,以脑症状为主常有头痛、头晕、呕吐、惊厥、轻重不等的意识障碍,精神症状及脑膜刺激征等。脑干症状可有颅神经受累,小脑受损可有共济失调,眼震等。脊髓受累部位不同,可有截瘫或四肢瘫,感觉障碍平面及尿潴留。本病急性期用药主要为免疫抑制剂及肾上腺皮质类固醇,也可给予脱水剂、止惊剂等,本病一般预后良好,少数患儿有后遗症,如视力障碍、癫痫、偏瘫等,极少数重症或暴发型者仍有死亡。

一、一 般 护 理

1. 执行儿内科疾病护理常规。
2. 皮肤护理 保持床单位整洁干燥,对于脊髓受累,存在截瘫或四肢瘫的患儿给予预防压疮的护理措施,使用气垫床、水胶体等预防压疮的发生。

3. 气道管理 保持呼吸道通畅、必要时给予雾化吸入、吸痰,做好口腔护理。

二、休息与体位护理

急性期卧床休息,保持病室安静,各种治疗护理集中进行,避免声光刺激。对存在肢体运动障碍的患儿每两小时更换体位,瘫痪肢体保持功能位。

三、饮 食 护 理

给予高热量、高蛋白、高维生素、易消化饮食,少食易致肠胀气食物,鼓励患儿多饮水,对于不能经口进食的患儿给予鼻饲或静脉高营养。

四、用 药 护 理

1. 静脉给药时应保证输液剂量及速度准确,观察用药后疗效,避免药液外渗。

2. 输注大剂量肾上腺皮质类固醇激素时应监测血压,注意观察药物的副作用。

五、病 情 观 察

密切监测生命体征,对存在脑症状患儿,注意观察患儿的意识状态、精神状况,惊厥的情况;对存在脊髓受累的患儿,注意观察患儿呼吸频率、节律及深浅度的情况,观察患儿有无气促、呼吸困难等,观察肢体运动情况的变化,有无尿潴留。

六、并发症的观察与护理

1. 脑疝 患儿突然剧烈头痛及频繁呕吐,出现嗜睡甚至昏迷,双侧瞳孔不等大,生命体征紊乱,应积极配合医生做好抢救准备。

2. 尿潴留 患儿膀胱充盈明显、小腹胀痛,应首先进行诱导排尿如听流水声、温水冲洗会阴、局部热敷等,如效果欠佳可采用压迫排尿和留置导尿。

七、心 理 护 理

对患儿家长给予安慰、关心和爱护,向家属做好疾病的发生、发展、用药、预后等相关宣教,使其接受疾病的事实,鼓励患儿及家长树立战胜疾病的信心。

八、健 康 指 导

1. 出院后严格按医嘱继续服用激素治疗,切忌自行停药或更改药量。
2. 本病的复发常由于病毒感染引起,应合理安排生活和学习,避免感染。
3. 出院后定期复诊。

（李 霞）

第五节 儿童颅脑损伤护理常规

小儿颅脑损伤多由交通事故、坠跌或运动意外引起,小儿颅脑损伤占创伤的第二位,学龄儿童受伤比较多见,常见的小儿颅脑损伤包括:头皮损伤、颅骨骨折、脑损伤和颅内出血。

小儿颅脑损伤其特点为:损伤原因及程度常不成比例,小儿脑皮质抑制能力差,脑组织对创伤反应较成人剧烈,外伤后呕吐、抽搐、发热、嗜睡等症状明显;小儿神经系统稳定性差,自主神经功能紊乱比较多,外伤后生命体征改变大,变化快;小儿处在生长发育阶段,脑组织功能代偿力强,神经功能损害恢复较快,后遗症相对少,预后比成人好。

Glasgow 昏迷评分法

项目	动作程度	得分
睁眼反应 （eye opening） E	自发的	4
	呼唤后	3
	刺痛后	2
	无反应	1
语言反应 （verbal response） V	回答正确	5
	回答错乱	4
	言语不清	3
	只能发音	2
	无反应	1
运动反应 （motor response） M	按指令动作	6
	刺痛时定位	5
	刺痛时躲避	4
	刺痛时肢体屈曲	3
	刺痛时肢体过伸	2
	无反应	1

1. 执行儿外科疾病护理常规。

2. 心理护理 以认真、细致的工作作风与态度,取得患儿与家属的信任与合作,尽量与患儿和家属沟通,了解他们的心理活动,提供其需要的信息,指导家属参与患儿心理支持,解除其紧张情绪。

3. 体位护理 抬高床头 15°~30°,以利颅内静脉回流。有吞咽功能障碍者只能侧卧位,凹陷骨折患者骨折处不可受压。

4. 病情观察

(1)观察有无意识障碍,了解意识障碍程度及其发展趋势是稳定、好转或恶化。格拉斯哥昏迷评分(GCS)是通过评定睁眼、语言及运动三方面的反应来进行判断。15 分为意识清醒,8 分以下为昏迷,最低 3 分。

(2)瞳孔及眼征:观察两侧瞳孔的大小、形态及对光反应并比较两侧瞳孔是否对称。

(3)生命体征:包括体温、脉搏、呼吸、血压、血氧饱和度的检测,注意血压,特别是收缩压有无增高、脉压有无加大;注意呼吸频率、节律、深度、有无呼吸困难。凡出现叹息样、间歇性或周期性呼吸均为不良征兆;注意体温变化,有无中枢性高热或低温。

(4)锥体束征:注意观察有无自主活动、活动是否对称,有无瘫痪及瘫痪的程度。了解肢体的肌力、肌张力等。观察有无面瘫、舌瘫。

(5)观察有无颅内压增高症状,如头痛、呕吐、视力模糊等。较大儿童出现躁动不安常是颅内压增高、脑疝发生前的征象。婴幼儿颅内高压时前囟饱满,张力增高,头围可增大。

(6)注意观察脑疝前驱期症状:突然发生或再度加重的意识障碍,剧烈头痛、烦躁不安、频繁呕吐,以及轻度的呼吸加速加深、脉搏加快、血压增高、体温增高等。

5. 对颅底骨折的患儿,要注意观察有无脑脊液外漏及脑神经损伤症状。脑脊液耳漏者行患侧卧位,脑脊液鼻漏者禁止经鼻腔吸痰。

6. 伤后禁食 24 小时,3 天内适当限制水、盐摄入量。遵医嘱静脉输液并在规定时间内输入脱水剂。常用脱水剂:甘露醇(组织脱水药;降低颅内压及眼内压;渗透性利尿药)。

7. 保持呼吸道通畅,维持有效呼吸功能,对分泌物多或昏迷者应吸痰。根据病情,必要时行气管插管,连接呼吸机,以改善脑缺氧,减轻脑水肿、降低颅内压。

8. 对尿失禁或尿潴留的患儿应给予留置导尿管。如丘脑下部损伤引起的外伤性尿崩症时,应准确记录尿量。

9. 头皮撕裂伤的患儿,植皮区不能受压。开放性颅脑损伤应剪短伤口周围头发,不冲洗、不用外用药,配合医生进行手术前准备。

10. 中枢性高热者,应使用亚低温治疗仪,早期应用人工冬眠疗法。

11. 注意安全,昏迷或躁动不安的患儿应给予适当约束、并拉好床栏。重型颅脑损伤的患儿,注意胃肠应激性溃疡的发生,发现黑便或咖啡样胃内容物,立即通知医生。

12. 健康指导

(1)康复期加强心理护理,消除患儿恐惧。病情好转,意识清醒后应尽早进行语言、肢体活动等功能的训练。

(2)颅底骨折的患儿应嘱防止用力咳嗽、打喷嚏。如出现头痛或眼部、鼻腔有液体流出,请及时就医,以排除脑脊液漏的可能。

(3)有意识障碍及偏瘫者应注意安全。床上翻身活动、行走时需有人陪伴,防止发生意外。

(4)向患儿家属讲解语言及肢体功能训练是一个持续的过程,应持之以恒,通过再学习最大限度地恢复生活和活动能力。

(5)继发癫痫者,须坚持服药。

(6)注意休息及居家安全,以高蛋白、高维生素、低脂肪易消化的食物为宜。

(7)经常注意体温和头痛的变化,按时到医院复查。

(房爱敏)

第六节　脊髓栓系综合征护理常规

脊髓位于脊椎管中,人在生长发育过程中,脊椎管的生长速度大于脊髓,因此脊髓下端相对于椎管下端逐渐升高。脊髓栓系即脊髓下端因各种原因受制于椎管的末端不能正常上升,使其位置低于正常引起脊髓末端及马尾神经病变,由于脊髓栓系综合征一旦发生,未及时处理,其神经功能损害多不可逆。临床表现为排尿、排便功能障碍、下肢畸形等一系列症状,并呈渐进性恶化。因此应早发现,早诊断,早治疗。

临床可通过磁共振成像检查及神经电生理检查做出诊断,凡诊断为脊髓栓系综合征的患儿,皆应手术,且主张尽早手术,只有手术解除脊髓栓系,才能取得治愈的机会。

一、术 前 护 理

1. 执行儿外科疾病护理常规。

2. 心理护理　对较大的儿童,以亲切的态度,消除患儿精神上的不安和恐惧心理,尽可能保持其原有生活习惯,取得信任与合作。加强与患儿家长的交流沟通,告知家长治疗计划及各项操作的意义。

3. 体位训练 指导家长练习患儿俯卧位,2~3 次 / 日,1 小时 / 次(婴儿注意呼吸变化)。

4. 指导患儿练习卧床排便并教会家长正确使用便器。年长儿练习床上大小便,尤其俯卧位排便。

5. 皮肤护理 保持骶尾部皮肤清洁干燥,防止大小便污染及汗渍引起湿疹(尤其注意皮肤皱褶处的清洗)。若骶尾部有包块应注意勿损伤,若包块皮肤有溃烂感染,用无菌敷料覆盖,每日换药一次,并遵医嘱用抗生素治疗。

6. 防止感冒,协助医生完成术前的化验标本采集及必要的辅助检查。

7. 病情观察

(1)腰骶部皮肤改变:注意腰骶部皮肤隆起或凹陷处有无异常毛发生长及分泌物,有无隆起的大包块。如有上述症状预示存在隐性脊柱裂、潜毛窦、脊膜膨出等。

(2)下肢活动:有无行走异常、下肢肌力弱、变形和疼痛等运动障碍的表现,是否合并脊柱侧弯。

(3)下肢的感觉障碍:观察下肢、会阴部和腰背部有无感觉异常和疼痛。

(4)大小便功能障碍:有无存在排尿困难(尿失禁、尿潴留),小便次数多,次量较正常少等;有无便秘或失禁。

8. 术前日及术日晨进行手术区皮肤及胃肠道的准备。

二、术 后 护 理

1. 执行儿外科疾病护理常规。

2. 手术回病房,搬运时动作需轻稳,密切观察患儿意识、生命体征的变化。

3. 体位 麻醉清醒前取平卧位、头偏向一侧,意识清醒、术后 6~8 小时生命体征平稳后取俯卧位,婴幼儿俯卧位后应注意口鼻位置,避免发生窒息。

4. 保持呼吸道通畅,给予氧气吸入及心电监护。呼吸道有分泌物时应及时清除。严格控制输液速度,使血压稳定,保证一定的脑灌注压,切忌输液速度过快,以防造成脑水肿或脑疝。

5. 颅内压的观察 较大患儿观察有无剧烈头痛、恶心、呕吐,呼吸节律有无改变;婴幼儿观察有无前囟饱满,张力增高。如有上述症状应遵医嘱给予药物控制。

6. 伤口护理 保持敷料清洁干燥,密切观察体温变化,预防伤口感染;观察伤口有无渗血、渗液、肿胀、压痛等反应,有异常及时通知医生,遵医嘱对症处理；做好伤口的保护，防止大小便污染。

7. 硬膜外引流的护理　保持引流通畅，引流管做好标识，做好防导管滑脱危险评估及预防措施，密切观察引流液的颜色、性质和引流量。

8. 大、小便的护理　常规留置导尿管，在拔管前遵医嘱间歇性夹闭尿管，以锻炼膀胱反射功能，减少在拔除尿管后出现尿潴留、尿失禁等并发症，以免再次放置导尿管。保持大便通畅，便后及时清理，更换污染被服，避免污染伤口。

9. 观察双下肢的活动及肛门括约肌的功能　观察患儿双下肢的感觉、活动情况，并与术前进行对照；观察肛门括约肌有无松弛，是否存在便失禁。遵医嘱应用神经营养药物、地塞米松、甘露醇预防神经水肿。

10. 饮食护理　患儿清醒后根据医嘱给予适宜饮食，进食后观察有无呕吐等症状。

11. 健康指导

（1）肢体功能康复训练的指导：注意双下肢功能的训练，指导或协助家长给患儿行下肢按摩拍打，从肢体远端向近端进行，每日 1~2 次，每次 10~15 分钟，同时做屈曲旋转、踝关节背伸与屈运动。有助于改善肌肉的血液循环，防止关节挛缩、肌肉萎缩以及神经溃疡的发生，同时术后早期肢体的伸屈训练，可有效预防粘连，防止再栓系。

（2）体位：继续俯卧位 1~2 周，观察皮肤有无受压征象，每日按摩双肘部、膝部等受压部位，保持床单清洁平整。

（3）指导家长对患儿进行膀胱功能训练，培养患儿定时定量饮水，定时排尿的习惯。

（4）坚持按医嘱服药，定期复查。

（房爱敏）

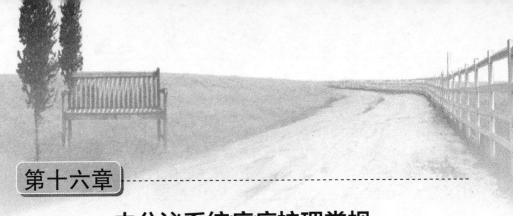

第十六章

内分泌系统疾病护理常规

第一节　糖尿病护理常规

糖尿病（diabetes mellitus，DM）是由于体内胰岛素绝对不足或靶器官对胰岛素不敏感（胰岛素抵抗）或胰岛素拮抗激素（生长激素、胰高血糖素和糖皮质激素）增多等引起的以高血糖为主要生化特征的全身慢性代谢性疾病，并可引起糖、蛋白质、脂肪、水及电解质紊乱。分为原发性和继发性两类。原发性糖尿病又可分为：①1型糖尿病，又称胰岛素依赖性糖尿病；②2型糖尿病；③青年成熟期发病型糖尿病，属常染色体显性遗传。继发性糖尿病大多由一些遗传综合征和内分泌疾病所致。儿童时期的糖尿病是指15岁以前发生的糖尿病，绝大多数是1型糖尿病。1型糖尿病为一种在遗传基础上由环境因素激发自身免疫性疾病，发病机制迄今尚未完全阐明，目前认为与遗传易感性、自身免疫及环境因素等密切相关。临床特点多饮、多尿、多食和不明原因的体重下降及乏力史（即：三多一少）等。合并酮症酸中毒多有腹痛、呕吐史，重者脱水、昏迷可致死亡。1型糖尿病的治疗是综合性的，包括：饮食治疗、运动治疗、药物治疗、自我监控、接受糖尿病知识教育。

一、一般护理

1. 执行儿内科疾病护理常规。

2. 休息与体位　酮症酸中毒患儿应卧床休息，每日进餐1小时后，餐前2~3小时内适度运动。

3. 每周测体重2次。

4. 详细记录出入水量。

5. 昏迷患儿按昏迷护理常规护理。

6. 加强皮肤、口腔护理,防止感染。

7. 三餐前及临睡前监测血糖。

二、饮 食 护 理

每日所需能量(卡)为 1000+ 年龄 ×(80~100),对年幼儿宜稍偏高。饮食成分的分配:蛋白质 15%~20%,脂肪 30%,碳水化合物 50%~60%。三餐分配为早餐 1/5、中餐 2/5、晚餐 2/5 或早餐、中餐、晚餐各 1/3。严格执行饮食计划:定时、定量、定餐,进餐前后检查膳食食用量,并以实际进食量记录;餐后仍有饥饿感或膳食有剩余应报告医生,为患儿重新调整饮食;食物清淡、富含蛋白质(鱼、蛋、肉、大豆蛋白)、纤维素(粗粮、蔬菜),限制高糖(白糖、糕点、甜饮料、巧克力等)和高脂(肥肉、油炸食品等)饮食。

三、用 药 护 理

1. 了解胰岛素的药理作用,仔细核对种类、剂量、用法,严格执行无菌技术操作。

2. 常规注射胰岛素须在患儿备餐后遵医嘱双人核对后执行。

3. 注射混合剂型胰岛素时,先在长效胰岛素瓶中注入等量空气,再向短效瓶中注入等量空气,先抽取短效胰岛素,后抽取长效胰岛素(切忌将短效胰岛素注入长效胰岛素瓶中,或反之抽吸)。

4. 选择注射胰岛素部位时,应评估患儿餐后 1 小时的运动情况,注射时避开将要运动的部位,如患儿餐后要打羽毛球,则不宜选择在四肢注射胰岛素。

5. 计划注射部位,逐点注射,间距 1cm,1 个月内不得在同一注射点重复注射,切忌注入皮内,以免局部皮下组织萎缩硬化。

6. 注射胰岛素后按照要求及时进餐,防止发生低血糖。如患儿出现面色苍白、出冷汗、心悸等低血糖反应及时通知医生。

7. 胰岛素注射前应用 75% 乙醇进行皮肤消毒。

8. 胰岛素注射使用专用注射器、胰岛素笔及胰岛素泵。胰岛素笔专用针头应一次性使用,注射装置与胰岛素剂型相匹配,切忌混用。

四、病 情 观 察

1. 观察患儿"三多一少"情况,注意有无酮症酸中毒表现,如嗜睡、腹痛、恶心、呕吐、呼吸深快,呼气中含有丙酮如烂苹果味。

2. 密切监测生命体征、神态、瞳孔变化。

3. 胰岛素治疗过程中,观察患儿有无面色苍白、头晕、多汗、心悸等低血糖表现。

4. 使用胰岛素泵治疗的患儿，应掌握其使用泵的情况，观察置针部位有无红肿，注意避免泵管弯曲打折。

5. 观察口服降糖药的患儿有无恶心、呕吐、腹痛等消化道症状，并及时通知医生。

6. 动态监测电解质、血气、血糖、尿糖、尿酮，观察有无水、电解质紊乱。

五、并发症观察与护理

酮症酸中毒

1. 若患儿出现恶心、呕吐、食欲缺乏、腹痛、呼吸深长呼气中有酮味，脉搏细速、血压下降、嗜睡、甚至昏迷等情况，应立即报告医生并配合抢救。

2. 立即给予鼻导管中或高流量氧气吸入。

3. 迅速建立两条以上静脉通路，给予小剂量胰岛素 [0.05~0.1IU/（kg·h）]、电解液及抗生素静脉输入，降低血糖，纠正水、电解质、酸碱平衡紊乱，积极治疗原发感染。

4. 监测生命体征，密切观察呼吸、心率、血压的变化，每小时监测血糖一次，动态监测电解质、血气和尿液中酮体变化，并及时、准确的记录。

5. 对有意识模糊、烦躁的患儿，应适当给予约束，避免出现误伤。

6. 准确记录出入量。

六、健　康　指　导

1. 向家长说明饮食治疗和注射胰岛素的重要性，加强遵医行为。

2. 指导家长为患儿安排规律的作息时间，加强体育锻炼。运动应在血糖控制良好（＜15mmol/L）后才开始。应随身携带糖类食品和糖尿病的诊疗卡。

3. 教会家长判断病情的简单方法，做出紧急处理的办法。教会年长患儿或家长皮下注射胰岛素方法及血糖、尿糖、尿酮体监测的方法。

4. 预防感染、疲劳、紧张、过食、突然中断胰岛素治疗等诱发酮症酸中毒的因素。

5. 做好足、皮肤、口腔保健和护理。

6. 出院后1个月门诊复查，以后每半年复查1次。高血压尤其合并肾病等应加服卡托普利，每半年进行全面肝肾功能、眼底、血脂、神经电生理等复查以控制并发症，最基本的是控制血糖值。

（韩金宏）

第二节 甲状腺功能减退症护理常规

先天性甲状腺功能减退症（congenital hypothroidism，简称甲低），是由于多种原因引起的甲状腺合成、分泌或生物效应不足所引发的内分泌疾病，又称为呆小症或克汀症，是小儿最常见的内分泌疾病。按病变涉及的位置可分为原发性甲状腺功能减退症和继发性甲状腺功能减退症；根据病因可分为：散发性和地方性。甲状腺功能减退症的症状出现早晚及轻重程度与患儿残留的甲状腺组织多少及功能有关。主要有三大特点：智力迟钝、生长发育迟缓及基础代谢率低下。本病的治疗原则是早期治疗，终身用药，小剂量开始逐渐加至足量，定期复查，维持甲状腺正常功能。目前临床上治疗甲低最有效的方法是应用甲状腺激素。

一、一 般 护 理

1. 执行儿内科疾病护理常规。

2. 休息与体位 病情危重患儿应卧床休息。加强保暖，注意室内温度，适时增减衣物，避免受凉。

3. 保持大便通畅。适当增加活动量，必要时使用缓泻剂、软化剂和灌肠。

4. 每周测体重2次。

5. 加强智力、行为训练，以促进生长发育，使其掌握基本的生活技能。

6. 对运动障碍患儿，应加强安全护理，防止意外。

7. 加强皮肤、口腔护理，防止并发症的发生。

二、饮 食 护 理

给予高蛋白、高维生素、富含钙及铁剂的易消化食物，对吞咽缓慢、吸吮困难者，要耐心喂养，必要时用滴管喂食或鼻饲，以保证生长发育的需要。

三、用 药 护 理

1. 甲状腺制剂作用缓慢，用药约1周达最佳效力。

2. 应用甲状腺激素替代治疗过程中，观察患儿体温、心率、食欲、腹胀、排便改善情况，观察患儿生长曲线、智商、骨龄以及血 T3、T4、TSH 的变化等。

3. 保证按时、按量服药。

4. 观察有无烦躁、多汗、消瘦、腹痛、腹泻等药物过量的症状。

四、病 情 观 察

1. 观察有无低体温、脉搏和呼吸缓慢、精神食欲差、嗜睡、腹胀、便秘等生理功能低下的表现。

2. 监测身高、体重、囟门、牙齿等各项生长发育指标。

3. 注意有无特殊面容和智力低下。

五、并发症观察与护理

心包积液：如出现呼吸困难、发绀、面色苍白、烦躁不安、颈静脉怒张、肝大、下肢水肿、血压下降、脉压小、奇脉、心搏消失、心音遥远等情况立即通知医生。护理执行相应的护理常规。

六、健 康 指 导

1. 告知家长须遵医嘱终身服药，指导患儿及家长掌握正确的服药方法及疗效和不良反应的观察。

2. 培养患儿的自理能力，重视患儿的智力训练和体格训练。

3. 宣传新生儿筛查的重要性，生后 1~2 个月开始治疗者，可避免严重的神经系统损害。

4. 定期复查，定期检查 TT3、TT4、FT3、FT4、TSH。

（韩金宏）

第三节　甲状腺功能亢进症护理常规

甲状腺功能亢进症（hyperthyroidism，简称甲亢）是由于甲状腺激素分泌过多所致，常伴有甲状腺肿大、眼球外突及基础代谢率增高等表现的器官特异性免疫性疾病。儿童时期甲亢主要指弥漫性甲状腺肿型甲亢，即 Graves 病，又称 Bsedow 病。本病的病因与自身免疫、遗传和环境等因素有密切关系，其中自身免疫因素是首要的病因。小儿甲亢好发于学龄儿童，以 10~14 岁最多，一般以记忆力差、学习成绩下降为首发症状，临床上典型表现为甲状腺肿大、突眼、基础代谢率增加以及血 T3、FT3、T4、FT4 升高，TSH 减低。小儿甲亢的治疗与成人基本相同，有三种方法：口服抗甲状腺药、手术切除及放射碘 -131 治疗，小儿首选药物治疗。

一、一 般 护 理

1. 执行儿内科疾病护理常规。

2. 休息与体位 病情危重或合并心脏病、感染的患儿应卧床休息。保持病室安静，温度适宜（20℃左右）。保证充分的休息，避免过度疲劳及情绪激动。

3. 每4小时测脉搏1次。

4. 每周测体重2次。

5. 详细记录出入水量。

6. 加强皮肤、口腔护理，腹泻时做好肛周护理。

二、饮 食 护 理

给予高热量、高蛋白、高糖类、高维生素、低碘饮食，禁食碘盐及海产品，禁饮浓茶、咖啡等刺激性食物。

三、病 情 观 察

1. 监测生命体征、意识、基础代谢率。

2. 观察有无高热、大汗、烦躁、焦虑不安、谵妄、恶心、呕吐、腹泻、血压上升等甲状腺危象发生。

3. 注意有无感染、外伤、劳累、精神创伤等诱发因素。

四、用 药 护 理

1. 应用甲巯咪唑（他巴唑）药物时，观察有无发热、皮疹、头痛、腹痛、关节痛、粒细胞减少及肝功能损害等不良反应，定时查血象及肝功能。

2. 观察有无乏力、怕冷、嗜睡等甲状腺功能减退的表现。

3. 保证药物定时、定量服用。

五、并发症观察与护理

1. 突眼的护理 结膜水肿、眼睑不能闭合患儿，涂抗生素眼膏或用生理盐水纱布湿敷；抬高床头，限制水盐的摄入，防止眼压增高，并训练眼外肌活动。重症浸润性突眼患儿，眼睑常不能完全闭合，可用眼罩保护眼睛，防止风、光和灰尘的刺激。

2. 甲状腺危象的护理 观察病情变化，如发现高热、心动过速、呕吐、腹泻、大汗、烦躁不安，甚至谵妄、昏迷等甲状腺危象表现，立即报告医生，予以抢救。患儿绝对卧床休息，呼吸困难时取半卧位，给予氧气吸入；立即建立静脉通道，及时准确按医嘱使用丙硫氧嘧啶（PTu）和碘剂，注意碘过敏反应；监测生命体征、意识，准确记录出入水量；患儿出现发热、昏迷者按发热、昏迷护理常规护理。

六、心 理 护 理

关心体贴患儿,避免刺激性语言,消除其焦虑紧张情绪。

七、健 康 指 导

1. 向患儿家长介绍甲状腺功能亢进的病因、诱因和防治方法,告之休息、饮食对疾病康复的重要性。

2. 避免引起甲状腺危象的诱发因素,如感染、不规则服药、严重精神刺激、创伤等。

3. 指导家长学会观察甲状腺危象,如出现心慌、多汗、烦躁、体温上升等症状,立即就诊。

4. 指导按时服药,不擅自停药或随意增减药物剂量,教会家长观察药物不良反应。

5. 定期复诊。

（韩金宏）

第四节　先天性肾上腺皮质增生症护理常规

先天性肾上腺皮质增生症（congenital adrenal hyperplasia,CAH）是由于基因缺乏所致的肾上腺皮质多种类固醇类激素合成酶先天性缺乏引起的一组常染色体隐性遗传性疾病。本病的病因是由于皮质激素合成过程中所需酶先天性缺陷,皮质醇合成部分或完全受阻,导致肾上腺皮质增生。主要的酶缺陷有:21-羟化酶（CYP21）、11β-羟化酶（CYP11B1）、17-α羟化酶（CYP17）、3β-羟类固醇脱氢酶（3β-HSD）、18-羟化酶（CYP11B）等。临床上以21-羟化酶缺乏为最常见,主要表现为男性化和失盐表现（食欲差、呕吐、嗜睡和体重不增或下降）。出现低血钠、高血钾、代谢性酸中毒、循环衰竭、失盐危象可发生于生后数周内,危及生命。治疗本病的目的:纠正肾上腺皮质激素缺乏,维持正常生理代谢;抑制男性化,促进正常的生长发育。

一、一 般 护 理

1. 执行儿内科疾病护理常规。

2. 休息与体位　急性期及出现失盐危象患儿,应卧床休息,根据病情逐渐恢复活动,避免剧烈运动。

3. 每周测体重2次。

4. 详细记录出入水量,及时纠正水电解质平衡紊乱,防治低血钠、高血钾。

二、饮 食 护 理

给予高蛋白、高糖、高维生素、低钾饮食。对失盐型患儿,应适量补充盐分,以免诱发肾上腺危象。

三、用 药 护 理

1. 使用肾上腺皮质激素时,应保证药物剂量准确。不合作患儿,督导服药到口;观察有无女性男性化、男性性早熟等并发症及有无满月脸、水牛背等库欣综合征。

2. 观察患儿有无肌无力、腹胀等低钾的表现。

3. 给予 5% 碳酸氢钠或 10% 氯化钠静脉滴注时防止液体外渗,避免皮肤组织坏死。

4. 给予降压药物,密切监测血压,及时记录。

四、病 情 观 察

1. 观察体温、心率、呼吸、血压变化。失盐型患儿:如有高钾的表现,给予心电监护,密切观察心率变化。

2. 观察患儿皮肤弹性、尿量变化,观察有无低血钠、高血钾等水、电解质紊乱症状。

3. 观察患儿有无拒食、恶心、呕吐、腹痛、意识模糊、嗜睡、极度疲乏、血压下降等肾上腺危象的早期表现。

五、并发症观察与护理

肾上腺危象的护理

1. 观察患儿病情,如有拒食、呕吐、腹泻、嗜睡、脱水、低血钠、高血钾、代谢性酸中毒、血压下降等肾上腺危象的表现,立即报告医生,予以抢救。

2. 给予氧气吸入。

3. 立即建立静脉通路,迅速补液,纠正水、电解质紊乱,积极治疗原发感染。注意输液速度,防止输液量过多引起肺水肿。

4. 准确、准量给予糖皮质激素。

5. 准确记录出入量。

6. 抽取血标本,及时送检。

7. 发热患儿按发热护理常规护理,低体温者置于暖箱中保暖。

8. 休克患儿按休克护理常规护理。

六、健 康 指 导

1. 向家长详细介绍疾病的病因、预后，使家长树立信心。

2. CAH 需终身激素治疗，指导正确服用激素的重要性，详细介绍服用的时间、剂量及药物不良反应。

3. 如患儿出现拒食、呕吐、腹泻、嗜睡、体重不增或下降等症状，立即就诊。

4. 出院后定期复查，随访内容包括身高、骨龄、雄激素、电解质等。

（韩金宏）

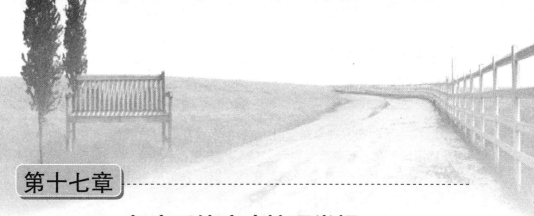

第十七章

免疫系统疾病护理常规

第一节　系统性红斑狼疮护理常规

　　系统性红斑狼疮（systemic lupus erythematosus，SLE）是一种侵犯多系统、多脏器的全身结缔组织的自身免疫性疾病。患儿体内存在自身抗体和其他免疫学改变。本病病因至今尚未明确，大量研究证明本病是在遗传易感素质的基础上，外界环境作用激发机体免疫功能紊乱及免疫调节障碍而引起。临床表现多样，除发热、皮疹、全身不适、乏力、体重减轻、关节酸痛等共同表现外，因受累脏器不同而表现不同。由于体内有大量致病性自身抗体和免疫复合物而造成组织损伤，临床上可出现各个系统和脏器损伤的表现，如心脏、肾脏，中枢神经系统、血液系统、消化系统、呼吸系统等等。本病目前主要采取一般治疗和药物治疗，其中常见的药物有肾上腺皮质激素、抗疟药、非甾体抗炎药、免疫抑制剂。药物治疗首选肾上腺皮质激素，具有外周消炎及免疫抑制的双重作用。免疫抑制剂一般作为皮质激素的辅助药物，很少单独使用，起效缓慢。

一、一　般　护　理

　　1. 执行儿内科疾病护理常规。

　　2. 急性期卧床休息。

　　3. 皮肤、口腔、高热护理

　　（1）避免患儿皮肤受到阳光和紫外线直接照射，避免皮肤接触刺激性物品。保持皮肤清洁，皮肤出现皮疹或红斑时，切忌挤压。衣服应柔软舒适，保持床单位平整、清洁。

　　（2）保持口腔、外阴的清洁。

　　（3）对于高热患儿定时监测体温变化，及时采取物理降温或遵医嘱给予退热药物，注意观察并记录体温。

二、饮 食 护 理

1. 疾病活动期宜进食高蛋白、高维生素饮食,适当控制糖和脂肪的摄入,切忌食用海鲜及辛辣刺激食物。

2. 切忌食用海鲜及辛辣刺激食物。以下食物可引起光敏感,应避免食用,如无花果、紫云英、油菜、黄泥螺以及芹菜等。

3. 肾功能不全者给予低盐、优质低蛋白饮食,限制水钠摄入,注意少量多餐。

三、用 药 护 理

1. 使用糖皮质激素类药物治疗时,需长期坚持服药,应严格执行医嘱,并向患儿及家属讲明服药后可出现满月脸、痤疮、多毛等现象。

2. 服用免疫抑制剂时应多喝水,以减少肾脏的损害。观察药物的副作用如胃肠道反应、脱发、白细胞减少等。

3. 服用小剂量阿司匹林期间,注意观察有无出血倾向,并同时监测凝血酶原时间。

四、病 情 观 察

1. 密切观察病情　密切观察患儿的言行举止,及时发现病情变化,如患儿出现幻觉、兴奋、反应迟钝、忧郁、意识不清、记忆缺陷、肢体麻木、癫痫发作等,应想到红斑狼疮脑病的发生,及时通知医生,配合抢救。

2. 观察患儿皮损及溃疡情况。

3. 随时注意生命征象及末梢循环的变化,定时测量生命体征,观察手指、脚趾的色泽、知觉、温度等状况,观察有无恶心、呕吐、大小便情况,详细记录24小时出入量。

五、并发症观察与护理

1. 狼疮脑病　累及神经系统时,需密切观察生命体征、意识、四肢肌张力等状况。颅压高患儿应将头部抬高,头偏向一侧,保持呼吸道通畅。

2. 狼疮肾炎　给予低盐、优质蛋白质饮食,密切观察水肿部位,做好皮肤护理,每周测体重2次。

3. 急性呼吸功能衰竭　患者突然呼吸困难、口唇发绀、血氧饱和度下降、有窒息感、烦躁不安,需立即吸氧、吸痰,以防窒息,必要时做气管切开或气管插管。

4. 感染　住单人间 / 双人间,病室通风每日2次,减少人员探视,落实手卫生,做好保护性隔离。

六、健 康 指 导

1. 介绍本病的有关知识和自我护理方法,可能诱发疾病的因素,如感染、阳光照射、药物、手术等。

2. 预防皮损和感染,保持皮肤清洁,切忌挤压皮肤斑丘疹。

3. 心理护理,护士及时做好解释工作,消除患儿及家长的焦虑恐惧心理,帮助其树立战胜疾病的信心。

4. 预防感染,教会家属和患儿观察病情。

5. 避免过度劳累,劳逸结合。

6. 按医嘱服用药物,不可随便更改药量或停药。

7. 指导家属和患儿定期来门诊复查。

（王 伟）

第二节 过敏性紫癜护理常规

过敏性紫癜(anaphylactoid purpura),又称舒 - 亨综合征(Schonlein-Henoch syndrome),是以小血管炎为主要病变的血管炎综合征。病因尚不清楚,目前认为与某种致敏因素引起的自身免疫反应有关,可能涉及感染、遗传、药物、食物、花粉、虫咬、疫苗注射等方面。临床特点除以非血小板减少性紫癜外,还伴有关节炎、关节痛、腹痛、胃肠道出血(呕血、尿血、便血)等。主要见于学龄儿童,男孩多于女孩,四季均有发病,但冬春季多见。本病目前尚无特效疗法,主要采取支持和对症治疗。

一、一 般 护 理

1. 执行儿内科疾病护理常规。

2. 卧位与休息 急性期卧床休息,关节肿痛患儿取舒适卧位,保持关节功能位置。

3. 疼痛护理

(1)关节肿痛患儿保持患肢功能位置,遵医嘱予以理疗。避免在患肢热敷和静脉输液。

(2)腹痛禁止使用热敷。

(3)利用放松、娱乐方法分散注意力,以减轻疼痛。

4. 皮肤护理

(1)衣着柔软、宽松。穿柔软、透气性良好、宽松的棉质内衣,并经常换洗,保持床铺清洁干燥,无碎屑,避免使用碱性肥皂。

(2)保持皮肤清洁。

(3)避免损伤皮肤。

(4)避免接触过敏原,积极控制感染。

二、饮 食 护 理

1. 给予高营养、清淡、易消化、少渣饮食,忌食易致过敏的食物。

2. 消化道出血时予以禁食,静脉补充营养。

3. 使用糖皮质激素期间,给低盐、低钠饮食。

4. 肾型的紫癜患儿应低盐饮食,出现大量蛋白尿期间应给予低蛋白饮食。

三、用 药 护 理

1. 按医嘱使用止血药、脱敏药、肾上腺皮质激素等,并注意观察药物副作用。

2. 使用肾上腺皮质激素时首选泼尼松,应按时按量服药,不能随便停药。注意监测血压、心率、呼吸的变化。

3. 每天进行注射或输液时应避开紫癜部位,防止出血感染。

四、病 情 观 察

1. 观察皮疹的形态、颜色、数量、大小、分布,注意有无反复出现、有无皮肤破溃。

2. 观察有无恶心、腹痛、黑便等胃肠道症状。观察腹痛的部位、性质、规律、持续时间和程度。观察患儿有无肠套叠、肠梗阻、肠穿孔等并发症的发生。

3. 内脏出血者密切观察生命体征,警惕休克的发生。注意有无颅内出血的发生。

4. 观察患儿关节肿胀及疼痛情况,观察尿色、尿量、水肿情况,注意是否并发紫癜型肾炎。定期复查尿常规,并发肾炎者按相应护理常规护理。

5. 准确观察并做好记录,班班交接。

五、并发症观察与护理

少数患儿并发肠套叠、肠梗阻、肠穿孔及出血性小肠炎,需密切观察,按相应护理常规护理。

六、健 康 指 导

1. 避免食用或接触可能的过敏原,减少复发机会。如果是食物过敏引起的紫癜,则需终生禁食这种食物。感染、药物、食物、花粉等通常都是致病因素,护士要详细跟家属介绍日常生活的注意事项。

2. 定期做尿常规,及时发现有无紫癜型肾炎。

3. 预防感染 教会家属和患儿观察病情,合理安排衣食住行,劳逸结合,适当锻炼,及时加减衣服,防止感冒。因有不同程度的免疫功能下降,很容易继发感染,勿去公共场所。

4. 护士及时做好解释工作,消除患儿及家属的焦虑情绪,减轻心理负担,建立互信交流的平台,帮助其树立战胜疾病的信心。

5. 严格按医嘱服用药物,不可随便更改药量或停药。

6. 指导家属和患儿定期来门诊复查。

（王 伟）

第三节 川崎病护理常规

川崎病(kawasaki disease,KD),又称皮肤黏膜淋巴结综合征(mucocutaneous lymph node syndrome,MCLS),是一种以全身中、小动脉炎为主要病变的急性发热出疹性疾病。病因不明,可能与 EB 病毒、逆转录病毒、链球菌、丙酸杆菌、支原体、立克次体等多种病原感染有关。目前认为 KD 是一定易患宿主对多种感染病原触发的一种免疫介导的全身性血管炎。临床表现为急性发热、皮肤黏膜病损和淋巴结肿大。治疗:本病尽早采用阿司匹林和丙种球蛋白,以控制炎症,预防或减轻冠状动脉病变发生;病情严重者可考虑使用皮质激素。血小板显著增多或冠状动脉病变、血栓形成者可加用双嘧达莫。同时,根据病情给予对症和支持治疗。

一、一 般 护 理

1. 执行儿内科疾病护理常规。

2. 休息与体位 急性期卧床休息,合并心血管损害者绝对卧床休息,恢复期患儿应逐渐增加活动量,但避免剧烈活动。

3. 发热者按发热护理常规护理。

4. 保持皮肤清洁,衣服宽松柔软,及时修剪指甲,每次大便后用温水洗臀。半脱的痂皮用消毒剪刀剪除,切勿强行撕脱,防止出血和继发感染。

5. 每天清洁口腔 2~3 次,口唇干裂者外涂鱼肝油。眼球结膜充血者外涂眼膏以预防感染。

二、饮 食 护 理

给予高热量、高维生素流质或半流饮食,鼓励患儿多饮水,以降低血液黏稠度。禁食生、辣、硬的食物。

三、用 药 护 理

服用阿司匹林者观察是否有出血倾向，餐后服以减轻胃肠道反应。因呕吐等原因导致服药量不够者，应估算药物损失量，给予相应补充。

四、病 情 观 察

1. 观察皮疹的形态及分布，观察指趾末端、口唇脱皮情况。

2. 观察心率、心律、面色、精神状态等变化，如有心血管病损的表现，持续使用心电监护。

3. 观察体温变化，观察发热程度与热型。

五、并发症观察与护理

动态观察患儿超声心动，警惕并发症，高度警惕心肌梗死和冠状动脉瘤破裂致猝死。

六、健 康 指 导

1. 阿司匹林坚持服药至冠状动脉恢复正常至 1~3 个月，定期复查肝功能及血常规。

2. 定期门诊复查，对于无冠状动脉病变的患儿，于出院后 1 个月、3 个月、6 个月及 1 年全面检查一次。有冠状动脉损害者应密切随访。

（王　伟）

第四节　幼年类风湿关节炎护理常规

幼年类风湿关节炎（juvenile rheumatoid arthritis，JRA），是小儿时期常见的结缔组织病，以慢性关节滑膜炎为特征的自身免疫性疾病。该病目前病因不明，可能与感染、免疫、遗传等因素有关。临床表现为长期不规则发热及关节肿痛，并伴有全身多系统受累（关节、皮肤、肌肉、肝脏、脾脏、淋巴结），伴皮疹、肝脾及淋巴结肿大，若反复发作可致关节畸形和功能障碍。年龄越小，全身症状越重，年长儿以关节症状为主。本症病程可迁延数年，急性发作及缓解交替出现，大多数到成年期自行缓解，但也有少数仍持续发作。本病目前主要采取一般治疗和药物治疗，常见的药物有肾上腺皮质激素、非甾体抗炎药、免疫抑制剂。

一、一般护理

1. 执行儿内科疾病护理常规。

2. 休息与体位 急性期及心功能不全患儿应卧床休息，保持病室适宜温湿度，病室阳光充足，避免风寒、潮湿。

3. 发热护理 密切监测体温变化，注意热型及伴随症状。高热时采用物理降温法或遵医嘱使用退热、抗炎药物进行病因治疗，保持皮肤清洁，防止受凉。

4. 减轻关节疼痛，保持关节功能位，可用夹板固定于功能位。及早帮助患儿做关节的被动运动和按摩，若关节疼痛肿胀加重可暂时停止运动。关节畸形患儿注意防止外伤。

二、饮食护理

给予高热量、高蛋白、高维生素、易消化的食物。高热时摄入充足水分及能量。

三、用药护理

指导服药方法和注意事项，坚持按时按量服药并定期复查。非甾体类抗炎药常见副作用有胃肠道反应，对凝血功能、肝、肾和中枢神经系统也有影响。长期用药的患儿应定期检查血象、尿常规、肝肾功能。

四、病情观察

密切观察患儿精神状态、皮疹的形态与分布、关节肿胀、疼痛及活动受限的程度，观察关节晨僵、疼痛、肿胀、热感、运动障碍、畸形等关节炎症状，有无眼部受损及心功能不全的表现，如有异常应及时报告医生。

五、并发症观察与护理

观察胸痛、呼吸困难、发绀、面色苍白等心包炎症状，按相应护理常规护理。

六、健康指导

1. 急性期过后尽早开始关节的康复治疗，指导家属帮助患儿做被动关节按摩，经常变换体位。

2. 指导患儿自己进行功能锻炼。

3. 心理指导，及时介绍本病的治疗进展和有关康复的信息，消除患儿及家属的焦虑情绪,减轻心理负担,以提高他们战胜疾病的信心。

4. 教会家属和患儿观察病情。

5. 注意保暖,及时加减衣服,防止感冒。

6. 严格按医嘱服用药物,不可随便更改药量或停药。定期复查,及早发现病情变化并及时诊治。

（王　伟）

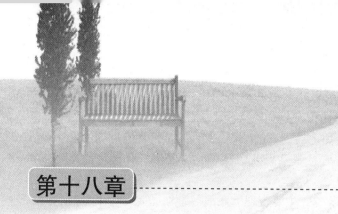

第十八章

遗传代谢性疾病护理常规

遗传代谢性疾病就是有代谢功能缺陷的一类遗传病，又称遗传代谢异常或先天性代谢缺陷，包括代谢大分子类疾病：包括溶酶体贮积症（三十几种病）、线粒体病等等，代谢小分子类疾病：氨基酸、有机酸、脂肪酸等。遗传代谢病一部分病因由基因遗传导致，还有一部分是后天基因突变造成，发病期不仅仅是新生儿，覆盖全年龄阶段。遗传性球形红细胞增多症是遗传代谢性疾病中常见的一种类型。

遗传性球形红细胞增多症护理常规

遗传性球形红细胞增多症是红细胞先天性膜缺陷引起的溶血性贫血中最常见的一种类型。正常红细胞的形态是呈盘状且中间凹陷的，当红细胞的形态发生改变时可引起贫血。"遗传性球形红细胞增多症"就是因为红细胞呈球形，而且这种病又是遗传性的，故此得名。这种病的遗传方式是男女都可发病，每代都会有发病者，也就是所谓"常染色体显性遗传"。症状包括贫血、溶血性黄疸、脾大，感染可使病情加重，常伴胆石症。血片见球形红细胞增多为本病的特征，可占红细胞的 20%~40%，少数可达到 80% 以上。手术切除脾脏后均能立即获得完全持久的临床治愈。

一、术 前 护 理

1. 执行儿外科疾病护理常规。

2. 术前检查　协助医生完成术前各项检查。

3. 心理护理　向患儿家属介绍疾病相关知识的同时，消除顾虑和恐惧，积极配合我们的治疗护理工作，年长儿必要时遵医嘱给予镇静药或安眠药。

4. 病情观察

（1）黄疸：观察并记录患儿黄疸的动态变化，如患儿巩膜、皮肤颜色。多数患儿黄疸较轻，有的患儿仅有巩膜黄染，但可因情绪激动、受凉或感染而加重，因此在护理过程中避免上述因素的影响，发现异常情况立即通知医生。

（2）脾肿大的护理：注意观察患儿腹围变化并记录，出现异常及时通知医生。

（3）出现溶血及再障危象：主要表现为寒战、高热、恶心、呕吐、急剧贫血、血红蛋白尿等，多因感染、情绪波动等引起，因此应告知患儿及家长避免诱发因素的发生。

（4）胆结石及腹痛：由于胆红素排泄过多，沉淀于胆道内而致胆结石。患儿发生腹痛应及时通知医生，不可随便局部热敷或给予止痛剂，应待医生诊断后遵医嘱给药，并继续观察病情变化。

5. 脾功能亢进者，避免碰伤、跌伤、减少活动，鼻出血时用冷或冰毛巾敷于额部，必要时用止血纱布填塞后鼻腔。

6. 术前准备　术前晚及术日晨行温盐水灌肠，术日晨置胃管接胃肠减压。

二、术 后 护 理

1. 执行儿外科疾病护理常规。

2. 术后体位　根据麻醉方式，选择适当体位，待血压稳定后采取半卧位，以利于呼吸，四肢进行主动或是被动的运动。

3. 病情观察

（1）严密观察生命体征的变化，注意监测体温变化，高热时及时通知医生给予物理和药物降温。

（2）观察切口渗出情况，防止术后腹腔内及切口出血。

（3）观察血小板的变化，术后3天每日查血常规，以后隔日查1次，一般术后7天血小板达最高峰。

（4）注意观察患者有无头痛、腹痛、肢体肿胀，防止血栓形成，引起栓塞。

4. 管道护理　保持腹腔引流管通畅，观察引流液性质、颜色及量，使用高举平抬法妥善固定；如患儿出现血性腹水则提示腹腔内有活动性出血，应及时通知医生紧急处理。

5. 饮食护理　术后禁食48小时，胃肠道恢复蠕动后可进流质，以后逐渐进半流质、普通膳食。

6. 做好保护性隔离，防止暴发性感染。

7. 并发症观察及处理

（1）出血：表现为意识淡漠，面色苍白，心率增快等，腹部膨隆。伤口持续有新鲜血液渗出，腹腔引流管引流出血性液体且量进行性增多，应积极给予输血、止血治疗,无效者应及时手术治疗。

（2）血栓形成:栓子在不同部位,临床表现不一,应注意监测血小板计数,正确使用抗凝剂溶栓,防止血栓脱落阻塞,避免活动过多。

8. 健康指导

（1）合理饮食,少量多餐,进食易消化食物。

（2）注意休息,适当活动,防止肠粘连,1个月内尽量避免过量活动。

（3）观察伤口有无红肿,如有异常及时来院处理。

（4）口服阿司匹林等抗血小板聚积药物,注意观察药物不良反应。

（5）定期随访血小板计数。

（6）让患者了解血管栓塞的症状以及门诊随访指征。

（房爱敏）

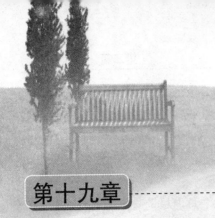

第十九章

运动系统畸形护理常规

第一节　先天性肌性斜颈护理常规

先天性肌性斜颈是由于一侧胸锁乳突肌挛缩牵拉导致的颈部偏斜,头偏向患侧,下颌转向健侧所形成的一种特殊姿势的畸形。它是小儿中最常见的先天性畸形之一,发病率 0.3%~0.5%。如果婴幼儿时期未合理治疗,随年龄增长畸形加重,其疗效也随之降低,将给患儿身心健康带来不良影响。

一、术　前　护　理

1. 执行儿外科疾病护理常规。

2. 心理护理　安抚患儿紧张情绪,建立手术成功的信心。

3. 术前检查　胸部 X 线片、患处 X 线片、心电图、抽血、留尿标本等,常规眼科会诊排除斜视。

4. 皮肤准备　将患儿患侧耳廓上缘水平至后正中线,前置患侧锁骨,后至患侧斜方肌的范围内的毛发剃净,并清洁耳廓。

5. 体位训练　防止患儿术后伤口粘连,术前指导患儿做头部被动牵伸运动,将头部向健侧牵拉,同时指导家长让患儿练习床上排便。

6. 肠道准备　术前禁食 8~10 小时,禁饮 4~6 小时。

二、术　后　护　理

1. 执行儿外科疾病护理常规。

2. 病情观察　观察患儿呼吸及进食情况,防止伤口血肿压迫气管引起窒息,压迫食管引起进食困难。观察伤口渗血情况,保持伤口敷料清洁干燥。

3. 休息与体位　较大患儿术后需将头置于过度矫正位,头颈胸固定 4~6 周,注意下颌旋向患侧或根据患儿颈部大小选择合适的颈围,休息时佩戴,将颈部固定在中立位。术后局部疼痛消失,应尽早开始颈部牵伸运动,由两人协助进行,一人固定患儿双肩,另一人用双手将患儿头扳至脸朝健侧,呈仰望星空状。

4. 饮食护理 全麻清醒 6 小时后进食流质或半流质饮食,避免进食坚硬食物,以免患儿用力咀嚼导致伤口出血。

5. 健康指导

(1)让家长了解非手术治疗是为手术治疗准备的重要过程,教会家长颈部按摩与牵伸运动的方法。

(2)手术出院后继续佩戴颈围约 1 年,并配合颈部牵伸运动。

(3)指导家长帮助患儿克服头向患侧偏斜的习惯。

(4)术后 3 个月、6 个月到医院复查,以后每年复查 1 次。如发现颈部伤口处出现红、肿、热、痛等症状,及时就诊。

(房爱敏)

第二节 脊柱侧弯护理常规

先天性脊柱侧弯是由椎体发育畸形引起。发病率:1/1000;发生部位:胸、腰、颈椎均可以发生。由于半椎体的位置和椎体的不同区域融合导致脊柱畸形,表现为侧弯、后凸(多见)和前凸(少见)。伴随畸形:常常伴有其他系统的畸形,如神经系统畸形占 35%,包括有脊柱纵裂、脊柱栓系、脊柱空洞等,MRI检查可以明确诊断;泌尿系统畸形占 20%,甚而会更高,超声检查可以确诊;心脏病占 10%~15%,应用心脏超声扇扫确定。

一、术 前 护 理

1. 执行儿外科疾病护理常规。

2. 心理护理 安抚患儿紧张情绪,建立手术成功的信心。

3. 术前检查 配合医生完成各项术前常规检查,先天性脊柱侧弯前行脊髓造影除外纵裂者造影后去枕平卧 6 小时,观察患儿有无恶心、呕吐及头痛的情况,如反应严重时通知医生处理。

4. 术前鼓励患儿吹气球或向水瓶内吹气泡,指导深呼吸及有效咳嗽方法;术前 3 天开始指导患儿闭目、听指令、双手握拳,以便术中在浅麻醉状态下能遵令握拳,以判断患儿头脑是否清醒。

二、术 后 护 理

1. 患儿回病房后应平托于床上,肩下垫肩垫,四肢固定并接通固定好引流管,如胸腔引流管、留置导尿管等。

2. 了解术中情况,执行全麻术后护理。

3. 麻醉将要清醒后,患儿躁动易发生危险,应加强保护,勤巡视。

4. 体位与活动 为避免伤口受压,减轻疼痛,患儿清醒后取左、右侧卧位交换,行前路松解者取平卧与侧卧(非开胸侧)交替每 2 小时"轴向"翻身一次,于背后垫棉垫。轴向翻身方法:患儿平卧屈膝,1 名护士将手置患儿腰背部,护士的双手保持患儿的脊柱在一个平面上,并保证患儿的脊柱不发生扭转。患儿大小便时,不得过分抬高下肢注意伤口勿被大小便污染。

5. 病情观察 术后密切观察肢体活动情况,是否有大小便失禁情况,如发现下肢麻木、活动受阻或失去知觉,应及时报告医生处理;鼓励患儿咳嗽、深呼吸以防止肺炎及肺不张等并发症;术后平卧压迫伤口止血,定时翻身,以防发生压疮。

6. 管路护理

(1)前路松解有胸腔引流者,按胸腔闭式引流操作流程护理。

(2)有留置导尿者,保持引流装置无菌、正确,观察引流量及性质。

7. 饮食与营养 喂饭时,不能随便搬动患儿头部或转动患儿,多进食粗纤维易消化饮食,保持大便通畅。

8. 专科护理

(1)前路松解 1 周后行骨牵引并头部枕颌带牵引者,同骨牵引护理、头部枕颌带牵引护理。

(2)患儿后路矫形 14 天,伤口拆线后,协助医师给患儿打石膏背心。

9. 健康指导

(1)出院后佩戴支具 3~6 个月或询问医生。

(2)保持正确的姿势:站:挺胸收腹,脊背平直;坐:头正、肩平、身直、足安;躺:硬板床优选。侧卧:双腿屈曲夹一软枕;仰卧:腘窝处垫一软枕;勿俯卧。

(3)指导患者及家属正确的功能锻炼方法。

(4)加强腹背肌锻炼。

(5)带石膏固定出院者,予以指导。

(房爱敏)

第三节 先天性发育性髋脱位护理常规

本病既往一直被称为先天性髋关节脱位(CDH),目前认为应称为发育性髋关节脱位。发育性髋关节脱位是一种动态的髋关节发育异常,可能会随着婴儿的生长发育好转或加重,因此脱位并不真正是先天性的。发育性髋关节脱位包括髋关节可复位和不可复位的脱位、半脱位及全脱位,以及新生儿及婴儿的髋发育不良。国外报道新生儿髋关节脱位的发病率为4‰~11‰,女孩的发病率较男孩高4倍。孪生姐妹均发病占5%~6%,家族中上代有髋脱位者,其下代发病率高达36%。

一、术 前 护 理

1. 执行儿外科疾病护理常规。
2. 心理护理 安抚患儿紧张情绪,建立手术成功的信心。
3. 术前检查 完善相关检查如胸部及患肢X线、CT、MRI等。
4. 术前准备 术前1日行严格的骨科皮肤准备。
5. 体位训练 术前训练患儿床上大小便、指导肌肉静态舒缩运动的练习。

二、术 后 护 理

1. 执行儿外科疾病护理常规。
2. 体位 全麻术后去枕平卧6小时,进行骨盆截骨并植骨术的患儿禁止竖立位,防止因植骨块压缩而造成手术失败。
3. 病情观察
(1)观察患儿肢端血运,感觉活动及伤口有无渗血。
(2)倾听及分析患儿的主诉,判断疼痛的部位、性质及原因。
4. 饮食护理 鼓励患儿进食高蛋白、高热量、易消化的饮食,多饮水,多食蔬菜、水果,防止便秘。
5. 并发症观察
(1)观察伤口处石膏有无渗血,给予标记和记录,如渗血扩大迅速需及时报告医生处理。
(2)术后患儿主诉腹部石膏紧或发生恶心、反复呕吐的症状,警惕发生石膏综合征,应及时行石膏开窗。嘱家长为患儿少食多餐。
(3)遵医嘱应用抗生素,预防感染。
6. 专科护理
(1)行石膏固定者按石膏固定护理常规护理,检查石膏边缘和会阴部石膏,进行必要的修剪,以免造成皮肤损伤,防止石膏被大小便浸湿而变软,以免影响固定效果。
(2)负压引流管按负压引流护理常规护理。
(3)指导年长患儿做固定肢体肌肉的静息舒缩运动,以防肌肉萎缩,石膏拆除后,进行关节功能锻炼。

（4）协助患儿定期拍片复查，检查术后恢复情况。

7. 健康指导

（1）宣传髋关节脱位原因、预防措施、脱位时的体征。勿将新生儿或婴儿髋关节伸直位包裹，以免导致髋关节发育不良或加重髋关节脱位。

（2）患儿尽早进行髋关节功能锻炼，指导锻炼方法及注意事项。

（3）术后4~6周复查。严格遵守医生对下肢负重时间的规定。

（房爱敏）

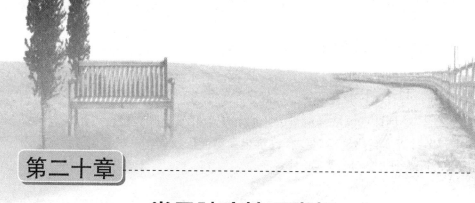

第二十章

常见肿瘤护理常规

第一节　颅内肿瘤护理常规

　　颅内肿瘤是小儿时期比较常见的肿瘤之一，发病年龄以 5~8 岁居多，肿瘤的类型与年龄、性别等因素有一定的关系，男性患儿多于女性。小儿颅内肿瘤的组织类型以胶质瘤最多见、其次为髓母细胞瘤、颅咽管瘤和室管膜瘤。临床表现为烦躁、易激惹或嗜睡、呕吐、头痛、视觉障碍、头颅增大等，治疗方法为手术治疗、放射治疗和化学治疗或多种方式联合治疗。因为小儿颅内肿瘤恶性者多，良性肿瘤位置深且险要、切除困难，因此小儿颅内肿瘤的预后较成人差。生存期长短主要取决于手术切除程度、肿瘤组织类型、部位大小、患儿是否完成术后放疗和化疗、是否有复发和神经系统内外的种植和转移。

一、术前护理

　　1. 一般护理　执行儿外科疾病护理常规。
　　2. 术前适应行为训练　训练患儿深呼吸、咳嗽、床上大小便等。
　　3. 术前准备　协助医生做好术前检查，术日晨禁食，建立静脉通路，监测体温，为患儿备皮，备皮时尽量保持患儿安静，避免引起颅内压增高。
　　4. 心理护理　针对患儿紧张、恐惧等心理，结合患儿的年龄、理解力进行心理干预，帮助患儿适应环境接受治疗。对患儿父母进行相关健康教育，使父母将积极的信息有效地传递给患儿，以减轻患儿的紧张情绪。

二、术后护理

　　1. 一般护理　执行儿外科疾病护理常规。
　　2. 体位与引流　未清醒时，取平卧位，头偏向一侧，清醒后一般采用头高卧位，带引流管的患儿注意妥善固定管路，保持管路通畅，防止扭曲和脱出。

3. 病情观察　密切监测生命体征,观察患儿意识状态、瞳孔、肢体活动情况。观察伤口情况,观察引流液的量及性质。

4. 饮食护理　麻醉清醒后 6 小时如无呕吐及吞咽障碍者可给予流质饮食,逐渐过渡到高热量、高蛋白、高维生素易消化饮食。昏迷患儿待肠鸣音出现后可行鼻饲,之前应给予肠外营养。

5. 并发症的观察和处理

(1)继发性颅内出血:密切观察患儿术后意识、瞳孔、生命体征、引流管的通畅情况。其中意识、瞳孔和生命体征每 15 分钟~1 小时观察记录一次,病情稳定后可适当延长。对易导致颅内压增高的原因如烦躁、缺氧、便秘等应及时发现处理。患儿术后若出现意识障碍、瞳孔不等大常是继发性颅内出血的首要表现,应配合医生做好抢救准备。

(2)尿崩症:尿崩症常因肿瘤或手术操作累及下丘脑或视上核所致,出现尿崩症时每日尿量大于 4000ml,尿比重< 1.005。患儿出现尿崩症后容易导致水、电解质紊乱,发生一系列病理变化。当患儿每日尿量超过 4000ml 时可确定为尿崩症,特别是下视丘的手术,最易发生尿崩的可能。颅内肿瘤术后的患儿,常规使用 20% 甘露醇,患儿尿量增多,也可导致高钠、高氯、低钾的发生。因此,术后患儿尿量、尿比重的观察记录和监测电解质的变化非常重要。

6. 健康指导

(1)注意休息,避免劳累和剧烈活动,行动不便的患儿要随时有人陪伴,防止跌伤。

(2)合理饮食,加强营养,促进机体恢复。

(3)对患儿进行心理疏导,正确认识疾病,树立战胜疾病的信心。

(4)根据患儿肿瘤的类型,做好放射治疗、化学治疗的准备。

(5)定期复查,及时掌握病情变化情况。

(李　霞)

第二节　神经母细胞瘤护理常规

神经母细胞瘤是儿童最常见的颅外肿瘤,是婴幼儿最常见的肿瘤。肿瘤从原始神经嵴细胞演化而来,最常见的发生部位是肾上腺,也可以发生在颈部、胸部、腹部及盆腔的神经组织。不同年龄、肿瘤发生部位及不同的组织分化程度,使其生物学特性及临床表现有很大差异。原发于胸部,有纵隔压迫相关症状及呼吸道症状,如气促、咳嗽等;原发于腹部,可有腹痛、腹围增大、腰背部饱满及胃肠道症状。其中年龄和分期是影响预后最重要的因素。手术、放疗、化疗为治疗神经母细胞瘤的三大主要手段,根据其临床预后情况采用不同强度的治疗方案。

一、术 前 护 理

1. 执行儿外科疾病护理常规。

2. 病情观察 密切观察患儿的生命体征,根据肿瘤的位置观察患儿呼吸情况,有无咳嗽、气促,观察患儿腹部体征,有无腹胀、腹痛及胃肠道症状。对出现的症状进行对症处理并备好急救物品。

3. 术前准备 训练患儿有效咳嗽、咳痰及床上排便。

4. 心理护理 加强患儿及家属对疾病的认知程度,消除顾虑和恐惧,增强治愈疾病的信心。

二、术 后 护 理

1. 执行儿外科疾病护理常规。

2. 体位 根据麻醉方式及清醒程度给予安全舒适的卧位,如全身麻醉未清醒的患者,应去枕平卧,头偏向一侧,以利于呼吸道分泌物和呕吐物从口角流出,备好吸痰器,及时清除口、咽部分泌物,避免引起窒息。全麻患儿清醒初期,患儿会出现躁动,应上好床栏,妥善固定各种引流管,防止脱落及其他意外的发生。若患儿躁动、哭闹明显,时间长,适当使用镇静剂,当患儿麻醉恢复,血压平稳后取半卧位,有利于呼吸及血液循环,而且可避免形成膈下脓肿,同时,可使腹肌放松减轻腹壁张力,减轻伤口疼痛。

3. 严密观察病情 严密观察患儿意识状态、生命体征及血氧饱和度情况,注意观察面色、四肢末梢颜色。

4. 饮食的护理 术后早期禁食、补液,待肠蠕动恢复后逐步恢复饮食。患儿有肠鸣音、肛门排气或排大便后,可由禁食改为全流质,进食全流质2~3天后无腹胀,排便正常后逐渐过渡至半流饮食、软食、普食。应注意指导家长选用软烂易消化食物、少食多餐,忌生冷、油炸等食品,术后也可根据患儿身体状况适当输入营养液,改善全身状况,增加机体的活动耐力。

5. 管道的护理 术后患儿管道较多,因患儿躁动、自控能力差,要注意预防患儿拔管及意外脱管。保持管道的通畅,防止管道折叠、受压、扭曲,定时挤压引流管,注意观察引流液的颜色、性质、量、速度,注意有无活动性出血,并准确记录。

6. 术后并发症的观察及处理

(1)切口感染、出血:护士要密切注意伤口敷料有无脱落、渗血、出血,患儿有无发热等感染的早期症状。

（2）肺部感染：保持呼吸道通畅、定期翻身拍背、鼓励患者咳嗽排痰、合理应用抗生素以及化痰药物。

（3）肠梗阻、肠粘连：术后在身体条件允许的情况下，早期床上活动和下床活动以防止肠梗阻、肠粘连的发生。

7. 出院指导

（1）合理安排休息和活动，保证睡眠。给予高营养、高维生素、高热量、易消化食物，少量多餐。

（2）注意保暖，避免受凉，预防呼吸道感染。注意个人卫生，避免到人多场所。

（3）术后需化疗的患儿护士可以向患儿家长介绍化疗成功的病例，鼓励他们坚持治疗的信心，向家长强化宣传坚持化疗的意义，讲解化疗药物毒副作用、化疗中的注意事项，化疗期间的护理。

（4）定期复查血常规、胸部 X 线、CT，注意有无复发和转移。

（李　霞）

第三节　血管瘤手术护理常规

血管瘤是先天性良性肿瘤或血管畸形，分为真性血管瘤（毛细血管瘤、海绵状血管瘤、混合性血管瘤）和血管畸形（毛细血管畸形、静脉畸形、动脉畸形、动静脉瘘）。绝大多数血管瘤在新生儿出生后最初几周出现，斑点状病变经 3~6 个月的增生，瘤体迅速长大，呈淡红色、鲜红色或淡蓝色。少数病例伴有血小板减少综合征，临床表现为迅速扩大的毛细血管内皮瘤伴血小板减少、凝血异常及广泛出血，严重病例可导致死亡。发生于口腔颌面部的血管瘤占全身血管瘤的 60%，其中大多数发生于颜面皮肤、皮下组织及口腔黏膜，如舌、唇、口底，少数发生于颌骨内或深部组织。根据肿瘤的类型、部位、深浅及患儿的年龄，常用的治疗方法为：手术切除、放射治疗、冷冻外科、硬化剂注射及激光照射等。

一、术前护理

1. 执行儿外科疾病护理常规。

2. 病情观察　密切观察患儿的生命体征，观察瘤体的位置、厚度、颜色，局部有无破溃。特殊部位的血管瘤如口咽部、舌根血管瘤应保持呼吸道通畅，密切观察面色、呼吸、血氧饱和度，备好急救物品。

3. 术前检查　协助医生完成各项化验检查。

4. 心理护理　加强患儿及家属对疾病的认知程度，消除顾虑和恐惧，增强治愈疾病的信心。

二、术 后 护 理

1. 执行儿外科疾病护理常规。

2. 体位 术后取平卧位,待血压平稳或全身麻醉清醒后可适当变换体位,保持呼吸道通畅。

3. 病情观察 监测血压、脉搏、呼吸、体温变化;观察伤口敷料外观渗血情况及时更换敷料,如渗血严重,配合医生做好处理。

4. 并发症的观察与护理

(1)出血和血肿:观察伤口敷料外观渗血情况和伤口局部肿胀情况的变化,如渗血严重或血肿明显扩大,配合医生做好处理。

(2)手术伤口裂开:血管瘤手术可导致大块皮肤缺失,伤口缝合时张力较高,应避免创口局部皮肤受压或受到牵拉,以免创口缝线崩断,伤口裂开。

(3)术后感染:创口感染时可出现局部肿胀、液体渗出、创口疼痛加剧、发热等症状,因此应保持皮肤创口清洁、干燥,定时换药,使用抗生素预防感染。

(4)皮肤色素沉着:血管瘤术后应避免日晒,防止反应性色素沉着发生。

5. 饮食护理 麻醉完全清醒或病情稳定后可进少量流质,以后逐步过渡到半流质饮食及软食,特殊部位的血管瘤应延长禁食时间,禁忌过热饮食,以免加重创口出血。

6. 健康指导

(1)注意伤口处的清洁干燥,避免受压、破溃感染。

(2)观察血管瘤有无复发情况,定期复查。

（李 霞）

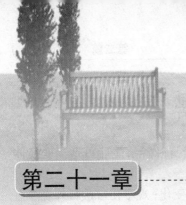

第二十一章

烧伤护理常规

烧伤是由热力、电能、放射能或某些化学物质引起皮肤甚至深部组织的损伤。其中热力烧伤约占 80%。烧伤全身病理变化分为渗出休克期、中毒感染期和修复期。临床表现主要有低血容量性休克、全身感染、营养不良,合并呼吸道烧伤时会出现呼吸困难;电击伤可引起心搏骤停、肢体血管栓塞迟发坏死及白内障;苯类物质烧伤可引起急性肾衰竭。其治疗原则为:保护创面,预防和治疗低血容量休克,预防和治疗感染,应用手术和非手术方法促进创面愈合,并尽量减少因瘢痕而造成的功能障碍和畸形,预防和治疗多器官功能障碍。

一、烧伤一般护理常规

1. 执行儿外科疾病护理常规。

2. 疾病观察 密切观察患儿生命体征、意识、尿量、指端温度、四肢末梢循环等,警惕休克及肾衰竭的发生。

3. 饮食与营养 给予高蛋白,高热量饮食,少食多餐,根据需要给予静脉营养。

4. 用药护理

(1)迅速建立静脉通道,保证液体和药物按计划顺利输入。

(2)遵医嘱按常规注射破伤风抗毒素和使用有效抗生素,注意观察用药后反应。

5. 专科护理

(1)协助清创:对中小面积烧伤,争取在伤后 6 小时内进行清创。对重度烧伤,遵医嘱行抗休克治疗,待血压、脉搏平稳后方可清创。

(2)创面护理

1)严格无菌操作,预防创面感染:保持创面清洁,避免大小便污染创面及敷料;定时涂药,接触创面的敷料物品均需消毒灭菌;创面有感染时,配合医生换药,及时留取分泌物做细菌培养及药敏试验。

2)定时翻身,防止压疮。

3)暴露和半暴露创面,保持室温28~32℃,相对湿度约70%,冬季注意保暖(采用支被架支撑被褥),夏季防蝇。渗出液多时给予灯烤照射,加速创面干燥。

4)包扎创面,防止敷料脱落,保持敷料清洁,并注意观察患肢血运。

6. 预防感染　加强基础护理,严格落实消毒隔离措施,每天空气消毒,限制探视人员,预防感染。

7. 心理护理　做好心理护理,尤其是面容毁损及功能障碍的年长患儿,需加强沟通,帮助树立战胜疾病的信心。

8. 功能锻炼　恢复期及时进行功能锻炼,防止肌肉萎缩和关节粘连僵硬。

9. 健康指导

(1)向家长讲解病情及护理配合事项,创面未愈前避免污染。

(2)新愈合的皮肤娇嫩,抵抗力差,注意保持清洁,避免搔抓。

(3)有瘢痕形成的患儿,指导家长局部按摩、被动活动,防止瘢痕挛缩影响功能,必要时需手术整形,手术选择在至少6个月以后。

(4)向家长介绍烫伤的预防知识,凡能引起烫伤的物品要放置在小儿不易接触的安全位置。

二、烧伤休克期

严重烧伤后48小时内,最大的危险为低血容量性休克,临床称之为休克期。

1. 执行儿外科疾病护理常规。

2. 病情观察

(1)密切观察生命体征、意识、尿量及肢端温度。

(2)观察创面渗出情况,注意有无呕吐、腹泻、血便。

(3)评估烧伤面积和深度,注意有无复合伤及并发症。

(4)伤情重、体质差、休克期度过不顺利的患儿应严密观察,警惕败血症的发生。

3. 休息与体位　取中凹位,新入院患儿测裸重,以便休克期计算补液量。

4. 饮食与营养　禁食,不可大量喝白开水,以免引起胃扩张和体液低渗。

5. 专科护理

(1)迅速建立静脉通道,按医嘱有计划安排输液顺序和速度,遵循先快后慢,先晶后胶,先盐后糖,交替输入的原则,切记在一段时间内大量输入葡萄糖液,输液中注意防止急性肺水肿和脑水肿的发生。

(2)保持呼吸道通畅,给予氧气吸入。

(3)详细记录24小时出入水量,危重患儿留置导尿管,观察记录每小时尿量及性质。

(4)体温不升时给予保暖,高热时按高热护理常规护理。

6. 健康指导

(1)告知家长病情、治疗与预后,消除紧张焦虑心理,取得理解与合作。

(2)指导家长适当约束患儿,避免造成创面再损伤。

(3)告知预防创面感染的重要性及方法。

三、烧伤感染期

严重烧伤所致的全身应激性反应,感染的威胁将持续至创面完全愈合。

1. 执行儿外科疾病护理常规。

2. 病情观察

(1)观察患儿生命体征、精神状态及创面情况,重点注意体温变化。

(2)注意有无腹胀、呕吐、黄疸、出血点等表现。

3. 休息与体位 保证充足的休息和睡眠,保持病室安静舒适,治疗护理尽量集中进行。

4. 饮食与营养 早期给予营养丰富、高维生素的清淡饮食,后期给予高蛋白、低脂饮食。有腹胀、呕吐者给予禁食、胃肠减压。

5. 用药护理 遵医嘱应用抗生素,保证按时按量准确给药,观察疗效及不良反应。

6. 专科护理

(1)与非感染期患儿分室收住,铜绿假单胞菌感染者单间隔离,保持病房空气清新,温湿度适宜。

(2)清除感染灶,及时送创面分泌物做培养与药敏试验,根据创面感染情况,给予针对性的换药和创面处理。特殊感染的敷料焚烧处理。

(3)高热者按相应护理常规护理。

(4)有精神症状者,做好安全护理。

7. 健康指导

(1)向家长讲解病情及护理配合事项,创面未愈前避免污染。

(2)注意保持皮肤清洁,避免搔抓。

(3)有瘢痕形成的患儿,指导家长局部按摩、被动活动,防止瘢痕挛缩影响功能,必要时需手术整形,手术选择在至少6个月后。

（4）向家长介绍烫伤的预防知识，凡能引起烫伤的物品要放置在小儿不易触及的地方。

四、特殊部位烧伤

1. 执行儿外科疾病护理常规。

2. 会阴部烧伤护理

（1）无论创面深浅，一律采用暴露疗法，双下肢分开。使会阴部充分暴露。

（2）专科护理

1）保持创面干燥，及时清除创面分泌物及痂皮。

2）加强会阴部护理：接触会阴部的容器应消毒，专人专用；每次大小便后用温水冲洗干净；女患儿每天常规冲洗会阴 2 次，防止创面污染。

3）创面愈合过程中，用油纱布隔开臀沟两侧和女患儿大阴唇，防止愈合时形成蹼状瘢痕及阴道闭锁。

3. 头面部烧伤护理

（1）休息与体位：休克期过后取半卧位，以促进水肿消退。经常更换头部位置，避免长期受压。

（2）专科护理

1）清洁、保护创面，剃净烧伤部位及周围的头发，及时清除创面分泌物及痂。

2）创面未愈合前禁止在头部输液。

3）烦躁不安患儿约束双手，防止抓伤。

（3）基础护理

1）眼部护理：抬高头部，防止面部溶痂时分泌物流入眼内；烧伤早期每天用消炎眼药水点眼 4 次，预防结膜炎及角膜炎；眼睑外翻不能闭合时，涂眼膏，覆盖油纱条，防止角膜干燥继发溃疡。

2）耳部护理：随时清除耳部分泌物，保持外耳道及耳部干燥，外耳道拭干后用消毒干棉签填塞，随时更换；侧卧时枕耳孔枕，避免耳廓受压发生耳软骨炎。

3）鼻腔护理：及时清除分泌物，保持鼻腔清洁畅通。

4）口腔护理：及时清除口腔分泌物，口唇干裂、出血时可涂鱼肝油；每次进食后清洁口腔，根据病原菌选择漱口液，口腔内如有溃疡、感染遵医嘱涂药。

4. 呼吸道烧伤护理

（1）病情观察：严密观察呼吸频率、节律，监测血氧饱和度，注意评估有无声嘶、咳嗽、咳痰及咳出物的性状，观察有无呼吸道黏膜脱落，有异常及时报告医生并协助处理。

（2）用药护理：严格掌握补液量及补液速度，尤其在伤后 48 小时内严密观察，防止发生肺水肿。

（3）专科护理：备气管切开包于床旁；保持呼吸道畅通，帮助翻身、拍背、体位引流、吸痰，鼓励患儿咳嗽、深呼吸等，组织脱落或痰痂阻塞呼吸道不易吸出，可行气管内冲洗(气管切开)；及时解除呼吸道梗阻，行气管插管或气管切开，并按相应护理常规护理。

5. 手烧伤护理

（1）抬高患肢高于心脏水平。

（2）专科护理：包扎疗法者注意保持手的功能位，包扎不宜过紧，观察末梢血运情况；腕部或手部环形压缩性烧伤，可导致缺血或继发性坏死，应尽早做好手术准备工作；尽早进行被动功能锻炼和抓握锻炼，以防止关节粘连、僵直和挛缩。

五、特殊原因烧伤

1. 按烧伤一般护理常规护理，根据不同原因采取相应护理。

2. 化学烧伤

（1）病情观察

1）评估酸碱的类型及创面情况。

2）观察是否有眼、口、鼻不适及呼吸困难。

3）注意有无头痛、头昏、恶心、呕吐、烦躁、心悸、尿少等症状，危急情况立即配合医生抢救处理。

（2）专科护理：迅速清除化学污染物。

1）立即脱掉患儿被污染的衣物，用大量清水冲洗创面皮肤和黏膜 30 分钟以上。

2）若现场条件允许，可用中和剂冲洗创面，强酸烧伤可用稀释的碳酸氢钠或食用碱水冲洗，强碱烧伤可用弱酸性或食醋冲洗，但均不能取代冷水冲洗。

3）化学物质进入眼内要尽快冲洗，若眼无烧伤，面部冲洗时要保护好眼睛，勿使冲洗液流入眼内。

4）生石灰烧伤后，应先将创面上石灰粉末清除，再用大量流水反复冲洗，以防石灰遇水产生大量热而加重烧伤。

5）误服强酸后可口服鸡蛋清、牛奶、豆浆和镁乳，禁服碳酸氢钠，以防胃胀气而穿孔。

6）磷火烧伤时先用布掸擦磷颗粒，禁用油质敷料覆盖或包扎创面。

（3）配合医生清创，行暴露疗法，以便观察创面变化。

3. 电烧伤

（1）病情观察

1）严密观察患儿的生命体征、意识变化，注意有无电休克、心跳和呼吸停止。

2）密切观察损伤部位的血运情况，注意创口有无出血，以便紧急处理。

3）注意有无患肢肿胀，伤口颜色改变等情况，谨防破伤风和气性坏疽的发生。

4）观察尿量及颜色，警惕急性肾衰竭。

（2）休息与体位：创面未封闭前应卧床休息，禁止下床活动，抬高患肢。

（3）用药护理：遵医嘱注射破伤风抗毒素和类毒素。

（4）专科护理

1）保持损伤部位清洁干燥，伤口禁止包扎，以便观察出血情况。

2）床头备止血带及止血包，以备继发性大出血时急用。

3）损伤部位发现有循环障碍时，及时做好焦痂切开减压的术前准备。

4. 健康指导

（1）告知化学烧伤及电击伤的预防及现场急救知识。

（2）电击伤患儿都有不同程度的伤残，应做好患儿及家长的心理护理，增强战胜疾病的信心。

（房爱敏）

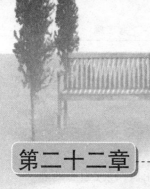

第二十二章

新生儿科疾病护理常规

第一节　新生儿高胆红素血症护理常规

新生儿高胆红素血症是以高未结合胆红素血症较为常见,新生儿高未结合胆红素血症(unconjugated hyperbilirubinemia of newborn)是指由于胆红素生成过多、肝胆对胆红素摄取和结合能力低下,肠肝循环增加所致,临床表现为皮肤、巩膜及黏膜等黄染,粪便色黄,尿色正常,血清未结合胆红素增高等。光疗是高胆红素血症最常用的有效安全的治疗方法,不仅可以有效地降低胆红素并阻止其进一步上升,减少换血的需要,光疗也可以减少超低出生体重儿神经系统的损伤。

1. 执行新生儿疾病护理常规。

2. 提早喂养

(1)诱导建立正常肠道菌群,刺激肠蠕动以利排便,减少胆红素的肝肠循环。

(2)耐心喂养患儿,黄疸期间常表现为吸吮无力、食欲缺乏,护理人员应按需调整喂养方式,如少量多次、间歇喂养等,保证奶量摄入。

(3)不能进食患儿给予鼻饲。

3. 观察大小便次数、量及性质

(1)注意尿量、尿色等,及时查尿蛋白和比重。

(2)注意大便性状、次数,及时查大便潜血,潜血阳性及时回报医师,立即禁食;如存在胎粪延迟排出,应予灌肠处理,促进大便及胆红素排出。

4. 合理安排补液计划

(1)遵医嘱应用白蛋白,提升血清白蛋白的总量,增加与胆红素的结合位点以利间接胆红素与白蛋白的结合。

(2)及时纠正酸中毒和低氧血症　缺氧和酸中毒均可阻止白蛋白与胆红

素的结合,当血清 pH7.1 时白蛋白与胆红素的结合能力下降一半;另外缺氧和酸中毒状态下,新生儿的血—脑脊液屏障开放,患儿在胆红素水平即便处于低位时也会出现核黄疸。

(3)根据不同补液内容调节相应的速度,切忌快速输入高渗性药物,以免血脑屏障暂时开放,使已与白蛋白联结的胆红素进入脑组织。

5. 蓝光照射患儿执行蓝光照射疗法的护理。

(1)蓝光箱的准备:将蓝光箱置于有空调的病房内,室温维持在 22~28℃,检查灯管是否全亮,开灯前要先擦净灯管灰尘,以免影响光线穿透力。将箱内温度调节到 28~32℃方可将患儿放入,箱内湿度维持在 50%~60%。

(2)患儿的准备:光疗前不应扑粉、乳霜等,进蓝光箱前先给患儿剪短指甲并带上小手、脚套防止皮肤损伤,患儿裸体卧于箱中,双眼用不透光的黑眼罩遮盖,妥善固定,以防蓝光损害视网膜。用纸尿裤遮住会阴部,男婴要注意保护阴囊。有出血倾向者用黑布遮挡相应部位。灯管距患儿皮肤 35cm左右。

(3)注意皮肤的护理:观察皮肤黄染情况,新生儿皮肤娇嫩,易擦伤引起感染。应保持箱内整洁,无碎屑和污染,以免刺激皮肤。肘部、膝部、足跟及内外踝给予透明贴膜加以保护,避免磨擦伤。光疗时由于组织胺的释放患儿会出现暂时性的皮疹,停止光疗后皮疹会逐渐消退。

(4)注意大便及呕吐情况:接受蓝光治疗的患儿可出现轻度腹泻,使胆红素从粪便中排除。要注意大便性状、颜色,及时更换尿布,便后擦净臀部并涂以鞣酸软膏,预防尿布疹和红臀的出现。呕吐时应侧卧位,注意呕吐性质及量。另外患儿每次喂奶不宜太饱,以免引起呕吐。

(5)注意水分的补充:患儿在蓝光箱内水分丢失较多,要保证水分及营养供给,注意输液通道的通畅。除补液外,每日要喂奶 8~12 次,同时增加喂水次数,尽量减少患儿水分丢失。遵医嘱口服维生素 B_2。并准确记录出入量。

(6)保护眼睛:接受蓝光治疗的患儿需佩戴合适的黑眼罩,完全覆盖但防止过多的压力在眼睛上,并避免封住鼻子。要定时摘下眼罩,观察并记录有无分泌物、眼睑状态、角膜有无充血,如有异常及时报告医生。

(7)光疗治疗:单面光疗机治疗者每 2 小时应翻身 1 次。光疗机治疗者每4 小时测体温 1 次,有发热者,查看箱温,适当降低箱温,多喂水,必要时暂停蓝光照射,待体温恢复正常后再进行光疗。

(8)观察病情:光疗时观察有无光疗副作用,如发热、皮疹、腹泻、青铜症、低血钙、贫血等,详细记录黄疸进展情况、监测胆红素。注意有无精神萎靡、拒乳、反应差、嗜睡等高胆红素脑病的早期症状,如有病情变化应及时与医生联系。

（9）光疗后：检查婴儿全身皮肤有无破损及炎症，调整暖箱温度，记录黄疸消退情况。

（何广荣）

第二节 新生儿呼吸窘迫综合征护理常规

新生儿呼吸窘迫综合征（neonatal respiratory distress syndrome，NRDS）是由于缺乏肺表面活性物质（pulmonary surfactant，PS）以及胸廓发育不成熟导致，表现为生后不久（2~6 小时内）出现的呼吸窘迫和呼吸衰竭，并进行性加重，主要治疗为 PS、机械通气（有创或无创）及支持治疗为主，多见于早产儿。

1. 执行新生儿疾病护理常规。

2. 熟练掌握复苏技术，其过程中注意保暖，防止寒冷损伤，并严格执行操作规则。

（1）观察和记录患儿呼吸情况，监护仪监测生命体征及血氧饱和度，如出现进行性呼吸困难、缺氧加重、烦躁不安时立即报告医生并配合抢救。

（2）置患儿于暖箱内，维持中性环境温度，相对湿度 55%，患儿体温保持在 36~37℃，减少耗氧量。

3. 改善呼吸功能

（1）有利于患儿开放气管的体位是侧卧位、垫小毛巾卷使头部抬高，或者给予仰卧位，肩下垫毛巾卷使颈部轻微拉伸，使头部处于鼻吸气的位置。颈部过度拉伸或过度屈曲都会导致气管直径变小。

（2）及时清除呼吸道分泌物保持呼吸道通畅。吸痰时应注意动作轻柔，回抽时应间歇性放开压力，吸痰管堵塞气管的时间不应超过 5 秒，对于吸痰时血氧、血压、心率容易波动的患儿尽可能采用密闭吸痰法，故吸痰时不应插入过深，当吸痰管超过气管插管末端时易损伤气管隆嵴，应采用测量法预先确定吸痰管插入的深度。

（3）供氧：根据病情及血气分析采用不同供氧方法和调节氧流量，PaO_2 维持在 6.67~9.3kPa（50~70mmHg）。注意监测吸氧浓度，做好记录避免氧中毒。

（4）遵医嘱用碳酸氢钠纠正代谢性酸中毒。

（5）遵医嘱气管内滴入肺表面活性物质：滴入前行气管插管并彻底吸净口、鼻腔及气道内分泌物，摆好患儿体位，滴入速度要慢并与吸气同步，在滴入后用给予复苏气囊加压通气以助药液充分弥散，注意压力不可过大以免发生气胸，给药后 6 小时保持平卧位，禁止吸痰，并观察给药反应。

（6）行机械通气的患儿按呼吸机护理常规护理。

4. 保证营养及水分的供应

（1）准确记录患儿24小时出入量。

（2）维持营养、体液及电解质平衡,如不能经口喂养则进行部分或全部全静脉营养液(TPN)治疗,使用微量注射泵严格控制输入速度,严密观察勿使液体外渗,引起皮肤坏死。

5. 做好口腔护理,可采用灭菌注射用水或生理盐水进行口腔内清洁。

6. 预防感染　保持室内空气新鲜,严格执行无菌操作规程,执行新生儿消毒隔离规定。

7. 认真做好交接班工作,保证护理质量及护理工作连续性。

（何广荣）

第三节　新生儿缺氧缺血性脑病护理常规

新生儿缺氧缺血性脑病(hypoxic-ischemic encephalopathy of newborn, HIE)是指因围生期窒息而导致脑的缺氧缺血性损害,脑组织以水肿、软化、坏死和出血为主要病变,是新生儿窒息重要的并发症之一,是导致儿童神经系统伤残的常见原因之一。重者常有后遗症,如脑性瘫痪、智力低下、癫痫、耳聋、视力障碍等。本症不仅严重威胁着新生儿的生命,并且是新生儿后期病残儿中最常见的病因之一。目前缺乏有效的治疗手段,仍是以支持治疗为主的综合治疗方法,护理是综合治疗的关键性环节,因此恰当的护理方法是疾病恢复的保证。

1. 执行新生儿疾病护理常规。

2. 迅速纠正低氧及保暖　做好呼吸道管理,保持呼吸道通畅及合理给氧是提高血氧浓度,减轻脑损伤的关键。遵医嘱根据缺氧程度及动脉血气分析结果选择合适的给氧方式,可给予头罩吸氧,严重缺氧者给予气管插管、人工呼吸机辅助通气。注意避免长时间高浓度吸氧,造成晶体后纤维组织增生及支气管发育不良。同时注意患儿保暖,维持体温在中性温度环境,肛温36.5~37.5℃,皮肤温36~36.5℃可维持最低耗氧量。

3. 供给适量的葡萄糖　维持血糖在正常范围。脑组织本身不储存糖原,代谢所需能量主要靠血液中葡萄糖供应。窒息缺氧时,脑血流量减少,其代谢障碍加重了脑细胞的损害。遵医嘱使用微量注射泵,并根据血糖变化调整输液速度,防止高血糖的发生。

4. 亚低温治疗的护理

（1）温度的控制与管理:亚低温治疗时保持核心体温是整个亚低温治疗的关键。必须保持直肠温度探头插入为4cm,避免随排便反射使体温探头脱出导致测量不准。保护冰毯不受脑电极片或其他锐器损伤。

（2）依据有无寒战、心率及血压变化逐步调整降温的速度，直到体温稳定在指定范围内，以免体温过度下降。

（3）亚低温治疗结束必须复温，一般选择自然复温方法，每4小时复温1℃，至体温升至35℃，可维持2~3小时再继续复温。需在12小时以上使患儿体温恢复至37℃左右。严禁复温过快而导致血管扩张、回心血量减少，造成低血容量性休克，甚至颅内压反跳等一系列并发症。

（4）皮肤护理：亚低温治疗时，需注意全身皮肤情况。如出现皮肤花纹，说明末梢血液循环差，需加强皮肤护理，可以皮肤按摩，特别是受压部位，严防冻伤发生；小幅度更换体位，防止压疮，复温后观察有无硬肿发生。

5. **严密观察病情**　严密监护患儿的呼吸、心率、血氧饱和度、血压等。注意观察患儿的意识、瞳孔、前囟张力、肌张力、抽搐症状及药物效果。

（1）控制惊厥：保持患儿侧卧位，避免声光刺激，操作轻柔。如出现烦躁、尖叫等惊厥先兆，立即处理。常用药物为苯巴比妥钠、地西泮（安定）、水合氯醛，用药剂量要准确，注意观察用药后的效果，防止呼吸抑制、反应低下等不良反应发生。

（2）观察患儿心率及血压变化：亚低温治疗过程中可能会引起心率减慢及各种的心律失常，血压下降等临床症状，应持续动态监测心电、血压，尽量少搬动患儿保持其安静，换尿布时忌过度抬高臀部，以免引起颅内压的改变。

（3）低温时咳嗽反射和吞咽反射均减弱易致呼吸道分泌物不易排出或呕吐物吸入引起吸入性肺炎或肺不张，患儿头侧向一边，及时吸出分泌物及黏液，遵医嘱早期洗胃以控制患儿并发呕吐，防止反流窒息，并视病情雾化吸痰。

（4）观察有无出血情况：有无穿刺点渗血不止、消化道出血等表现，对于亚低温期间出现的严重凝血功能障碍等并发症，有时需提前终止亚低温治疗。

6. **合并症的护理**

（1）合并颅内出血的患儿要绝对静卧抬高头部，减少噪声，尽量减少对患儿的移动和刺激，护理和治疗集中进行，动作做到轻、稳、准。禁水浴，给予擦浴。

（2）伴有头颅血肿患儿头部垫水枕，避免患处受压，并观察血肿的变化。

（3）合并吸入综合征的患儿，必须做好气道的护理，保持呼吸道通畅，每2小时翻身、拍背1次，痰多者给予雾化吸入、吸痰及体位引流。

7. **早期康复干预**　对疑有功能障碍者，早期给予患儿动作训练和感知刺激的干预措施，早期干预能充分刺激脑细胞发育，对改善患儿智力状况、挖掘智力潜力起到事半功倍的效果，促进脑功能的恢复。恢复期指导家长掌握康复干预措施，定期随访促进患儿康复，提高患儿生存质量。

（何广荣）

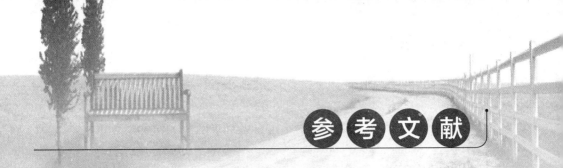

参 考 文 献

[1] 曹泽毅. 中华妇产科学 [M]. 第 3 版. 北京：人民卫生出版社，2014.

[2] 沈铿，马丁. 妇产科学 [M]. 第 3 版. 北京：人民卫生出版社，2015.

[3] 谢幸，苟文丽. 妇产科学 [M]. 第 8 版. 北京：人民卫生出版社，2013.

[4] 郑修霞. 妇产科护理学 [M]. 第 5 版. 北京：人民卫生出版社，2015.

[5] 杜玉开，张静. 妇幼保健学 [M]. 北京：人民卫生出版社，2012.

[6] 单伟颖. 妇产科护理学 [M]. 北京：人民卫生出版社，2012.

[7] 丁郭平，吴斌. 妇产科护理学 [M]. 长沙：中南大学出版社，2011.

[8] 李京枝. 妇产科护理学 [M]. 北京：中国中医药出版社，2012.

[9] 黄群，姜梅. 妇产科护理 [M]. 上海：复旦大学出版社，2015.

[10] 蔡文智，钟梅. 助产学 [M]. 西安：西安交通大学出版社，2015.

[11] 张静，赵敏. 卫生法学 [M]. 北京：清华大学出版社，2014.

[12] 汪建荣. 卫生法 [M]. 北京：人民卫生出版社，2015.

[13] 刘兴会，漆洪波. 难产 [M]. 北京：人民卫生出版社，2015.

[14] 刘兴会，徐先明，段涛，等. 实用产科手术学 [M]. 北京：人民卫生出版社，2014.

[15] 常青，刘兴会，邓黎. 助产理论与实践 [M]. 第 2 版. 北京：人民军医出版社，2015.

[16] 双胎妊娠临床处理指南（第二部分）. 中华医学会围产医学分会胎儿医学学组，中华医学会妇产科学分会产科学组，2015.

[17] 孕前和孕期保健指南. 中华医学会妇产科学分会产科学组，2011.

[18] 妊娠合并梅毒的诊断和处理专家共识. 中华医学会妇产科学分会感染性疾病协作组，2012.

[19] 妊娠期高血压疾病诊治指南（2015 版）. 中华医学会妇产科学分会妊娠期高血压疾病学组，2015.

[20] 胎盘早剥的临床诊断与处理规范. 中华医学会妇产科学分会产科学组，2012.

[21] 乙型肝炎病毒母婴传播预防临床指南. 中华医学会妇产科学分会产科学组，2013.

[22] 前置胎盘的临床诊断与处理指南. 中华医学会妇产科学分会产科学组，2013.

[23] 早产临床诊断与治疗指南. 中华医学会妇产科学分会产科学组，2014.

[24] 新产程标准处理的专家共识（2014）. 中华医学会妇产科学分会产科学组，2014.

[25] 妊娠合并糖尿病诊治指南（2014）. 中华医学会妇产科学分会产科学组，中华医学会围产医学分会妊娠合并糖尿病协作组，2014.

[26] 产后出血预防与处理指南（2014）. 中华医学会妇产科学分会产科学组，2014.

[27] 剖宫产手术的专家共识（2014）. 中华医学会妇产科学分会产科学组，2014.

[28] 胎膜早破的诊断与处理指南（2015）. 中华医学会妇产科学分会产科学组，2015.

[29] 子宫内膜异位症的诊断与治疗规范指南. 中华医学会妇产科学分会子宫内膜异位症协作组，2015.

[30] 妇科宫腔镜诊治规范. 中华医学会妇产科学分会妇科内镜学组，2012.

[31] 妇科腹腔镜诊治规范. 中华医学会妇产科学分会妇科内镜学组，2012.

[32] 盆腔炎症性疾病诊治规范（修订版）. 中华医学会妇产科学分会感染性疾病协作组，2013.

[33] 外阴癌诊治指南. 中华医学会妇科肿瘤学分会，2014.

[34] 子宫内膜癌诊治指南. 中华医学会妇科肿瘤学分会，2014.

[35] 卵巢恶性肿瘤诊治指南. 中华医学会妇科肿瘤学分会，2014.

[36] 妊娠滋养细胞疾病诊治指南. 中华医学会妇科肿瘤学分会，2014.

[37] 妇科恶性肿瘤的化疗指南. 中华医学会妇科肿瘤学分会，2014.

[38] 妇科恶性肿瘤的放疗指南. 中华医学会妇科肿瘤学分会，2014.

[39] 异常子宫出血诊断与治疗指南. 中华医学会妇产科学分会妇科内分泌学组，2014.

[40] 王卫平. 儿科学 [M]. 北京：人民卫生出版社，2014.

[41] 谢鑑辉，高红梅，陈立华. 儿科护理常规 [M]. 长沙：湖南科学技术出版社，2015.

[42] 郑显兰，符州. 新编儿科护理常规 [M]. 北京：人民卫生出版社，2010.

[43] 吴欣娟. 新编临床实用护理常规 [M]. 北京：人民卫生出版社，2015.

[44] 胡亚美，江载芳. 实用儿科学 [M]. 北京：人民卫生出版社，2015.

[45] 崔炎. 儿科护理学. 第 5 版. 北京：人民卫生出版社，2012.

[46] 段红梅，梁萍，庞书琴. 儿科护理学 [M]. 北京：人民卫生出版社，2012.

[47] 齐之洪. 儿科疾病护理常规及护理管理. 天津：天津科学技术出版社，2005.

[48] 尤黎明，吴瑛. 内科护理学. 第 4 版. 北京：人民卫生出版社，2008.

[49] 胡亚美. 诸福棠实用儿科学（上、下册）. 第 7 版. 北京：人民卫生出版社，2002.

[50] 施诚仁，金先庆，李仲智. 小儿外科学 [M]. 第 4 版. 北京：人民卫生出版社，2010.

[51] 王莉莉. 实用小儿外科护理 [M]. 天津：天津科学技术出版社，2011.

[52] 王世平，辛文琼，向波. 小儿外科护理手册 [M]. 北京：科学出版社，2011.

[53] 张金哲，潘少川，黄澄如. 实用小儿外科学 [M]. 杭州：浙江科学技术出版社，2013.

[54] 石虹，张怡泓. 临床护理实践指南 [M]. 北京：人民军医出版社，2011.

[55] 施诚仁，金先庆，李仲智. 小儿外科学 [M]. 第 4 版. 北京：人民卫生出版社，2010.

[56] 周良辅. 现代神经外科学 [M]. 上海：上海医科大学出版社；复旦大学出版社，2001.

[57] 高小燕,董秀丽. 积水潭小儿骨科护理[M]. 北京:北京大学医学出版社,2014.

[58] 张玉侠,胡晓静,陈建军,等. 实用新生儿护理学[M]. 北京:人民卫生出版社,2016.

[59] 邵肖梅,叶鸿瑁,丘小汕. 实用新生儿学[M]. 第4版. 北京:人民卫生出版社,2013.

[60] 封志纯,钟梅. 实用早产及早产儿学[M]. 北京:军事医学科学出版社,2010.

[61] 邵肖梅,叶鸿瑁,丘小汕. 实用新生儿学[M]. 第4版. 北京:人民卫生出版社,2013.

[62] 肖昕,周晓光. 新生儿重症监护治疗学[M]. 南昌:江西科学技术出版社,2008.

[63] 魏克伦,杨于嘉. 新生儿学手册[M]. 湖南:科学技术出版社,2006.

[64] 吴本清. 新生儿危重症监护诊疗与护理[M]. 北京:人民卫生出版社,2011.

[65] 张家骧,魏克伦,薛辛东. 新生儿急救学[M]. 北京:人民卫生出版社,2006.

[66] 邵肖梅,桂永浩. 胎儿和新生儿脑损伤[M]. 上海:上海科技教育出版社,2008.

[67] 张玉侠,胡晓静,陈建军,等. 实用新生儿护理学. 北京:人民卫生出版社,2016.

[68] 邵肖梅,叶鸿瑁,丘小汕. 实用新生儿学[M]. 第4版. 北京:人民卫生出版社,2013.

[69] 肖昕,周晓光. 新生儿重症监护治疗学[M]. 南昌:江西科学技术出版社,2008.

[70] 吴本清. 新生儿危重症监护诊疗与护理[M]. 北京:人民卫生出版社,2011.

[71] 李淑迦. 临床护理常规[M]. 北京:中国医药科技出版社,2013.

[72] 王卫平. 儿科学. 第8版. 北京:人民卫生出版社,2013.